DIABETES NATÜRLICH BEHANDELN

DIABETES NATÜRLICH BEHANDELN

Claudia Ritter

Wirksame Heilpflanzen und wichtige Vitalstoffe bei Typ-2-Diabetes Mit zahlreichen Rezepten aus der Naturheilpraxis und der Küche

at VERLAG

INHALT

DIABETES MELLITUS – KEIN UNABWENDBARES SCHICKSAL!

Unter dem Begriff »Diabetes mellitus« werden verschiedene Störungen des Zuckerstoffwechsels zusammengefasst. Allen gemein ist, dass die Zuckerwerte im Blut und ab einer bestimmten Schwelle auch im Urin ansteigen. Doch jeder erlebt die Krankheit anders, und es gibt verschiedene Arten, sie zu behandeln und mit ihr umzugehen.

Von Ärztinnen und Ärzten werden fast alle Personen mit Diabetes mellitus früher oder später (leider auch zu früh) mit Medikamenten behandelt, die jedoch die Krankheit nicht heilen. Ohne Zweifel sind Änderungen der Ernährungsgewohnheiten, mehr Bewegung und im Bedarfsfall eine medikamentöse Behandlung sinnvoll und notwendig, denn unbehandelt führt die »Zuckerkrankheit« zu schwerwiegenden Spätschäden. Unstrittig ist, dass viele Betroffene das eigene Risikoprofil kaum kennen und zudem nur wenig über die Hintergründe der Erkrankung und entsprechende Gegenmaßnahmen wissen. Dabei können insbesondere Menschen mit Typ-2-Diabetes von einer naturheilkundlichen Therapie profitieren.

Das Buch zeigt zahlreiche Möglichkeiten der Selbstbehandlung auf, welche die Lebensqualität Betroffener erheblich verbessern können. Dazu gehören neben der richtigen Ernährung und ausreichender Bewegung auch ausgewählte Nahrungspflanzen, Heilpflanzen und Vitalstoffe, die unterstützend wirken. So lassen sich auf natürliche Weise die Blutzuckerwerte verbessern, Spätschäden vermeiden, die Medikamenteneinnahme reduzieren und deren Nebenwirkungen minimieren. Teilweise ist sogar ein Absetzen von Medikamenten nach ärztlicher Rücksprache möglich. Die Informationen in diesem Buch bieten Ihnen hierfür einen Leitfaden. Denn für Ihr eigenes Leben sind nur Sie selbst verantwortlich.

Ich wünsche Ihnen viel Erfolg im Umgang mit Ihrer Erkrankung, allzeit Gesundheit und gute Blutzuckerwerte!

Claudia Ritter

BASISWISSEN DIABETES

ZU VIEL ZUCKER IM BLUT

Diabetes mellitus ist ein Überbegriff für verschiedene Erkrankungen des Stoffwechsels. Es werden vier Typen unterschieden. Allen gemein ist, dass sie zu erhöhten Blutzuckerwerten führen. In alten Medizinbüchern findet man synonyme Bezeichnungen wie etwa Zuckerkrankheit, Blutzuckerkrankheit oder auch Honigharnruhr, was ein Hauptsymptom, die Ausscheidung von Zucker über den Urin, gut beschreibt. Durch Laboruntersuchungen weiß man heute, dass die Betroffenen im Blut ständig oder zeitweise erhöhte Blutzuckerwerte haben und gleichzeitig ein Mangel des Hormons Insulin vorherrscht und/oder die Insulinwirkung vermindert ist.

Schon in der Antike war diese Erkrankung bekannt. Eine einfache Untersuchungsmethode – die Geruchs- und Geschmacksprobe des Urins bei unbehandelten Betroffenen – führte zu der noch heute gängigen Bezeichnung Diabetes mellitus, die wörtlich übersetzt »honigsüßer Durchfluss« bedeutet – abgeleitet von »diabainein« (altgriech.) für »hindurchfließen, hindurchgehen« und »mellitus« (lat.) für »honigsüß«.

Die gute Nachricht: Die Krankheit Typ-2-Diabetes ist kein unabwendbares Schicksal. Ein bestehender Typ-2-Diabetes ist in vielen Fällen reversibel und lässt sich mit einer Reihe von Maßnahmen messbar lindern! Auch bei den meisten Frauen mit Schwangerschaftsdiabetes normalisieren sich die Blutzuckerwerte nach der Geburt des Kindes wieder, und Personen mit Typ-1-Diabetes können ihre Lebensqualität erheblich verbessern.

ZAHLEN FÜR DEUTSCHLAND, ÖSTERREICH UND DIE SCHWEIZ

In Deutschland leiden aktuell rund 7,2 Millionen Menschen an den verschiedenen Formen von Diabetes, in der Schweiz sind es rund 500000, und die Schätzungen für Österreich belaufen sich auf rund 600000 Menschen. Der Durchschnitt dieser Länder liegt bei rund 7,2% der Erwachsenen zwischen 18 und 79 Jahren. Etwa 20% wissen (noch) nichts von ihrer Erkrankung.

Bei etwa 90–95% liegt ein Typ-2-Diabetes vor. Bis zur ersten Diagnose leben Betroffene etwa acht Jahre lang mit einem unentdeckten Diabetes mellitus vom Typ 2. Im Allgemeinen tritt diese Form erst im höheren Lebensalter auf und wurde lange Zeit auch als »Altersdiabetes« bezeichnet. Durch die zunehmende Übergewichtsproblematik in der Bevölkerung sind heute immer häufiger bereits junge Menschen betroffen. Die Zahl der Typ-2-Diabetes-Neuerkrankungen bei Jugendlichen hat sich in den letzten zehn Jahren verfünffacht. Bewegung und eine angepasste Ernährung verbessern die Empfindlichkeit der Körperzellen für Insulin deutlich.

Der Anteil an Typ-1-Diabetes ist weitaus geringer und liegt bei etwa 4%. Diese Diabetesform beginnt oft schon im Kindes- und Jugendalter. Sie wird durch einen absoluten Mangel des Hormons Insulin verursacht, gilt als Autoimmunerkrankung und ist bislang nicht heilbar, weshalb Betroffene lebenslang Insulin spritzen müssen. Auch hier kann eine ausgewogene, bewusste Ernährung dazu beitragen, dass der Blutzuckerspiegel nicht zu stark schwankt.

Genaue Zahlen für Schwangerschaftsdiabetes, dem Typ-4-Diabetes, gibt es nicht, da Registerdaten hierzu fehlen. Jedoch beobachtet man, dass die Zahl der Fälle von Schwangerschaftsdiabetes ansteigt. Schätzungsweise sind rund 10% der Schwangeren betroffen.

Von allen Diabetesfällen betreffen ungefähr 1 bis 2 % seltene Formen, die unter dem Typ-3-Diabetes zusammengefasst werden. Da es sich hier um verschiedene Ausprägungen handelt, variieren Angaben zu Verlauf und Lebenserwartung deutlich.

DIE BAUCHSPEICHELDRÜSE UND IHRE AUFGABEN KURZ ERKLÄRT

Die Bauchspeicheldrüse wird auch als Pankreas – von »pan« (griech.) für »alles« und »kreas« (griech.) für »Fleisch« – bezeichnet. Die Drüse liegt etwas versteckt in der Tiefe des Körpers: im Oberbauch zwischen Magen, Milz und Leber; dort schmiegt sie sich an den Zwölffingerdarm an. Auf den ersten Blick macht sie nicht so viel her: Sie hat eine wulstige Form, eine gelblich-graue Farbe, eine Länge von 15 bis 20 cm, eine Breite von nur 3 bis 4 cm und ein Gewicht zwischen 70 und 120 g.

Zuständig ist sie für zwei Aufgaben, denn sie ist zugleich Verdauungs- und Hormondrüse. Der exokrine Teil produziert Verdauungsenzyme, der endokrine Teil Hormone. Sie setzt also Stoffe aus dem Körper in das Darmlumen sowie in das Blut des Körpers frei.

Auch die Bauchspeicheldrüse hat einmal genug. Wenn sie sich entzündet, können sich heftige Beschwerden zeigen: Bei Übelkeit und Erbrechen mit starken Bauchschmerzen sollten Sie an eine Bauchspeicheldrüsenentzündung denken. Mit einem Anteil von rund 3 % aller Krebserkrankungen ist ein Pankreaskarzinom zwar relativ selten, jedoch besonders bösartig. Die Mukoviszidose ist eine Erbkrankheit, bei der es zum Sekretstau kommt. Sie wirkt sich besonders auf die Bauchspeicheldrüse, die Lungen und die Schweißdrüsen aus. Am häufigsten zeigt sich eine erschöpfte Bauchspeicheldrüse jedoch dadurch, dass sie nicht mehr genug Insulin produziert und sich infolgedessen ein Diabetes mellitus entwickelt.

VERDAUUNGSFUNKTION

Der exokrine Anteil macht etwa 95–98 % des Organs aus und besteht zum großen Teil aus sekretproduzierenden Drüsenzellen (sogenannten Azini), die in kleine Ausführungsgänge münden. Diese vereinigen sich zu einem Hauptgang, dem Bauchspeichelgang, der wiederum in den Zwölffingerdarm mündet. Mit dem Zwölffingerdarm hat die Bauchspeicheldrüse also eine besonders enge Beziehung: Über den Bauchspeichelgang tröpfelt sie täglich 1,5–2 l Verdauungssäfte mit Enzymen (»Bauchspeichel«) in den Darmabschnitt, die beim Aufspalten von Nahrungsbestandteilen mithelfen. Damit sich das Pankreas nicht selbst verdaut, liegt ein Teil der Enzyme, vor allem die Proteasen, als inaktive Vorstufen vor, die erst im Dünndarm durch einen pH-Anstieg aktiviert werden. Hydrogencarbonat ist für den basischen pH-Wert des Bauchspeichels verantwortlich, der bei ungefähr 8 liegt und damit in der Lage ist, den in den Zwölffingerdarm gelangenden sauren Mageninhalt zu neutralisieren.

Zu den Pankreasenzymen gehören Enzyme zur Spaltung von Eiweißen, Kohlenhydraten, Nukleinsäuren und Fetten. Im Einzelnen sind dies folgende: Amylasen spalten Kohlenhydrate (Alpha-Amylase), Lipasen spalten Fette (Pankreaslipase, Lysophospholipase, Phospholipase A), Ribonukleasen spalten Nukleinsäuren und Trypsin, Chymotrypsin und Aminopeptidasen spalten Eiweiß. Werden diese Enzyme nicht mehr in ausreichender Menge produziert, so können die für den Körper notwendigen Nahrungsbestandteile nur noch eingeschränkt oder nicht mehr aufgenommen werden. Kranke bekommen durch unverdaute Nahrungsbestandteile Gasansammlungen im Bauch, verlieren an Gewicht, und der Organismus zehrt aus. Natürliche Arzneimittel mit Pankreasenzymen (z. B. Pankreatin Stada 20.000) und Bitterstoffen aus Pflanzen (z. B. Meisterwurz- oder Tausendgüldenkraut-Tinktur) können hier die Verdauungsfunktion unterstützen.

HORMONE DER BAUCHSPEICHELDRÜSE

In inselförmigen Gewebeteilen bildet die Bauchspeicheldrüse funktionelle Einheiten, die sogenannten Langerhans-Inseln – benannt nach Paul Langerhans (1847–1888). Ihr Sekret gelangt über einen Extrazellularraum in das Blut- und Lymphsystem und von da aus zum Wirkungsort. Verschiedene Zelltypen produzieren dabei unterschiedliche Hormone, die vor allem den Kohlenhydratstoffwechsel regulieren. Insbesondere sind dies Insulin, Glukagon und Somatostatin. Die Zelltypen werden in Alpha-, Beta- und Delta-Zellen eingeteilt. Beta-Zellen machen mit 70 % den größten Teil des Inselorgans aus. Sie übernehmen die Insulinproduktion und registrieren die Blutzuckerhöhe.

Glukagon ist quasi der Gegenspieler des Insulins. Es wird ausgeschüttet, wenn der Blutzuckergehalt im Blut zu niedrig ist. Liegt der Blutzuckerspiegel nicht im Bereich zwischen 80 und 110 mg Glukose pro 100 ml Blut, schüttet die Bauchspeicheldrüse vermehrt eines der beiden Hormone, also Insulin oder Glukagon, aus.

Somatostatin hat unter anderem die Aufgabe, die Produktion anderer Hormone wie Gastrin, Insulin und Glukagon zu hemmen. Je nachdem, was und wann wir essen, steigt und sinkt der Blutzuckerspiegel über den Tag verteilt – sowohl der Insulin- als auch der Blutzuckerspiegel unterliegen demnach ständigen Schwankungen.

Insulin

Insulin spielt beim Diabetes mellitus eine zentrale Rolle für den Stoffwechsel. Unsere Zellen brauchen den Zucker aus dem Blut als Energiequelle. Dabei funktioniert Insulin als eine Art »Türöffner«. Die Zellmembranen besitzen eine Andockstelle für das Insulin, den Insulinrezeptor. Von der Bauchspeicheldrüse wird Insulin vor allem nach einem kohlenhydratreichen Essen ausgeschüttet. Es kann mittels »Schlüssel-Schloss-Prinzip« die Zellen »aufsperren« und dem Zucker den Weg aus dem Blut in die Zellen ebnen. Die »Türen« der Zellen sind im Normalzustand geschlossen. Erst wenn ausreichend viele Insulinmoleküle »an der Tür klingeln«, also der Insulinspiegel über einen bestimmten Schwellenwert steigt, ist dies das Signal für unsere Zellen, den Zucker aus dem Blut aufzunehmen und dort als Energiequelle bereitzustellen. Danach sinkt der Blutzuckerspiegel, und die Insulinproduktion kann wieder eingestellt werden.

In Leber- und Muskelzellen kann die aufgenommene Glukose in Glykogen umgewandelt und in dieser Form gespeichert werden. Glykogen ist ein Vielfachzucker, der aus Glukose aufgebaut ist. Werden jedoch mehr Kohlenhydrate zugeführt als gerade gebraucht, wandelt der Körper den Rest des Glykogens in Fett um. Diese Regulierung ist wichtig, da langfristig erhöhte Blutzuckerwerte die großen und kleinen Gefäße sowie die Nerven schädigen (siehe auch Folgeerkrankungen ab Seite 29). Aber auch starke Unterzuckerungen können schwere Symptome auslösen wie Krampfanfälle, Bewusstlosigkeit oder sogar Gehirnschädigungen. Um dies zu verhindern, kommt das Hormon Glukagon zum Tragen.

Glukagon
Glukagon – der Gegenspieler des Insulins – wird vor allem zwischen den Mahlzeiten ausgeschüttet, wenn der Blutzuckerspiegel niedrig ist. Es hat die Aufgabe, den Blutzuckerspiegel zu erhöhen. Wenn im Körper nicht ausreichend Energie zur Verfügung steht, wandelt Glukagon das in Leber- und Muskelzellen gespeicherte Glykogen wieder in Blutzucker um. Bei ketogener Ernährung oder während des Fastens werden dafür auch Fettreserven verbrannt und der »Verbrennungsstoffwechsel« gestartet.

Starke und damit auch bedrohliche Blutzuckerabfälle mit Schwitzen, Zittern, Schwäche und fehlendem klarem Denkvermögen können bei Menschen mit Diabetes mellitus durch extreme körperliche Belastung oder sehr strenge, einseitige Diäten entstehen. Deshalb sind moderate Diäten das Mittel der Wahl.

DIE TYPENFRAGE – 1, 2, 3 ODER 4?

Je nach Ursache erfolgt eine Einteilung in vier grundlegende Diabetestypen, innerhalb derer weitere Untergruppen voneinander abgegrenzt werden. Manche Betroffene haben ein erhöhtes Risiko, weil ihre Eltern eine Diabeteserkrankung haben oder sie einem ungesunden Lebensstil nachgehen. Andere hingegen erkranken von heute auf morgen ohne erkennbare Ursache daran. Für alle Diabetesformen gilt jedoch, dass der Blutzuckerspiegel dauerhaft zu hoch ist.

PRÄDIABETES UND INSULINRESISTENZ

Prädiabetes ist eine beginnende Stoffwechselentgleisung, die durch zunehmende Insulinresistenz und eine gestörte Glukosetoleranz gekennzeichnet ist. Der Begriff »Insulinresistenz« bezeichnet eine mangelhafte Wirkung von Insulin an den Körperzellen. Der Zustand kann vorübergehend, aber auch chronisch sein. Menschen mit Insulinresistenz haben ein deutlich erhöhtes Risiko, später an Diabetes mellitus zu erkranken.

Die Zellen in unserem Körper benötigen Insulin, um Glukose (Traubenzucker) aus der Nahrung aufzunehmen und zu verarbeiten. Bei einer

Insulinresistenz ist dieser Mechanismus gestört: Die Zellen reagieren langsam und verzögert auf das Insulin; sie sind also weniger empfindlich (resistent) für Insulin. Das führt dazu, dass sie weniger Glukose aufnehmen und diese stattdessen weiter im Blut zirkuliert. Die Bauchspeicheldrüse reagiert darauf mit steigender Insulinproduktion, um das Defizit in den Zellen auszugleichen. Bei stetig zunehmender Insulinresistenz und entsprechend immer weiter steigender Insulinproduktion erschöpft sich schließlich die Fähigkeit der Beta-Zellen der Bauchspeicheldrüse zur Produktion von Insulin, und der Typ-2-Diabetes ist manifest.

Für die Entstehung einer Insulinresistenz sind genetische Faktoren, Übergewicht, Bewegungsmangel, Fehlernährung, chronischer Stress, Schlafmangel und verschiedene Medikamente (z. B. Kortison) von Bedeutung.

Die Insulinresistenz bleibt anfangs meist unbemerkt, denn sie löst kaum Symptome aus. Zu einer besonderen Risikogruppe für die Entwicklung einer Insulinresistenz gehören Menschen mit einem »metabolischen Syndrom«. Übergewicht mit einem stark erhöhten Bauchumfang, Bluthochdruck und Fettstoffwechselstörungen können hinweisend sein. Auffällige Laborwerte umfassen eine gestörte Glukosetoleranz (oraler Glukosetoleranztest: nach 2 h bei 140 mg/dl oder höher, aber unter 200 mg/dl), ein erhöhter Nüchternblutzuckerspiegel von 100 bis 125 mg/dl Blut und ein erhöhter Langzeitblutzucker (HbA_{1c}) von 5,7 bis 6,4 %. Der HbA_{1c}-Wert steht dabei für den Anteil der Glukose, der an eine bestimmte Aminogruppe im roten Blutfarbstoff (Hämoglobin) der roten Blutkörperchen (Erythrozyten) gebunden ist.

Mithilfe von Zuckerbelastungstests (siehe Seite 45) lässt sich aufdecken, ob die körpereigene Insulinproduktion ausreicht, um Blutzuckerspitzenbelastungen zu beherrschen. So kann eine beginnende Insulinresistenz und damit eine Tendenz zur Entwicklung einer Zuckerkrankheit aufgezeigt werden.

Vielen Menschen mit Insulinresistenz und mit Prädiabetes kann eine Gewichtsreduktion und eine optimierte Ernährung (siehe Ernährungshinweise ab Seite 76) helfen. Mit ausreichend Bewegung stehen die Chancen gut, wieder gesund zu werden.

TYP-1-DIABETES

Typ-1-Diabetes ist die häufigste Stoffwechselerkrankung im Kindesalter. Früher wurde diese Diabetesform auch als juveniler oder kindlicher Diabetes bezeichnet. Meist beginnt die Erkrankung in der Kindheit, der Jugend oder im jungen Erwachsenenalter, nur selten bei älteren Menschen. Bis zur Entdeckung des Insulins im Jahr 1921 und den ersten Insulinmedikamenten (gewonnen aus der Bauchspeicheldrüse von Rindern und Schweinen) im Jahr 1923 war diese Diabetesform eine tödliche Erkrankung. Glücklicherweise unterscheidet sich die Lebenserwartung heute kaum von der eines Stoffwechselgesunden.

Treten die für Typ-1-Diabetes typischen Symptome erstmals im Erwachsenenalter auf, kann es sich um einen autoimmunbedingten Diabetes (»latent autoimmune diabetes in the adult«, LADA) handeln. Da es hier Ähnlichkeiten zum Typ-2-Diabetes gibt, wird auch von einem »Mischdiabetes« gesprochen. Bei dieser Diabetesform bleibt über Jahre eine Restfunktion der insulinproduzierenden Zellen erhalten.

Typ-1-Diabetes zählt zu den Autoimmunerkrankungen, bei denen sich das Immunsystem gegen den eigenen Körper richtet. Das fehlgeleitete Immunsystem führt zur Zerstörung der insulinproduzierenden Zellen der Bauchspeicheldrüse, indem es Antikörper gegen die Beta-Zellen der Bauchspeicheldrüse herstellt, bis die Bauchspeicheldrüse kein Insulin mehr produziert. Somit entsteht ein absoluter Insulinmangel, der zu einer Unterversorgung der Körperzellen mit dem Energielieferanten Glukose führt. Die im Blut befindendliche Glukose kann nicht aufgenommen werden. Die Folge ist eine Überzuckerung des Blutes (Hyperglykämie).

Betroffene sind ihr ganzes Leben lang auf von außen zugeführtes Insulin angewiesen. Es übernimmt die Aufgabe, die sonst das körpereigene Insulin erfüllen würde. Ohne Insulinzufuhr kommt es schnell zu einer schweren Stoffwechselentgleisung, der Ketoazidose, die im schlimmsten Fall zum diabetischen Koma oder sogar Tod führen kann.

Obwohl die genauen Mechanismen, die zum Auftreten von Typ-1-Diabetes führen, noch nicht ausreichend erforscht sind, gilt es als gesichert, dass sowohl genetische Faktoren als auch Umwelteinflüsse zur Krankheitsentstehung beitragen. Als Risikofaktoren gelten sowohl eine genetische Veranlagung (10–15 % haben einen Verwandten ersten oder zweiten Grades wie Mutter oder Bruder, der ebenfalls an Diabetes mellitus erkrankt ist) als auch bestimmte Virusinfekte, darunter Mumps und Röteln.

Daneben werden Giftstoffe oder auch vorzeitiges Abstillen als Gründe diskutiert, die zum Ausbruch der Erkrankung beitragen können. Immer mehr Studien deuten darauf hin, dass Veränderungen der Darmflora mit Verlust der bakteriellen Artenvielfalt im Zusammenhang mit der Entstehung von Typ-1-Diabetes stehen. Analysen des Mikrobioms und des Hormonstatus können durch Labore durchgeführt werden. Wenden Sie sich dazu an hierfür ausgebildete Heilpraktiker oder Ärztinnen.

Die Symptome eines Typ-1-Diabetes können sich innerhalb von Tagen bis Wochen (selten Monaten) entwickeln. Um die Körperzellen ausreichend mit Energie zu versorgen, versucht der Körper, Fettreserven zu nutzen. Dabei entstehen Abfallstoffe (Ketone), die vom Körper nur schlecht abgebaut werden können und zu einer Übersäuerung des Körpers (diabetische Ketoazidose) führen. Durst und ein häufiger Gang zur Toilette, ungewollter (teils massiver) Gewichtsverlust, Müdigkeit, Sehstörungen, trockene Haut, eine gestörte Wundheilung und Infektionen im Urogenitalbereich gehören zu den Leitsymptomen des Typ-1-Diabetes. Frauen mit Typ-1-Diabetes haben zudem häufiger mit stärkeren, oft zyklusabhängigen Blutzuckerschwankungen und zugleich ausgeprägteren Menstruationsbeschwerden zu kämpfen als Stoffwechselgesunde.

TYP-2-DIABETES

Bei rund 95% aller Diabeteserkrankungen handelt es sich um einen Typ-2-Diabetes. Diese Diabetesform tritt meist im Erwachsenenalter auf. Früher wurde sie auch als »Altersdiabetes« bezeichnet und den »Wohlstandserkrankungen« zugeordnet. Allerdings sind heute zunehmend auch jüngere Menschen betroffen – das Erkrankungsrisiko bei Kindern und Jugendlichen steigt stark an. Von den rund sechs Millionen diagnostizierten Betroffenen allein in Deutschland sind schätzungsweise weitere zwei Millionen Betroffene an einem noch nicht diagnostizierten/erkannten Typ-2-Diabetes erkrankt. Die tatsächliche Erkrankungshäufigkeit liegt im Verborgenen, weil sich vor allem zu Beginn der Erkrankung keine Symptome zeigen.

Bei Menschen mit Typ-2-Diabetes kann der Zucker im Blut von den Körperzellen nicht mehr ausreichend aufgenommen und verarbeitet werden. Die Bauchspeicheldrüse schüttet oft noch Insulin aus, jedoch wirkt dieses nicht mehr ausreichend, da die Körperzellen zu wenig empfindlich auf Insulin reagieren – es besteht also ein »relativer Insulinmangel«. Die Bauchspeicheldrüse versucht dies auszugleichen, indem sie immer mehr Insulin ausschüttet. Doch trotz erhöhtem Insulinspiegel gelangt immer weniger Zucker in die Körperzellen. Dadurch steigt der Blutzuckerspiegel an. Wie viel Insulin die Bauchspeicheldrüse bei den Betroffenen noch herstellt, lässt sich durch das Proinsulin feststellen. Dabei handelt es sich um eine nicht ausgereifte Vorstufe des Hormons Insulin, die als wichtiger Marker bei Typ-2-Diabetes gilt. Proinsulin steigt erst an, wenn die Insulinresistenz bereits fortgeschritten ist.

Ab ungefähr 50 Jahren nimmt die Häufigkeit der Erkrankung stark zu. Männer erkranken in fast allen Altersgruppen häufiger an Typ-2-Diabetes als Frauen. Das Auftreten von Typ-2-Diabetes ist zum Teil genetisch bedingt. Verschiedene Risikofaktoren können die Entwicklung jedoch begünstigen. Dazu gehören unter anderem folgende: Übergewicht mit viel Bauchfett, Bewegungsmangel, ungesunde Ernährung mit wenig Ballaststoffen und vielen Fetten oder Zucker, Rauchen, vorheriger Schwangerschaftsdiabetes und bestimmte Medikamente wie Kortison.

Typ-2-Diabetes kann lange Zeit ohne Beschwerden verlaufen. Bei vielen wird die Erkrankung zufällig im Rahmen anderer Untersuchungen festgestellt. Die Symptome sind eher unspezifisch: Müdigkeit und Schwächegefühl, Konzentrationsschwäche und Antriebsarmut, trockene Haut, häufiges Wasserlassen und starkes Durstgefühl gehören dazu. Letztendlich führt der Typ-2-Diabetes zu einer abakteriellen Entzündungsreaktion im gesamten Körper.

Um die Diagnose eines Typ-2-Diabetes zu stellen, bestimmen Ärztinnen und Ärzte mehrere Laborwerte und führen zusätzlich einen oralen Glukosetoleranztest durch. Bei vorliegendem Typ-2-Diabetes liegen der Nüchternblutzucker über 126 mg/dl, der Langzeitblutzucker (HbA_{1c}) über 6,5 % und der Blutzuckerwert 2 h nach dem oralen Glukosetoleranztest über 200 mg/dl.

Wird Typ-2-Diabetes frühzeitig erkannt, kann er gut behandelt werden. Bleibt er unentdeckt und/oder unbehandelt, werden zunehmend Blutgefäße, Nerven und Organe irreversibel (nicht umkehrbar) geschädigt.

Die Behandlung erhöhter Blutzuckerwerte erfolgt im Rahmen spezieller Diabetesschulungen, in denen unter anderem das Anpassen von Lebensgewohnheiten eingehend besprochen wird, zum Beispiel eine Ernährungsumstellung und Bewegungsprogramme. Medikamente – sogenannte Antidiabetika – kommen zum Einsatz, wenn der Blutzuckerspiegel trotz angepasster Lebensweise weiterhin zu hoch bleibt. In naturheilkundlich orientierten Praxen werden auch Mikronährstoffe (insbesondere die Vitamine B_1, B_6, B_{12}, Folsäure, Magnesium, Vitamin C, Vitamin D, Zink), Heilpflanzen und gegebenenfalls bioidentische Hormone gegeben. Die Hormone Östrogen und Progesteron beeinflussen nicht nur den weiblichen Zyklus, sie wirken sich auch auf den Insulinspiegel aus. Somit kann mit diesen sowohl der Stoffwechsel verbessert als auch die Gabe von Antidiabetika verzögert oder vermindert werden.

TYP-3-DIABETES – DIABETES-SONDERFORMEN

Auch den Sonderformen des Typ-3-Diabetes liegt ein dauerhaft erhöhter Blutzuckerspiegel zugrunde, der reguliert werden muss. Die seltenen Sonderformen haben jedoch andere Ursachen und verlaufen anders als die häufigeren Diabetesformen. Wegen Grunderkrankungen und anderer Beschwerden müssen sie anders behandelt werden. Beispielsweise ist eine Kortisontherapie, wie sie etwa bei Rheuma, Asthma, Morbus Crohn oder onkologischen Erkrankungen zum Einsatz kommt, ein häufiger Auslöser für Diabetes mellitus. Diese Diabetesform kann sich jedoch komplett zurückentwickeln, sobald die Medikamente umgestellt/abgesetzt werden oder Kortison ausgeschlichen wird.

Auch Personen, die an einer Mukoviszidose leiden (eine angeborene Stoffwechselerkrankung, bei der zäher Schleim in den Zellen entsteht), entwickeln häufig einen Diabetes mellitus (bis zu 50 %). Statistisch sind Frauen deutlich früher als Männer hiervon betroffen. Eine vollwertige Ernährung ist hier von besonderem Vorteil, da dies die Lebenserwartung deutlich erhöht.

Die Diabetesform MODY (»maturity onset diabetes of the young«) geht auf spezielle Genveränderungen der Beta-Zellen der Bauchspeicheldrüse zurück. Sie bezeichnet eine Erwachsenendiabetesform, die jedoch auch schon bei Kindern und Jugendlichen auftreten kann. Verschiedene MODY-Typen erfordern eine unterschiedliche Behandlung. In einigen Fällen ist sie durch eine entsprechende Diät gut zu behandeln, bei anderen Formen werden Sulfonylharnstoffe oder Insulin eingesetzt.

Virusinfekte oder auch Entzündungen der Bauchspeicheldrüse können ebenfalls Typ-3-Diabetes auslösen, ebenso Fehlfunktionen des Immunsystems, hormonelle Störungen oder auch das Down-Syndrom.

TYP-4-DIABETES – SCHWANGERSCHAFTSDIABETES

Schwangerschaftsdiabetes – auch Gestationsdiabetes mellitus (GDM) genannt – ist eine Diabetesform, die erstmals in der Schwangerschaft auftritt beziehungsweise erkannt wird. Bis zu 10% der werdenden Mütter entwickeln im Laufe der Schwangerschaft einen Gestationsdiabetes. Damit gehört die Erkrankung zu den häufigsten Schwangerschaftskomplikationen. Übergewicht, Schwangerschaftsdiabetes bei zurückliegenden Schwangerschaften, frühere Fehlgeburten, Rauchen, höheres Alter der Frauen und nahe Angehörige mit Diabetes sind begünstigende Faktoren. Dabei können auch Normalgewichtige erkranken. Ein weiterer wichtiger Faktor für die Blutzuckererhöhung sind Schwangerschaftshormone. Im Verlauf der Schwangerschaft verändert sich der Stoffwechsel, und Zucker wird nach einer Mahlzeit langsamer aus dem Blut in die Körperzellen aufgenommen.

Zur Früherkennung können alle Schwangeren zwischen der 24. und 28. Schwangerschaftswoche in der ärztlichen Praxis einen oralen Glukosetoleranztest (oGTT) zur Feststellung von Gestationsdiabetes durchführen. Der Test wird von den Krankenkassen übernommen und sollte auch wahrgenommen werden, da ansteigende Blutglukosewerte während der Schwangerschaft bestimmte Risiken für Schwangere und ihre Kinder verstärken. Dazu gehören ein hohes Geburtsgewicht des Kindes von über 4000 g, daraus resultierende Geburtskomplikationen und für das Kind Anpassungsprobleme nach der Geburt wie Unterzuckerung, Probleme bei der Atmung und Neigung zur Neugeborenengelbsucht. Studien zeigen, dass ein mütterlicher Schwangerschaftsdiabetes die Entwicklung von Übergewicht für das Kind erhöht. Die Gefahren für die Mutter reichen von einer Schwangerschaftsvergiftung (Präeklampsie), einer Entwicklung von Bluthochdruck, Eiweißausscheidung über den Urin, Wassereinlagerungen bis hin zu häufigen Blasen-, Nieren- und Scheidenpilzinfektionen.

Etwa 70 bis 80% der Frauen mit Gestationsdiabetes hilft nach der Diagnose bereits eine Umstellung der Ernährung und mehr Bewegung. Die restlichen Frauen profitieren von einer Therapie mit Insulin, da oral verabreichte Medikamente – mit Ausnahme bestimmter metformin-haltiger Präparate – während der Schwangerschaft nicht zugelassen sind.

KAUM GENANNTE URSACHEN

Die zugrunde liegenden Ursachen von Diabetes sind komplex und wurden bereits zu den Diabetestypen beschrieben, da sie für deren Unterteilung herangezogen werden. Genetik, Umweltfaktoren, Essgewohnheiten und Übergewicht, Genussdrogen, Lebensalter und Bewegungsmangel spielen eine wichtige Rolle bei der Entstehung von Diabetes mellitus.

Auf zwei weitere bedeutende Veränderungen möchte ich hier näher eingehen, da sie in der Fachwelt seltener diskutiert werden, jedoch meiner Meinung nach ebenfalls bedeutsam sind: Veränderungen der Zusammensetzung der Darmflora und Veränderungen der Leberwerte, insbesondere die nichtalkoholische Fettleber.

VERÄNDERUNGEN DER DARMFLORA

Die Gesamtheit aller Mikroorganismen im Darm wird als »Darmflora« bezeichnet. Mittlerweile ist dafür der Begriff »Mikrobiom« geläufiger, der genau genommen auch die Mikroorganismen in Mund, Scheide (Vagina), den Augen, auf der Haut und eben jene im Darm umfasst. Das menschliche

Darmmikrobiom enthält Bakterien, Pilze, Viren, Archaeen (einzellige Mikroorganismen ohne Zellkern), wobei Bakterien bei Weitem in der Überzahl sind. Forschende gehen davon aus, dass ein Mensch Gastgeber für rund 100 Milliarden Bakterien ist. Das entspricht in etwa 1,8–2 kg Bakterienmasse, die im Körper lebt, davon rund 97 % im Dickdarm.

Ein gesundes Darmmikrobiom zeichnet sich durch die Reichhaltigkeit an Bakterienarten aus. Zu den gesundheitsförderlichen Bakterien zählen Laktobazillen, Bifidobakterien und bestimmte Stämme von Enterkokken- und Escherichia-coli-Bakterien. Demgegenüber stehen gesundheitsschädigende Bakterienarten wie fäulnis- oder gärungsbildende Bakterien oder solche, die ursächlich zu verschiedenen Krankheitsbildern beitragen. Von Bedeutung sind unter anderem Klebsiellen, Clostridien, Enterokokken oder Fusobakterien.

Die Forschung ist seit Langem an unserem Mikrobiom interessiert und entdeckt immerzu neue Funktionen. So trägt das Mikrobiom entscheidend für die Ausbildung des Immunsystems bei. Immerhin 70–80 % der Abwehrzellen, die für die Immunabwehr wichtig sind, befinden sich in der Darmwand. Eine weitere wichtige Aufgabe der Darmbakterien ist die Unterstützung der Verdauungsarbeit, denn manche Nahrungsbestandteile wie Ballaststoffe können ohne sie nicht oder nur unvollständig verarbeitet werden. Dazu bilden Bakterienarten spezielle Enzyme, welche die Ballaststoffe zerlegen können. Die dabei entstehenden Abbauprodukte werden dem Körper in Form von Energie wieder zur Verfügung gestellt. Die »guten« Darmbakterien – auch Probiotika genannt – stellen als Nebenprodukt auch Milch- und Essigsäure her. Dadurch wird der pH-Wert im Darm gesenkt und das Wachstum krankmachender Bakterienarten von vorneherein erschwert. Zusätzlich produzieren Probiotika Vitamine wie Vitamin B_{12}, Vitamin K, Biotin (Vitamin B_7), Folsäure (Vitamin B_9) sowie Riboflavin (Vitamin B_2).

Das Darmmikrobiom ist maßgeblich am Stoff- und Energiestoffwechsel des Körpers beteiligt. Durch verschiedene Einflüsse kommt es zu einem Ungleichgewicht zwischen »guten« und »schlechten« Darmbakterien, auf die ich hier kurz eingehen möchte.

Zahlreiche Arzneimittel haben Auswirkungen auf die Zusammensetzung und damit die Funktion des Mikrobioms. An erster Stelle stehen sicherlich Antibiotika, da sie auf die Beseitigung von Bakterien ausgelegt sind. Durch deren massiven Einsatz, insbesondere von Breitspektrumantibiotika, in den vergangenen Jahrzehnten sind zunehmend multiresistente krankmachende (pathogene) Bakterienarten entstanden. Aber auch Hormonpräparate wie orale Kontrazeptiva (»Antibabypille«), Kortison und weitere Arzneimittel wie Schmerzmittel, Antihistaminika, Antidepressiva und auch viele blutdruck-, cholesterin- und blutzuckersenkende Medikamente haben negative Auswirkungen auf die Zusammensetzung und die Funktion des Mikrobioms. Interessanterweise bildet Metformin in dieser Hinsicht eine Ausnahme, da dessen Einnahme zu einer vermehrten Besiedelung mit Bakterienarten führt, die bestimmte Typen von erwünschten kurzkettigen Fettsäuren wie Butter- und Propionsäure bilden.

Weiterhin nehmen die genetische Veranlagung, Stress, Infektionen, Umweltschadstoffe oder ein Mangel an Verdauungssäften Einfluss auf das Mikrobiom.

Für die Zusammensetzung des Mikrobioms kommt jedoch der Ernährung die größte Bedeutung zu. Denn die Wahl der Nahrungsmittel entscheidet letztlich darüber, welche Bakterien sich im Darm ansiedeln können. Vor allem stark verarbeitete Lebensmittel, wie sie heute in jedem Supermarkt zu finden sind, schädigen das Mikrobiom. Das Darmmikrobiom von Menschen, die sich hauptsächlich pflanzlich und von frisch verarbeiteten Nahrungsmitteln ernähren, unterscheidet sich demnach deutlich von dem Darmmikrobiom von Menschen, auf deren Ernährungsplan zahlreiche (Fertig-)Produkte mit reichlich Zucker, Weißmehl oder Zusatzstoffen stehen. Vereinfacht gesagt »füttern« Zucker und ungesunde Fette die ungesunden Darmkeime. In mehreren Studien konnte gezeigt werden, dass ein verändertes Darmmikrobiom mit der Entstehung von Fettleibigkeit und Fettlebererkrankungen, metabolischem Syndrom und Typ-2-Diabetes in Verbindung gebracht werden kann. Aber auch bei Personen mit Typ-1-Diabetes gibt es in der Regel Veränderungen des Darmmikrobioms: Sowohl durch Endotoxine (Zerfallsprodukte von Bakterien) bedingte leichte Entzündungen im Darm, ein Mangel an Bakterienstämmen, die Buttersäure und kurzkettige Fettsäuren produzieren, als auch eine dadurch veränderte Stoffwechsellage wie eine verringerte Glukosetoleranz und Insulinresistenz werden hier diskutiert.

Einen Zusammenhang mit Typ-2-Diabetes scheint es auch mit einer bislang weniger beachteten Bakterienart, die maßgeblich am Aufbau einer stabilen Schleimhautschicht beteiligt ist, zu geben, und zwar mit *Akkermansia muciniphila*. Bei gesunden Menschen liegt der Anteil dieser Bakterienart an der Darmflora zwischen 3 und 5 %, bei übergewichtigen Menschen und tendenziell auch bei Menschen mit Typ-2-Diabetes fällt der

Anteil deutlich geringer aus. Eine starke Schleimhaut sorgt dafür, dass Fremdkeime, aber auch schädliche Stoffe die Darmschleimhaut nicht überwinden und in die Blutbahn gelangen können. Ist diese Barriere gestört, hat dies erhebliche Auswirkungen auf die Gesundheit. Folgen sind unter anderem latente chronische Entzündungen.

Die Anfertigung eines Darmmikrobioms durch ein Labor und die Auswertung durch eine dafür geschulte Ärztin oder Heilpraktikerin kann bei einer Diabeteserkrankung somit durchaus sinnvoll sein.

EINE GESUNDE DARMFLORA UNTERSTÜTZEN – DAS KÖNNEN SIE TUN

- Meiden Sie nach Möglichkeit medikamentöse Therapien, welche die Darmflora stören können, und halten Sie stattdessen gemeinsam mit Ihrem Arzt oder Ihrer Heilpraktikerin nach sanften Alternativen Ausschau. Falls darmfloraschädigende Medikamente unumgänglich sind, können Sie die Darmgesundheit mit probiotischen Präparaten (z. B. Omni-Biotic 10) unterstützen.
- Unterstützen Sie den Darm mit Ballaststoffen. Mindestens 30 g werden täglich empfohlen. Geeignete Lebensmittel sind Lein- und Flohsamen, Hülsenfrüchte und Vollkornprodukte sowie Sauerkraut. Auch Obst enthält gesunde Ballaststoffe, sollte jedoch aufgrund der enthaltenen Fruktose (Fruchtzucker) in Maßen verzehrt werden.
- Kennen Sie Inulin? Auch das ist ein Ballaststoff, der vor allem in Artischocken, Topinambur (siehe Seite 145), Chicorée oder den Wurzeln von Wegwarte (siehe Seite 152) und Löwenzahn (siehe Seite 199) enthalten ist. Da Inulin als »Futter« für die gesundheitsfördernden Darmbakterien dient, zählt es zu den Präbiotika. Außerdem hält es den Blutzuckerspiegel stabil und regt die Verdauung an.
- Greifen Sie zu resistenter Stärke. Bei gekochten und danach abgekühlten Kartoffeln ändert sich die Struktur der Stärke – sie wird zu resistenter Stärke. Diese kann der Verdauungstrakt weniger gut zersetzen. Deshalb zählt die resistente Stärke zu den Ballaststoffen, die positive Effekte auf die Darmflora haben.

- Greifen Sie (außer bei diagnostizierter Histaminintoleranz) zu fermentierten Lebensmitteln wie Naturjoghurt, Kefir, Kombucha, Sauerkraut, Miso oder Apfelessig. Durch die Fermentation entstehen wertvolle probiotische Bakterienstämme.
- Verwenden Sie zum Süßen Ihrer Speisen möglichst wenig Zucker. Raffinierter Zucker fördert nicht nur die Insulinresistenz, sondern verdrängt zudem gesundheitsfördernde Darmbakterien und fördert gleichzeitig das Wachstum von krankmachenden Hefepilzen (Candida-Stämme).
- Trinken Sie ausreichend Flüssigkeit und greifen Sie dabei vor allem zu Wasser und ungesüßten Tees oder Kräutertees.
- Bleiben Sie regelmäßig in Bewegung – auch das verbessert die Verdauungsfunktion nachhaltig.

Daneben gibt es einige Präparate, die für das Darmmikrobiom förderlich sind. Zum Beispiel enthält das Präparat Omni Logic Plus von Omni-Biotic eine Kombination von kurzkettigen Kohlenhydraten (Oligosacchariden) und Mineralstoffen, die dem Darmkeim *Akkermansia muciniphila* als Nahrung dienen. Es kann demnach Teil eines Darmsanierungskonzepts sein, das nach individuellem Befund erstellt wird. Weitere empfehlenswerte Produkte sind z. B. Metabolic Shape Complete (Iceberg) und Flora Essentials (Sunday Natural).

NICHTALKOHOLISCHE FETTLEBER

In den Industrienationen haben etwa 20 bis 30% der Erwachsenen eine Fettleber. Bei Menschen mit Übergewicht und Diabetes mellitus ist der Anteil deutlich höher und wird auf rund 70% geschätzt. Galten lange Zeit nur Erwachsene als Betroffene, steigt der Anteil betroffener Kinder mit einer Fettleber stetig an. Bis vor wenigen Jahren dachte man beim Stichwort »Fettleber« sofort an übermäßigen Alkoholgenuss als Ursache. Doch die häufigste Form der Fettleber ist weltweit die nichtalkoholische Fettleber (»non-alcoholic fatty liver disease«, NAFLD). Bei den Betroffenen sind mehr als 5% Fett in den Leberzellen eingelagert. In den meisten Fällen entsteht die nichtalkoholische Fettleber als Folge des sogenannten metabolischen Syndroms. Dieses umfasst Übergewicht (insbesondere Bauchfett), ein dauerhaft erhöhter Blutzuckerspiegel (gestörter Zuckerstoffwechsel in Form einer Insulinresistenz), erhöhte Blutfettwerte und Bluthochdruck.

Regelmäßiger Kalorienüberschuss und Bewegungsarmut führen dazu, dass die Anzahl der freien Fettsäuren im Blut steigt und mehr Fett und Kohlenhydrate in die Leber gelangen. Sind die Vorratsspeicher der Leber gefüllt und werden nicht durch körperliche Bewegung oder Energiebedarf für Muskeln, Verdauung und Gehirn verbraucht, steigt der Zuckerspiegel im Blut, und in der Folge kommt es zu einer dauerhaft vermehrten Ausschüttung von Insulin. Ein dauerhaftes Überangebot an Insulin führt zur Insulinresistenz. Ungeklärt ist dabei, was nun zuerst da war – die Fettleber oder die Insulinresistenz, oder ob sich beides parallel entwickelt. Typ-2-Diabetes gilt allerdings als Risikofaktor für eine Verfettung der Leber.

Laut Schätzungen stammen 60% der Fettablagerungen in der Leber aus dem Bauchfett. Personen mit viel Bauchfett – sogenanntem viszeralem Fett – und einem erhöhten Taillenumfang scheinen also ein erhöhtes Risiko für eine nichtalkoholische Fettleber zu haben. Zudem können einige Medikamente zu einer Verfettung der Leber beitragen. Dazu gehören unter anderem Steroide oder synthetisches Östrogen, das in Hormonpräparaten enthalten ist.

Fatalerweise gibt es wenige fettleberspezifische Symptome. Wie bei Lebererkrankungen allgemein können Abgeschlagenheit und Müdigkeit als unspezifische Symptome auftreten. Manche Betroffene berichten über ein leichtes Druck- oder Völlegefühl im rechten Oberbauch oder auch Schlafstörungen, besonders zwischen 1:00 und 3:00 Uhr morgens. Erst wenn die Krankheit fortschreitet, kommt es zur Gelbsucht und damit zu gelblichen Verfärbungen von Haut, Schleimhäuten und Augenweiß.

Eine Fettleber wird anhand von bildgebenden Verfahren, beispielsweise Ultraschall, und erhöhten Leberwerten (erhöhte Werte für die Aspartat- [AST] und die Alanin-Aminotransferase [ALT]) diagnostiziert. Unbehandelt kann eine nichtalkoholische Fettleber zu einer Fettleberentzündung führen und sich als nächste Stufe eine Leberzirrhose mit bindegeweblichen Einlagerungen und damit einem Funktionsverlust der Leber entwickeln.

Änderungen der Ernährungs- und Bewegungsgewohnheiten bessern langfristig auch die krankhaften Veränderungen an der Leber. Durch regelmäßige Ausübung von Ausdauersportarten (Walking, Joggen, Schwimmen, Radfahren, Ergometertraining) wird die Regeneration einer Fettleber nachweislich unterstützt. Wichtig ist es zudem, auf Alkohol und Rauchen zu verzichten.

Eine Gewichtsreduktion von mehr als 5% wirkt sich nicht nur auf die Leberverfettung, sondern auch auf eine bestehende Insulinresistenz positiv aus. Angestrebt wird eine Ernährung mit wenig gesättigten Fettsäuren (enthalten in Schmalz, Sahne, Wurst, fettem Fleisch und Käse). Ungesättigte Fettsäuren, die vor allem in pflanzlichen Fettlieferanten wie Raps- und Olivenöl, Nüssen, Avocados und Oliven vorkommen, wirken sich hingegen günstig auf den Abbau von Körperfett aus. Einfache Kohlenhydrate, die reichlich in Softdrinks, Fertiggerichten, Süßigkeiten, Kuchen und Backwaren aus weißem Mehl enthalten sind, sollen gemieden werden. Komplexe Kohlenhydrate in Form von Vollkornprodukten, Hülsenfrüchten, Gemüse, zuckerarmen Obst wirken sich nicht nur positiv auf die Insulinresistenz, sondern auch auf die erhöhten Blutfettwerte aus.

Eine schulmedizinische medikamentöse Therapie zur Unterstützung der angeschlagenen Leber gibt es nicht, während Pflanzen mit Bitterstoffen schon seit Jahrhunderten bei Leberleiden erfolgreich angewandt werden. Mit diesen können Sie Ihren Speiseplan anreichern, beispielsweise indem Sie frische Löwenzahn- (siehe Seite 199), Wegwarten- (siehe Seite 152) oder Schafgarbenblätter und bitteren Rucola mit unter Blattsalate mischen oder hin und wieder zu Chicorée, Endivien und Artischocken (siehe Seite 165), Roter Bete (siehe Seite 133) und Sellerie (siehe Seite 140) greifen. Unter den Heilpflanzen gibt es mehrere, die zur Normalisierung der Leberwerte beitragen, etwa das Tausendgüldenkraut, die Mariendistel und Kurkuma (siehe Seite 195; Mariendistel und Kurkuma sind z. B. auch enthalten in Bilisan duo von Repha Pharma).

DIABETISCHE FOLGEERKRANKUNGEN

Diabetes mellitus kann zu schweren Folgeerkrankungen führen, vor allem dann, wenn der Blutzucker lange Zeit erhöht war. Diabetesbedingte Begleit- und Folgeerkrankungen vermindern die Lebensqualität und -erwartung deutlich. Risikofaktoren für das Fortschreiten der Erkrankung und diabetischer Folgeerkrankungen sind Übergewicht, Bluthochdruck und erhöhte Blutfettwerte.

Eine Reihe von Folgeerkrankungen bei Diabetes mellitus sind auf Gefäßveränderungen zurückzuführen. Veränderungen großer Blutgefäße mit Ablagerungen und Verkalkungen, sogenannte Makroangiopathien, können zu koronarer Herzerkrankung, Schlaganfall, Herzinfarkt oder peripherer arterieller Verschlusskrankheit führen. Veränderungen kleinerer arterieller Blutgefäße, sogenannte Mikroangiopathien, können Schäden an den zu versorgenden Organen nach sich ziehen. Insbesondere betrifft dies die Nieren (Nephropathie), die Netzhaut der Augen (Retinopathie) und die Nerven (Neuropathie).

Ergänzend sei hier noch angemerkt, dass die diabetischen Folgeerkrankungen im Einzelfall noch sehr viel umfangreicher sein können. So können entzündliche Veränderungen am Zahnhalteapparat entstehen (Parodontitis), daneben besteht ein erhöhtes Infektionsrisiko. Außerdem sind Spätfolgen an Knochen und Gelenken bekannt (diabetische neuropathische Osteoarthropathie), und einige Studien deuten auf einen Zusammenhang zwischen Typ-2-Diabetes und verschiedenen Krebsarten hin.

DIABETES SCHÄDIGT DAS HERZ UND DIE GEFÄSSE

Hohe Blutzuckerwerte fördern Entzündungsreaktionen im Körper, zudem beeinflussen sie verschiedene Stoffwechselvorgänge. Unter anderem beschleunigt ein chronisch hoher Blutzucker die Verkalkung und Schädigung von Gefäßen (Arteriosklerose) und führt zu einer Verschlechterung der Pumpleistung des Herzens sowie zu einer verstärkten Blutgerinnung in den geschädigten Gefäßen.

So entwickeln Personen mit Diabetes mellitus im Vergleich zu Stoffwechselgesunden zwei- bis dreimal so oft eine Herzschwäche oder erleiden sogar einen Herzinfarkt oder einen Schlaganfall. Bei Frauen ist dieses Risiko sogar bis zu sechsfach erhöht. Drei Viertel aller Betroffenen sterben an akuten Gefäßverschlüssen, zumeist am Herzinfarkt (Myokardinfarkt), gefolgt vom Schlaganfall (Apoplex). Voraus geht oftmals eine koronare Herzkrankheit oder eine periphere arterielle Verschlusskrankheit, auch bekannt als »Schaufensterkrankheit« (siehe Seite 32).

WIE ENTSTEHT ARTERIOSKLEROSE?

Arteriosklerose ist eine Gefäßkrankheit. Krankhafte Veränderungen der Arterien, insbesondere entzündliche Prozesse, können die Innenwand (Endothel) der Arterien beschädigen. Die Arterienwände verlieren ihre Elastizität und verengen sich. Dort entstehen Ablagerungen in Form von fetthaltigen Plaques (Atherosklerose), welche die Gefäße so sehr verengen können, dass sie die Blutzufuhr des versorgenden Organs beeinträchtigen.

Die Arteriosklerose entwickelt sich oft über Jahre bis Jahrzehnte, ohne dass Symptome auftreten. Begünstigt wird die Erkrankung durch Fettstoffwechselstörungen, Bluthochdruck, Rauchen und Diabetes mellitus, da alle diese Faktoren die Funktion des Endothels beeinträchtigen können. Per definitionem können alle Arterien und Gefäßbezirke betroffen sein, beispielsweise im Gehirn, im Herzen, in den Beinen oder in den Nieren. Symptome entstehen, wenn die zunehmende Größe oder losgelöste Plaques den Blutfluss reduzieren oder behindern.

Infolge der Gefäßverengung können sich koronare Herzkrankheit, Schlaganfall, Herzinfarkt sowie periphere arterielle Verschlusskrankheit entwickeln. In den westlichen Ländern weist durchschnittlich jeder Fünfte über 65 Jahren arteriosklerotische Gefäßveränderungen auf; bei Personen mit Diabetes mellitus werden zudem weitaus mehr komplexe Plaques gefunden, die wiederum Folgeprobleme mit sich bringen.

Die Diagnose wird klinisch gestellt und durch eine Angiografie, Ultraschalluntersuchung oder andere bildgebende Verfahren gesichert. Die Behandlung umfasst Medikamente, welche die Blutgerinnung oder die Entstehung von Blutgerinnseln hemmen wie Azetylsalizylsäure (ASS) oder Clopidogrel. Sowohl eine Veränderung des Lebensstils als auch diätische Maßnahmen (siehe Seite 76) können die Veränderungen deutlich verbessern oder zumindest eine Stabilisierung des Zustands bewirken.

AUF DEN BLUTDRUCK ACHTEN!

Bis zu 80% der Personen mit Typ-2- sowie rund 40% mit Typ-1-Diabetes haben einen erhöhten Blutdruck. Besonders gefährlich ist, dass ein Bluthochdruck kaum Beschwerden verursacht und so oft lange Zeit unentdeckt bleibt. Ständiger Bluthochdruck beschädigt sowohl kleine als auch große Blutgefäße, führt zu Verletzungen der Innenwände der Gefäße und kann wichtige Gefäßfunktionen stören.

Bei der Messung des Blutdrucks werden zwei Werte ermittelt: der obere oder systolische Blutdruck und der untere oder diastolische Blutdruck. Die Systole ist die Anspannungsphase, die Diastole die Entspannungsphase des Herzens. Das Mittel mehrerer Messungen sollte nicht über 140/85 mmHg liegen. Für Menschen mit Diabetes mellitus liegt ein optimaler Blutdruck bei unter 130/75–80 mmHg im Ruhezustand (individuell angestrebte Blutdruckwerte sind möglich).

Es gibt einige Maßnahmen, die man selbst ergreifen kann, um einen erhöhten Blutdruck zu beeinflussen. Durch eine Gewichtsreduktion, Bewegung an fünf bis sieben Tagen in der Woche für mindestens 30 min, eine Ernährung mit viel Gemüse und wenig Fleisch aus Massentierhaltung, Verzicht auf Rauchen und Alkoholkonsum sowie der maßvolle Umgang mit Kochsalz lässt sich der Blutdruck deutlich senken.

Zur Behandlung von Bluthochdruck bei Diabetes eignen sich blutdrucksenkende Medikamente wie Kalziumantagonisten, Betablocker, Angiotensinkonversionsenzym-Hemmer (ACE-Hemmer) oder harntreibende Mittel (Diuretika). Welche Therapie für Sie die richtige ist, entscheiden Sie gemeinsam mit Ihrem Arzt oder Ihrer Ärztin. Auch in der Naturheilpraxis gibt es blutdrucksenkende Mittel wie Knoblauchextrakte (siehe auch Seite 194) oder auch homöopathische Mittel (z. B. Homviotensin Tropfen).

DIABETES MACHT DAS GEHEN SCHWER

Ein dauerhaft erhöhter Blutzuckerwert ist ein Risikofaktor für die sogenannte Schaufensterkrankheit (Claudicatio intermittens oder bei einer peripheren arteriellen Verschlusskrankheit, pAVK). Sie entsteht, wenn verengte Beinarterien eine eingeschränkte Durchblutung und Sauerstoffversorgung bewirken. Ihren Namen hat die Erkrankung wegen der typischen Symptome: Betroffene leiden nach längerer Gehstrecke unter Gehschmerzen in den Beinen oder Wadenschmerzen, was sie dazu veranlasst, immer wieder stehen zu bleiben. Da Betroffene dann häufiger »interessiert« vor Schaufenstern die Auslagen betrachten, entstand der Name Schaufensterkrankheit. Durch Ruhe brauchen die Muskeln in den Beinen weniger Sauerstoff, der Schmerz klingt ab, und Betroffene können wieder weitergehen. Mitunter sind auch eine schlecht durchblutete, blasse oder kühle Haut, nicht heilende Wunden, ein unterschiedliches Wachstum der Zehennägel, fehlender Haarwuchs am Schienbein und Erektionsstörungen hinweisend für die Schaufensterkrankheit. Leider wird bei einer Diabeteserkrankung die Schaufenstererkrankung mitunter erst im späten Stadium erkannt, weil durch Diabetes das Schmerzempfinden stark vermindert sein kann!

Eine einfache und schmerzfreie Untersuchung kann klären, ob eine periphere arterielle Verschlusskrankheit vorliegt. Bei der ABI-Messung (ABI von engl. »ankle brachial index«) vergleicht die Ärztin oder der Arzt dazu den oberen Blutdruckwert der Knöchel mit dem der Arme. Bei gesunden Gefäßen sind die Werte ungefähr gleich, was einem Knöchel-Arm-Index von etwa 1 entspricht. Sinkt der Wert unter 0,9, ist eine periphere arterielle Verschlusskrankheit wahrscheinlich. Damit steigt auch die Gefahr von Herzinfarkt oder Schlaganfall. Eine weitere Möglichkeit zur Früherkennung ist die Untersuchung mittels Ultraschall und eine Doppler-Druckmessung an den Arm- und Knöchelarterien.

Als therapeutische Maßnahme wird zunächst eine konservative Therapie angestrebt: körperliche Bewegung, Gewichtsabnahme, Nikotinverzicht und eine gesunde Ernährung. Zur medikamentösen Therapie zählen Blutverdünner wie Azetylsalizylsäure (ASS), begleitend können Blutdruck- und Blutfettsenker hinzukommen. Auch aus der Naturheilkunde sind Pflanzen bekannt, welche die Fließeigenschaften des Blutes verbessern wie Ginkgo (siehe Seite 175), Knoblauch (siehe Seite 189) oder Zwiebeln (siehe Seite 156).

Schreitet die Erkrankung fort, sollten sich Betroffene bei Gefäßmedizinern (Angiologen und Gefäßchirurgen) behandeln lassen. Verengte oder verschlossene Gefäße können mit klassischen offenen Operationen, meist Bypässen, mit minimalinvasiven Eingriffen oder in Kombination beider Verfahren wieder durchgängig gemacht werden.

SCHÄDEN AN DEN NIEREN

Die Nieren sind besonders gut durchblutet. Sie erledigen vielfältige Aufgaben wie die Bildung von Urin sowie die Ausscheidung von wasserlöslichen Giftstoffen und Abfallprodukten aus dem Stoffwechsel. Zudem sind sie an der Regulierung des Salz- und Wasserhaushalts beteiligt, nehmen Einfluss auf den Blutdruck und stellen Hormone her, etwa Erythropoetin (Epo), welches die Bildung und Reifung roter Blutkörperchen fördert.

Schädigungen der Nieren bei Menschen mit Diabetes mellitus werden unter dem Begriff »diabetesassoziierte Nephropathie« zusammengefasst. Rund 30 bis 40 % der Betroffenen entwickeln eine Nierenbeteiligung. Man unterscheidet Nierenerkrankungen, die direkt durch die Diabeteserkrankung entstehen, die sogenannte diabetische Nephropathie, und solche mit anderen Ursachen, beispielsweise jene, die auf einen zu hohen Blutdruck zurückzuführen sind.

Die Nieren mit ihren besonders zahlreichen kleinen Blutgefäßen sind anfällig für die zerstörerische Auswirkung hoher Blutzuckerwerte. Durch die anhaltend hohe Blutzuckerkonzentration verdicken sich die Wände der kleinen Blutgefäße (Mikroangiopathie) in den Nieren, deren Filtersystem dadurch mit der Zeit immer »löchriger« wird. Kleinste Eiweißmoleküle (Albumin) können jetzt durch den Filter schlüpfen, werden mit dem Harn ausgeschieden und gehen so dem Stoffwechsel verloren. Ein weiterer Faktor für eine schlechte Nierenleistung können daneben auch durch Schäden an den großen Arterien (Makroangiopathien) verursacht werden.

Bei allen Formen führt eine unzureichende Behandlung zu einer Niereninsuffizienz, die eine Nierenersatztherapie mit Dialyse oder Nierentransplantation erforderlich macht und die Lebensqualität der Betroffenen stark einschränkt.

Fatalerweise verläuft eine diabetesbedingte Nierenerkrankung zu Beginn ohne Beschwerden. Treten erste Symptome auf, ist das Nierengewebe bereits nachhaltig geschädigt. Eine Mikroalbuminurie gilt als erstes Anzeichen für eine unzureichende Nierenfunktion. Sind die Nierenkörperchen (Glomeruli) durch die Diabeteserkrankung angegriffen und in ihrer Funktion gestört, reichern sich Abbauprodukte und Giftstoffe im Blut an, während das wichtige Bluteiweiß Albumin vermehrt über den Urin ausgeschieden wird. Dies kann durch einfache Urinteststreifen nachgewiesen werden. Zu den weiteren Untersuchungen gehören die Bestimmung von glomerulärer Filtrationsrate (GFR), Elektrolyten, Harnsäure, Eiweiß und C-reaktivem Protein (CRP). Symptome für eine nachlassende Nierenleistung und fortgeschrittene Niereninsuffizienz können sich durch schnelle körperliche Erschöpfung, Müdigkeit, Kopfschmerzen, Wassereinlagerungen in den Beinen, Juckreiz, Veränderungen der Hautfarbe oder Übelkeit und Erbrechen bemerkbar machen.

Ein gut eingestellter Blutzucker (HbA_{1c}-Werte zwischen 6,5 und 7 %), gegebenenfalls blutdrucksenkende Medikamente (meist ACE-Hemmer mit denen Werte unter 140/80 mmHg angestrebt werden) und eine Senkung erhöhter Blutfettwerte (optimal bei diabetischer Nephropathie ist ein LDL-Wert unter 100 mg/dl; siehe Seite 50) gehören zu den vorrangigen ärztlichen Maßnahmen.

Sie selbst können darauf achten, dass Sie es mit der Eiweißzufuhr nicht übertreiben, denn eine eiweißreiche Ernährung oder Eiweißsupplementierung kann das Fortschreiten einer Nierenschwäche fördern. Achten Sie auf eine Ihrer Nierenleistung angepasste Trinkmenge, auf eine ballaststoffreiche Ernährung, meiden Sie Zucker und fette Wurstwaren. Zudem sollten Sie Ihr Gewicht im Normalbereich halten oder dorthin bringen und sich regelmäßig bewegen. Im frühen Stadium können Veränderungen an den Nieren sogar wieder rückgängig gemacht werden. Meiden Sie nierengefährdende Medikamente wie Azetylsalizylsäure (ASS), Ibuprofen oder Diclofenac. Heilpflanzen wie die Goldrute (z. B. Solidago Steiner Tabletten oder Ceres Solidago Urtinktur, 1-mal täglich 3–5 Tropfen) können die Nierenfunktion stärken.

SCHÄDEN AN DER NETZHAUT DER AUGEN

Regelmäßige augenärztliche Kontrollen sind wichtig, da frühe Augenveränderungen meist symptomlos verlaufen. Bei lange bestehendem oder schlecht eingestelltem Diabetes mellitus kann es zu Gefäßveränderungen und Durchblutungsstörungen der Netzhaut kommen. Es drohen durch Diabetes hervorgerufene Augenerkrankungen: diabetische Retinopathie, diabetisches Makulaödem und Linsentrübung (grauer Star, Katarakt).

Die an den Blutgefäßen verursachten Veränderungen führen auch zu Schädigungen der kleinen Kapillargefäße im Auge. Einige Gefäße werden enger, andere weiten sich, und es entstehen brüchige und verdickte Strukturen, die den Blutstrom stören. Ausgeprägte Verkalkungen der Arterien, die das Auge unter Sauerstoffmangel setzen, sind ebenfalls möglich. Schreitet die Krankheit unbehandelt fort, treten kleine Blutungen, Eiweißablagerungen und eine Wasseransammlung (Makulaödem) in der Netzhaut auf, welche die Sehkraft in unterschiedlicher Weise beeinträchtigen. Schlimmstenfalls kommt es zu irreversiblen Schäden und zur Erblindung.

Als Warnzeichen für Durchblutungsstörungen der Netzhaut gelten Probleme beim Lesen, ein verzerrtes oder verschwommenes Sehen, dunkle Flecken oder »rote Schleier« im Gesichtsfeld oder wenn plötzlich »Rußregen« vor Ihren Augen auftritt.

Sind noch keine Augenschäden aufgetreten, reichen ärztliche Kontrollen aus, die in der Regel im Abstand von 1 bis 2 Jahren stattfinden. Bei bereits bestehenden Augenschäden sind häufigere Kontrolltermine notwendig. Augenschäden lassen sich mit Laser oder Medikamenten (meist Medikamenteneinspritzung in das Auge nach vorheriger Betäubung) behandeln. Durch eine frühzeitige Behandlung lassen sich in einer Vielzahl der Fälle mögliche Komplikationen (beispielsweise Glaskörperblutungen, grüner Star, Netzhautablösung) verhindern und ein weiteres Fortschreiten der Erkrankung vermeiden.

Die richtige Blutzucker- sowie Blutdruckeinstellung ist hierbei ausschlaggebend und bestimmt den weiteren Verlauf der Augenerkrankung. Eine gute Einstellung der Blutfettwerte und Rauchverzicht haben ebenfalls positiven Einfluss.

NERVENSCHÄDIGUNGEN DURCH DIABETES

Zuckerbedingte Nervenschädigungen, auch diabetische Polyneuropathie (PNP) genannt, gehören zu den häufigsten Folgeerkrankungen des Diabetes mellitus. Neuropathien beziehungsweise Polyneuropathien (von griech. »neuron« für »Nerv« sowie »poly« für »viel, mehrere«) umfassen verschiedene Erkrankungen des peripheren Nervensystems. Zum peripheren Nervensystem gehören alle Nerven des Körpers, die sich außerhalb des zentralen Nervensystems befinden. Das zentrale Nervensystem wird von Gehirn und Rückenmark gebildet.

Nervenschäden sind nicht immer Spätkomplikation des Diabetes mellitus, sondern können bereits in einem frühen Stadium der Zuckerkrankheit auftreten. Das Risiko für Nervenschäden ist bei nicht optimalen Zuckerwerten im Blut und erhöhten HbA_{1c}-Werten besonders hoch. Etwa die Hälfte aller Personen über 60 Jahre mit Diabetes mellitus hat Beschwerden durch eine Neuropathie. Sie kann sowohl begleitend zu Typ-1- als auch Typ-2-Diabetes auftreten.

Da Nerven verschiedener Körperregionen betroffen sein können, können unterschiedliche Krankheitsbilder entstehen. Die Symptome der diabetischen Polyneuropathie umfassen schmerzhafte Muskelkrämpfe im

Oberschenkel oder in der Wade, Empfindungsstörungen, Missempfindungen wie Kribbeln, Brennen der Fußsohle (»burning feet«), Stechen und »Ameisenlaufen« sowie Schmerzen in den betroffenen Körperbereichen, häufig in den Beinen. Oft verstärken sich die Beschwerden in der Nacht. Auch Störungen des Berührungs-, des Schmerz- oder des Temperaturempfindens sowie Schwellungsgefühle bis hin zu Lähmungen können auftreten.

Ist das vegetative Nervensystem betroffen, äußert sich die Erkrankung möglicherweise durch eine übermäßige oder ausbleibende Schweißsekretion, eine verzögerte Anpassung der Pupille an wechselnde Lichtverhältnisse, Potenzstörungen, Verdauungsbeschwerden oder Probleme beim Wasserlassen wie Blasenentleerungsstörungen oder Inkontinenz. Abhängig vom Muster der Nervenschädigung kann die Regulation von Herz und Kreislauf gestört sein. Mögliche Anzeichen sind Herzrhythmusstörungen, ein erhöhter Ruhepuls sowie fehlender Puls- und Blutdruckanstieg bei Belastung.

Einer umfassenden Anamnese und körperlichen Untersuchungen (Muskelkraft, Reflexe, Wahrnehmung von Berührung, Temperatur und Vibration) folgen Untersuchungen mit speziellen Geräten zur Beurteilung von Nervenschädigungen sowie Bluttests. Gegebenenfalls schließt sich eine weiterführende Diagnostik an.

Eine konsequente Blutzuckereinstellung ist entscheidend für den Verlauf. Je besser die Blutzuckerwerte langfristig eingestellt sind, desto eher lässt sich die Nervenschädigung stoppen. Personen mit Polyneuropathie sollten Alkohol möglichst meiden. Die konventionelle Behandlung erfolgt individuell mit Medikamenten und/oder Physiotherapie. Neben Schmerzmitteln werden Antidepressiva, physikalische Therapien wie Kälte- und Wärmebehandlungen sowie Krankengymnastik eingesetzt. Naturheilkundliche Maßnahmen umfassen Akupunktur, Pflaster oder Salben mit Capsaicin, Vitamintherapie – hier insbesondere die Vitamine der B-Gruppe (siehe Seite 242) –, Schmerzöle zum Einreiben (z. B. Aconitum WALA) oder Extrakte aus Pflanzenauszügen (z. B. Phytodolor).

DER DIABETISCHE FUSS

Der Begriff »diabetischer Fuß« oder »diabetisches Fußsyndrom« beschreibt eine Komplikation, die durch die Folgen eines erhöhten Blutzuckerspiegels entsteht. Dabei nehmen die Nerven und die Blutgefäße in den Füßen oder in den Beinen Schaden. Jede vierte Person erleidet im Verlauf ihrer Diabeteserkrankung ein diabetisches Fußsyndrom.

Menschen mit Diabetes mellitus spüren Verletzungen an den Füßen schlechter. Zudem kann der Körper die Wunden schlecht allein zur Abheilung bringen. Die gefährlichsten Konsequenzen sind Geschwüre (Ulzerationen) und Amputationen. Das Amputationsrisiko ist bei Diabetes mellitus um etwa das Zwanzigfache erhöht.

Es ist wichtig, Anzeichen für einen diabetischen Fuß rechtzeitig zu erkennen. Deshalb sollten Personen mit Diabetes mellitus täglich die Füße kontrollieren und pflegen (z. B. mit Weleda Fußbalsam), auf gut sitzende Schuhe achten sowie Druckstellen, Schwielen und Verletzungen durch geschultes Personal behandeln lassen. Achten Sie unbedingt auf eine ausreichende Zinkversorgung (siehe Seite 252).

SEXUALSTÖRUNGEN, HARNWEGS- UND GENITALINFEKTIONEN

Auch hier kann Diabetes mellitus ursächlich eine Rolle spielen. Sowohl die diabetesbedingten Durchblutungsstörungen als auch die Schädigung der Nervenfasern können bei Frauen und Männern zu Sexualstörungen führen. Während bei Männern mit Diabetes mellitus bei über 50% die Erektionsfähigkeit nachlässt (erektile Dysfunktion), kann es bei Frauen zu sexueller Unlust, Empfindungsstörungen, Orgasmusstörungen und trockener Vaginalschleimhaut kommen.

Auch Infektionen in Harnwegen und Genitalregion (wiederholte Blasenentzündungen, Scheidenentzündungen durch Pilze und Bakterien) sind eine häufige Komplikation bei Menschen mit Typ-2-Diabetes. Die Mehrzahl dieser Infektionen ist jedoch in der Regel mit der richtigen Therapie gut zu behandeln. Zur Behandlung einer unkomplizierten Blasenentzündung eignet sich beispielsweise Angocin (Repha Pharma), bei trockenen Vaginalschleimhäuten zum Beispiel das Schleimhaut-Elixier (Marktapotheke Greiff) oder bei Fehlbesiedelungen der Vagina zum Beispiel Omni-Biotic Flora plus (Omni-Biotic).

ERHÖHTES RISIKO FÜR DEMENZ UND DEPRESSIONEN

Demenz ist der Oberbegriff für eine Krankheit, bei der häufig das Kurzzeitgedächtnis und die Merkfähigkeit gestört sind, im weiteren Verlauf verschwinden auch eingeprägte Inhalte des Langzeitgedächtnisses. Bei Diabetes ist die Gefahr einer gefäßbedingten Demenz bis zu zweimal und einer Alzheimer-Demenz bis zu viermal höher als bei Gesunden. In den letzten Jahren wurde intensiv nach den Ursachen geforscht, allerdings ohne Erfolg. Im Rahmen des Diabetesselbstmanagements kann die Behandlung durch das Vergessen der Medikamenteneinnahme schwierig sein. Auch zu geringe Insulingaben und schwere Unterzuckerungen können die Demenz beschleunigen und zu weiteren Hirnschäden führen. Ginkgo-Präparate (siehe Seite 178), Walnüsse (siehe Seite 149), Vitamin B-Komplex (siehe Seite 244) und Vitamin D (siehe Seite 247) können das Fortschreiten der Erkrankung verlangsamen oder sogar aufhalten.

Rund ein Viertel aller Personen mit Diabetes mellitus leidet an depressiven Verstimmungen, jede zehnte an Depressionen. Dabei ist es unerheblich, ob es sich um einen Typ-1- oder Typ-2-Diabetes handelt. Einer der Gründe ist wohl, dass die Krankheit den Tagesablauf bestimmt. Essen nach Plan, regelmäßiges Messen und Spritzen erfordern viel Disziplin. Infolge der gedrückten Stimmung kommt es zu Schlaf- und Konzentrationsstörungen, und Betroffene bewegen sich nicht ausreichend. Dadurch ist der Krankheitsverlauf bei Personen mit Depressionen deutlich schlechter.

Aber auch entzündungsfördernde Botenstoffe, sogenannte Zytokine, findet man häufiger bei Diabeteserkrankten – vor allem dann, wenn sie viel Bauchfett angesetzt haben und sich wenig bewegen. Die erhöhte Zytokinproduktion kann wiederum zur Entstehung von Depressionen beitragen. Darüber hinaus tragen weitere individuelle Faktoren zum Geschehen bei.

Körperliches Training an der frischen Luft bei Sonnenschein kann die Stimmung deutlich heben: Durch die Bewegung verbessert sich die Stoffwechsellage, während gleichzeitig durch das Sonnenlicht der Vitamin-D-Spiegel ansteigt. Bei niedrigem Vitamin-D-Spiegel kann eine Substitution mit einem Vitamin-D-Kombipräparat (siehe Seite 250) sinnvoll sein. Lesen Sie hierzu auch die Hinweise in den Kapiteln zum Rosmarin (siehe Seite 208) und zur Walnuss (siehe Seite 149).

PARODONTITIS

Die Parodontitis ist eine bakterielle Entzündung des Zahnfleischs, die vor allem dann entsteht, wenn Essensreste in den Zahntaschen verbleiben. Anzeichen dafür sind Zahnfleischbluten, Zahnbelag, schmerzempfindliche Zähne oder geschwollenes oder zurückgehendes Zahnfleisch. Langfristig kann dies zu Knochenabbau und Zahnverlust führen.

Mundhygiene ist für Menschen mit Diabetes mellitus besonders wichtig, denn sie erkranken dreimal so häufig an Parodontitis wie Stoffwechselgesunde. Hohe Blutzuckerwerte schwächen die Widerstandskraft der Schleimhäute und begünstigen daher Infektionen. Umgekehrt verstärken Entzündungsherde die Insulinresistenz und damit einen Anstieg der Blutzuckerwerte. Eine sorgfältige Mundhygiene, regelmäßige Kontrollen in der zahnärztlichen Praxis und Pflegetipps durch geschultes Personal können die Gefahr einer Ausbildung und das Fortschreiten einer Parodontitis deutlich verringern. Als pflanzliches Mittel kommt unterstützend beispielsweise Salviathymol N Madaus infrage.

LABORWERTE VERSTEHEN

In den antiken Schriften findet man für Diabetes mellitus Beschreibungen von »klebrig süßem Urin«, Galen bezeichnete die Erkrankung als »Durstkrankheit« und indische Ärzte als »Zuckerruhrharn«. Die Diagnose wurde in früheren Zeiten also über die Symptome Durst sowie reichlichen und süßen – weil zuckerhaltigen – Urin gestellt.

Heute gibt es verschiedene und viel präzisere Diagnosemöglichkeiten, die im Labor oder auch zu Hause erfasst werden können. Sie dienen zur Früherkennung, zur Diagnosesicherung, zur Zuordnung des pathophysiologischen Typs, zur Beurteilung des Krankheitsverlaufs sowie zur Prognose und sind für die Art der Behandlung unerlässlich. Damit Laborergebnisse richtig interpretiert werden können, müssen viele weitere Einfluss- und Störfaktoren, beispielsweise tages- und jahreszeitliche Schwankungen, beachtet werden. Zudem können sich die ermittelten Werte von Labor zu Labor stark unterscheiden. Lassen Sie sich durch abweichende Laborergebnisse also nicht verunsichern. Ärztinnen und Ärzte beurteilen Laborwerte immer im Zusammenhang mit der Krankheitsgeschichte einer Person, den vorliegenden Beschwerden und weiteren diagnostischen Untersuchungsergebnissen.

Dennoch sollten Sie als Betroffene oder Betroffener einige Parameter kennen und selbst erfassen, um Ihren Krankheitsverlauf beurteilen und günstig beeinflussen zu können. Bitte bedenken Sie zudem, dass leichte Schwankungen des Blutzuckerspiegels völlig normal sind und auch bei Gesunden täglich vorkommen. Der Zuckeranteil im Blut hängt unter anderem davon ab, was und wie viel man isst und trinkt, wie viel man sich bewegt und welche Medikamente man einnimmt.

Wer Diabetes hat, braucht zur Behandlung nicht nur Medikamente, sondern auch bestimmte Hilfsmittel. Hierzu gehören beispielsweise ein Blutzuckermessgerät, Insulinpens, Insulinpumpen samt Zubehör oder Diabetesspritzen. Ob eine Kostenübernahme durch die Krankenkasse erfolgt, lässt sich nicht pauschal beantworten und muss durch Nachfrage bei der Krankenkasse geklärt werden.

BLUTZUCKERBESTIMMUNG

Der Blutzuckerwert wird meist in mg/dl (Milligramm pro Deziliter), seltener in mmol/l (Millimol pro Liter) angegeben. Die Messung erfolgt mit einem elektronischen Messgerät und kann in einer Arztpraxis, in der Apotheke oder auch zu Hause erfolgen.

Im Rahmen der Diabetesschulung erlernen Sie, wie man den Blutzucker zu Hause selbst misst, denn der Blutzuckerwert kann mit einem elektronischen Messgerät sehr einfach bestimmt werden. Dazu gewinnt man mit einer kleinen Lanzette einen Tropfen Kapillarblut aus der Fingerbeere und trägt ihn auf einen Teststreifen auf. Zur Messung wird der Teststreifen in das Blutzuckermessgerät eingeführt. Die im Blutzuckerteststreifen eingelagerten chemischen Stoffe (Enzyme) reagieren mit dem Blut; Farbveränderungen werden vom Messgerät erfasst, um daraus den Blutzuckergehalt zu bestimmen. Das Ergebnis wird im Display abgelesen. Der Trend geht allerdings heutzutage zu nichtinvasiven Blutzuckermessgeräten. Ein unsichtbares Infrarotlicht zählt dabei die Blutzuckermoleküle unter der Haut, und das Ergebnis erscheint direkt auf einem Monitor.

Bei einem gesunden Erwachsenen liegt der Nüchternblutzucker – also nach 8–10 h ohne Nahrung – meist unter 100 mg/dl bzw. 5,6 mmol/l. Etwa 2 h nach einer Mahlzeit liegt der Wert zumeist unter 140 mg/dl (7,8 mmol/l). Ein Diabetes mellitus liegt bei einem Nüchternblutzucker von 126 mg/dl (7,0 mmol/l) oder höher vor.

In den Arztpraxen kann auch der Gelegenheitsblutzucker im venösen Plasma bestimmt werden. Im Gegensatz zum Nüchternblutzucker kann der Gelegenheitsblutzucker zu jeder Tageszeit unabhängig von vorangegangenen Mahlzeiten gemessen werden. Ein gesteigertes Durst- und Schwächegefühl oder auch eine erhöhte Urinausscheidung kann Anlass für diese Art der Untersuchung sein. Bei Vorliegen eines Gelegenheitsblutzuckers von über 200 mg/dl (11,1 mmol/l) spricht das ebenfalls für die Diagnose eines Diabetes mellitus.

URINTESTS

Die Messung einiger Parameter im Urin mittels Urinteststreifen (z. B. Combur 9) ist eine einfache Methode zur Überwachung des Diabetes mellitus.

Wenn sich Zucker (**Glukose**) im Urin nachweisen lässt, ist der Blutzuckerspiegel zumeist stark erhöht. In der Regel wird der überschüssige Zucker im Blut erst ab ungefähr 10 mmol/l (180 mg/dl) oder mehr über die Nieren ausgeschieden und ist dann im Urin nachweisbar. Jedoch ist das Überschreiten der Nierenschwelle individuell verschieden. Morgenurin eignet sich nicht für diese Art der Messung. Üblich ist es, etwa 1 h nach dem letzten Toilettengang die Urinprobe zu nehmen, diese in einem Becher aufzufangen und dann das Ergebnis auf einem Farbfeld des Streifens abzulesen.

Auch kann mit diesem Test Eiweiß (**Albumin**) nachgewiesen werden. Bei Gesunden befindet sich sehr wenig oder gar kein nachweisbares Eiweiß im Urin. Eine Mikroalbuminurie kann ein Hinweis auf eine gestörte Nierenfunktion sein.

Das Testfeld für **Nitrit** ist für Personen mit Diabetes mellitus ebenso von Bedeutung. Nitrit ist eine Stickstoffverbindung, die von Bakterien aus Nitrat gebildet wird. Der Nachweis von Nitrit im Urin deutet auf einen bakteriellen Harnwegsinfekt hin. Bei einer schlechten Blutzuckereinstellung nehmen Infekte der Harnwege und Harnblasenentleerungsstörungen deutlich zu.

Ähnlich wie mit Nitrit verhält es sich bei einem Test auf rote Blutkörperchen (**Erythrozyten**) im Urin. Weist der Teststreifen Erythrozyten nach, kann dies auf eine Entzündung der Harnwege oder der Nieren hindeuten.

Bakterien können die Blasenwand oder auch das Nierengewebe reizen. Für eine Entzündung von Blase oder Nieren spricht ebenso, wenn der Teststreifen weiße Blutkörperchen (**Leukozyten**) anzeigt.

Das Testfeld für **Ketone** ist insbesondere bei Typ-1-Diabetes von Bedeutung. Bei anhaltendem Insulinmangel oder im Hungerzustand bei strengen Diäten entstehen Ketonkörper. Der Körper verbrennt dann Fett statt Glukose, um den Energiebedarf zu decken. Insbesondere bei sehr hohen Glukosewerten (über 250 mg/dl) sollten immer Ketone mitgemessen werden. Vergessene Insulininjektionen, Pumpendefekte, Nulldiäten oder auch fiebrige Infekte können die Ursache für Ketone im Urin sein.

Wenden Sie sich bei erhöhten Werten im Urinteststreifen frühzeitig an die behandelnde Ärztin oder den behandelnden Arzt, um das weitere Vorgehen zu besprechen. Das gilt insbesondere bei erhöhten Ketonwerten, denn hier kann sich schnell ein lebensgefährlicher Zustand entwickeln.

HBA$_{1C}$-WERT

HbA$_{1c}$ ist die Abkürzung für glykiertes (»verzuckertes«) Hämoglobin. »Hb« steht für Hämoglobin, den Farbstoff in den roten Blutkörperchen, »A1c« bezeichnet eine blutzuckerbindende Eiweißkette, wobei »c« eine bestimmte Untereinheit des Hämoglobins ist. Wenn sich dauerhaft viel Zucker im Blut befindet, bindet dieser das Hämoglobin. Wer schon einmal klebrigen Karamell gegessen hat, kennt das Phänomen. Der Zucker bleibt hartnäckig an Zähnen und Gaumen kleben. Ähnlich verhält es sich mit dem Blutzucker, der am Hämoglobin hängen bleibt.

HbA$_{1c}$-Werte werden in Arztpraxen erfasst, um den durchschnittlichen Zuckergehalt im Blut zu ermitteln. Manchmal wird dieser Wert auch als Langzeitblutzucker oder Blutzuckergedächtnis bezeichnet. Der Wert sagt in Prozent aus, wie viel Blutzucker in den letzten 8–12 Wochen an die roten Blutkörperchen gebunden vorlag. Ein HbA$_{1c}$-Wert über 6,5 % (48 mmol/mol) gilt als Diagnosekriterium für Diabetes mellitus. Bei gesunden Menschen liegt der HbA$_{1c}$-Wert unter 5,7 % (39 mmol/mol), bei Prädiabetes zwischen 5,7 und 6,4 % (39–48 mmol/mol). Bei Werten von 15 % oder darüber sind Folgeschäden, beispielsweise an Augen und Nieren, möglich.

Allerdings gibt es Einflussfaktoren, die den HbA_{1c}-Wert diabetesunabhängig senken oder erhöhen können, weshalb er zur Diagnosestellung nicht allein herangezogen werden sollte. Dazu gehören Vitaminpräparate, schwere Leber- oder Niereninsuffizienz, Blutarmut (Anämie), das Lebensalter (mit dem Alter steigt auch der HbA_{1c}-Wert bei Stoffwechselgesunden) und die ethnische Zugehörigkeit.

ZUCKERBELASTUNGSTESTS

Der orale Glukosetoleranztest (oGTT) ist ein standardisiertes Verfahren. Er kann bei unklarer Diagnose und Nüchternblutzucker zwischen 100 und 125 mg/dl Aufschluss geben und wird auch zur Frühdiagnostik von Diabetes mellitus herangezogen. Mit dem oralen Glukosetoleranztest wird gemessen, wie gut der Körper eine größere Menge Zucker verarbeiten kann. Daher wird er auch Glukosebelastungstest genannt.

Voraussetzung ist, dass sich Betroffene 3 Tage vor dem Test kohlenhydratreich ernährt haben und zwischen 8 und 12 h vor Beginn des Tests nüchtern geblieben sind. Ebenso darf in diesem Zeitraum nicht geraucht werden.

Zur Durchführung des Tests soll eine standardisierte Trinklösung mit 75 g Glukose innerhalb von 5 min getrunken werden. Eine Blutabnahme erfolgt direkt nach der Einnahme, eine zweite Blutabnahme nach 2 h. Liegt der Blutzuckerwert dann bei 200 mg/dl oder höher, lautet die Diagnose Diabetes mellitus. Werte zwischen 140 und 200 mg/dl deuten auf eine gestörte Glukosetoleranz hin.

Da immer mehr Schwangere den durch die Nahrung aufgenommenen Zucker nicht richtig verstoffwechseln können, wird seit 2012 in Deutschland bei allen Schwangeren zwischen der 24. und 28. Schwangerschaftswoche ein kleiner Zuckerbelastungstest mit 50 g Glukose durchgeführt; bei Schwangeren mit einem Body-Mass-Index über 30, hohem Blutdruck und Diabeteserkrankungen in der Familie kann der Test früher erfolgen. Der Test kann unabhängig von Tageszeit und Nahrungszufuhr gemacht werden. Ergibt dieser Test erhöhte Blutzuckerwerte von über 135 mg/dl 1 h nach dem Trinken des Zuckersirups, wird der orale Glukosetoleranztest (mit 75 g Glukose und vorheriger Nahrungskarenz) nachgeschaltet.

WEITERE NÜTZLICHE LABORPARAMETER

Da zu den verbreitetsten Folgen eines Diabetes mellitus zahlreiche Erkrankungen wie Gefäßschäden oder auch Erkrankungen der Nieren gehören, ist in regelmäßigen Abständen die Erhebung weiterer Laborparameter sinnvoll. Die wichtigsten Parameter finden Sie nachfolgend.

NIERENWERTE

Kreatinin

Kreatinin ist ein Abbauprodukt von Kreatin. In Form von Kreatinphosphat versorgt es die Muskeln mit Energie. Kreatinin wird über die Nieren ausgeschieden. Die gebildete Menge an Kreatinin und damit der Kreatininwert im Blut sowie die Ausscheidung über den Urin hängen von der Muskelmasse, also von der körperlichen Konstitution, vom Alter und vom Geschlecht ab. Die Kreatininausscheidung im Urin pro Tag liegt zwischen 1 und 2,5 g/24 h.

Vermehrte Muskelarbeit (körperliche Arbeit, Fitnesstraining, aber auch Fieber) fördern die Kreatininproduktion und -ausscheidung. Wenn die Nieren funktionieren, entziehen sie dem Blut Kreatinin. Bei nachlassender Nierenfunktion ist dies nicht mehr möglich, und der Kreatininwert im Blut steigt an. Bei Menschen mit langjähriger Medikation, mit chronischen Erkrankungen und damit auch mit Diabetes mellitus sind erhöhte Kreatininwerte ein Indiz für eine eingeschränkte Nierenfunktion oder eine Niereninsuffizienz.

Als normal gelten folgende Kreatininwerte im Blutserum:

- Frauen: 0,66 bis 1,09 mg/dl,
- Männer: 0,81 bis 1,44 mg/dl.

Glomeruläre Filtrationsrate

Ein weiterer Parameter zur Beurteilung der Nierenfunktion ist die glomeruläre Filtrationsrate (GFR). Die Funktion der Nieren wird unter anderem daran gemessen, wie gut sie das Blut von frei filtrierbaren Stoffen reinigen. Die glomeruläre Filtrationsrate ist ein Maß für die Blutmenge, die pro Minute durch die Nieren gefiltert wird. Die glomeruläre Filtrationsrate wird nicht im Blut gemessen, sondern indirekt über Urinmessungen ermittelt oder mithilfe mathematischer Formel und anderer Nierenwerte berechnet.

Die normale glomeruläre Filtrationsrate liegt bei ca. 90–120 ml/min und nimmt im Durchschnitt ab dem 40. Lebensjahr um etwa 1 ml/min pro Jahr altersbedingt ab. Eine glomeruläre Filtrationsrate von 75 ml/min sagt beispielsweise aus, dass die Funktion Ihrer Nieren bei rund 75 % der normalen Leistung liegt.

Anhand dieser Messung lässt sich das Stadium einer Nierenerkrankung ermitteln: Eine glomeruläre Filtrationsrate von 60 bis 89 ml/min deutet auf eine leichte Nierenschwäche hin, Werte zwischen 30 und 59 ml/min auf eine eingeschränkte Nierenfunktion, Werte zwischen 15 und 29 ml/min auf eine stark eingeschränkte Nierenfunktion und bei Werten unter 15 ml/min ist eine Dialysebehandlung oder Spenderniere nötig, um die Nierenfunktion zu ersetzen.

Je nach Ausprägung der Erkrankung können pflanzliche Medikamente die Nierenfunktion stabilisieren oder normalisieren. Hierzu eignet sich beispielsweise das Echte Goldrutenkraut (z. B. Solidago Steiner Tabletten). Die Echte Goldrute wirkt mehrschichtig, denn sie ist harntreibend, entzündungswidrig und krampflösend und stärkt die Nierenfunktion. Wohltuend für die Nieren sind außerdem regelmäßige Einreibungen, z. B. mit der Kupfer Salbe rot von Wala.

Harnsäure

Harnsäure fällt im Körper an, wenn dieser Purine abbaut. Erhöhte Harnsäurewerte (Hyperurikämie) können durch eine erbliche Stoffwechselstörung, aber auch durch falsche Ernährung mit Übergewicht und hohen Alkoholkonsum verursacht werden. Am häufigsten werden hohe Harnsäurekonzentrationen jedoch durch eine verminderte Ausscheidung von Harnsäure über die Nieren oder den Magen-Darm-Trakt verursacht. Das dadurch entstehende Krankheitsbild nennt sich Gicht und macht sich durch schmerzhafte, schubartige Entzündungen in den Gelenken bemerkbar.

Im Zusammenhang mit Diabetes mellitus ist es relevant, dass erhöhte Harnsäurespiegel und chronische Entzündungsprozesse bei Gicht ursächlich auch zur Entwicklung eines Typ-2-Diabetes beitragen können. Mehrere Studien haben gezeigt, dass Fruchtzucker die Harnsäureausscheidung behindert und dadurch Gichtanfälle fördert. Personen mit Typ-2-Diabetes entwickeln statistisch häufiger eine Hyperurikämie. Die Häufigkeit des Auftretens der Hyperurikämie bei Übergewichtigen mit Diabetes mellitus beträgt rund 33 %.

Die Normalwerte im Blut liegen bei Männern zwischen 3,5 und 7,0 mg/dl und bei Frauen zwischen 2,5 und 5,7 mg/dl.

Oft bessern sich die Harnsäurewerte durch eine Ernährungsumstellung mit geringerem Fleischanteil, weitgehendem Verzicht auf Alkohol und purinarmen Nahrungsmitteln. Medikamente wie Allopurinol können den Harnsäurespiegel senken. Auch einige Kräuter, beispielsweise Giersch (2 TL frische Gierschblätter als Tee zubereiten, 5–10 min ziehen lassen, 3-mal täglich 1 Tasse über 4 Wochen trinken, oder regelmäßig die Blätter roh als Salat genießen), können Harnsäure neutralisieren und Gelenkschmerzen mildern und zur Entgiftung beitragen.

SCHILDDRÜSENWERTE

An Diabetes Erkrankte sollten jährlich die Schilddrüsenfunktion überprüfen lassen. Ein schon bestehender Diabetes mellitus hat Einfluss auf andere Hormondrüsen und kann damit auch die Schilddrüsenfunktion beeinflussen. Eine sehr schlechte Stoffwechseleinstellung beziehungsweise -entgleisung bei Menschen mit Typ-1- und Typ-2-Diabetes führt zu Veränderungen des Schilddrüsenhormonstoffwechsels im Sinne eines »Niedrig-T_3-Syndroms«. Typischerweise finden sich dann im Serum erniedrigte Trijodthyronin- (T_3) und erhöhte reverse Trijodthyroninwerte (rT_3), während die Werte für Thyroxin (T_4), freies Thyroxin (fT_4) sowie Thyreotropin (TSH) in der Regel im Normbereich liegen.

Umgekehrt kann eine Fehlfunktion der Schilddrüse zu Blutzuckerentgleisungen führen oder die Blutzuckerwerte lassen sich schlecht einstellen. Eine Schilddrüsenüberfunktion drosselt die Freisetzung des Insulins, infolgedessen steigen die Blutzuckerwerte an.

Ein weiterer Zusammenhang zwischen Diabetes mellitus und Schilddrüsenstoffwechsel zeigt sich in Bezug auf das Auftreten von Autoimmunerkrankungen der Schilddrüse: So erkranken Personen mit Typ-1-Diabetes drei- bis fünfmal so häufig an einer Autoimmunthyreoiditis (Hashimoto-Thyreoiditis), die wiederum zu einer Unterfunktion der Schilddrüse führt.

Aber auch bei Typ-2-Diabetes sind regelmäßige Kontrollen der Schilddrüsenwerte wichtig. Denn auf eine gute Jodversorgung muss grundsätzlich und auch bei Personen mit Diabetes mellitus geachtet werden. Leiden Betroffene zusätzlich unter einer Nierenerkrankung, scheiden sie vermehrt Jod über den Urin aus, was zu einer jodmangelbedingten Schilddrüsenvergrößerung führen kann.

BLUTFETTWERTE

Erhöhte Blutfettwerte – insbesondere ein erhöhter Cholesterinspiegel – sind ein entscheidender Risikofaktor für Herz-Kreislauf-Krankheiten, denn sie fördern die Arteriosklerose (siehe Seite 30) und damit kardiovaskuläre Erkrankungen. Fast die Hälfte aller Menschen, bei denen ein Typ-2-Diabetes neu diagnostiziert wird, und etwa jeder Fünfte seit 20 Jahren an Typ-1-Diabetes Erkrankte haben eine Fettstoffwechselstörung.

Betroffene mit Diabetes mellitus sollten folgende Blutfettwerte anstreben:

- Gesamtcholesterin: unter 200 mg/dl,
- LDL-Cholesterin: unter 100 mg/dl,
- HDL-Cholesterin: Frauen über 50 mg/dl, Männer über 40 mg/dl,
- Triglyzeride: unter 150 mg/dl.

Die Bedeutung der einzelnen Blutfettwerte wird im Folgenden kurz erklärt.

Gesamtcholesterin
Cholesterin ist ein Baustoff der Zellmembranen und notwendig für die Herstellung von Gallensäuren, Hormonen und Vitamin D. Es wird mit der Nahrung aufgenommen und auch im Körper selbst gebildet. Cholesterin ist also nicht per se schlecht, nur ein Übermaß davon führt zu gesundheitlichen Problemen.

Der Gesamtcholesterinwert gibt an, wie viel Cholesterin sich im Blutkreislauf befindet. Ein erhöhter Gesamtcholesterinwert ist eher ungünstig. Die Diagnose »Hypercholesterinämie« wird gestellt, wenn der Gesamtcholesterinwert oder das LDL-Cholesterin über einem Grenzwert liegt.

Wer zu hohe Cholesterinwerte hat, kann schon durch Änderung seines Lebensstils etwas dagegen tun, zum Beispiel durch Verzicht auf Rauchen, da sich dadurch die Zusammensetzung der Blutfette ändert. Eine gesunde, vorzugsweise pflanzenbasierte Ernährung mit wenig gesättigten Fetten und ausreichend körperliche Bewegung sind grundlegende Aspekte der Therapie von Fettstoffwechselstörungen. Reichen diese Maßnahmen nicht aus, werden Medikamente verschrieben. Die am häufigsten verschriebenen Cholesterinsenker sind Statine. Diese haben auch Nebenwirkungen. Unter anderem begünstigen sie die Entstehung oder das Fortschreiten von Diabetes mellitus, weil Statine die Insulinausschüttung in der Bauchspeicheldrüse hemmen können. Heilpflanzenpräparate aus Artischocke (siehe Seite170), Knoblauch (siehe Seite 194) und Schwarzkümmelöl (siehe Seite 222) oder Nahrungspflanzen wie Topinambur (siehe Seite 148) können die schulmedizinische Therapie unterstützen oder ersetzen.

HDL-Cholesterin

HDL ist die Kurzform für »high-density lipoprotein«, also ein Lipoprotein hoher Dichte. Umgangssprachlich wird das HDL-Cholesterin auch als »gutes Cholesterin« bezeichnet. Es kann dem Körper dabei helfen, den Cholesteringehalt im Blut niedrig zu halten. Wenn die Zellen kein Blutfett mehr aufnehmen können, nimmt HDL-Cholesterin aus dem peripheren Gewebe Cholesterin auf und transportiert es zum Abbau in die Leber zurück. Dadurch kann es der Entstehung von Ablagerungen in den Arterien entgegenwirken. Von Diabetes mellitus Betroffene mit niedrigem und sogar normalem HDL-Spiegel sowie erhöhtem Triglyzeridspiegel haben ein extrem hohes Arterioskleroserisiko.

LDL-Cholesterin

LDL-Cholesterin steht für »low-density lipoprotein«, also ein Lipoprotein mit niedriger Dichte. Die Aufgabe von LDL ist es, Cholesterin aus der Leber zu den Körperzellen zu bringen. Wenn die Zellen das LDL-Cholesterin nicht mehr aufnehmen können, verbleibt es im Blut und verändert dessen Aufbau.

Bestimmte Abwehrzellen im Blut nehmen das veränderte LDL-Cholesterin auf und lagern es in den Wänden der Blutgefäße ab. Auf diese Weise entsteht Arteriosklerose. Ein erhöhter LDL-Cholesterinwert ist daher mit einem erhöhten Risiko von Herz-Kreislauf-Erkrankungen verbunden. LDL wird aus diesem Grund umgangssprachlich auch »schlechtes Cholesterin« genannt.

Die Obergrenze hängt vom Vorhandensein weiterer Risikofaktoren ab. Je nachdem, welche und wie viele Risikofaktoren vorhanden sind, werden Werte von mehr als 100, 125 oder 155 mg/dl als Obergrenze empfohlen. Dies entspricht 2,59, 3,23 oder 4,0 mmol/l.

Eine Reihe von Heilpflanzenanwendungen oder Nahrungspflanzen ist zur Senkung des LDL-Cholesterins geeignet, etwa Ingwer (siehe Seite 184), Kakao (siehe Seite 108), Knoblauch (siehe Seite 189), Kurkuma (siehe Seite 195) oder Zwiebeln (siehe Seite 156).

Triglyzeride

Der Begriff »Triglyzerid« leitet sich ab von »tri« (lat.) für »drei« und Glyzerid, also der chemischen Verbindung von Glyzerin und Fettsäuren. Triglyzeride (auch Neutralfette genannt) bestehen also aus einem Glyzerinmolekül, das mit drei Fettsäuren verknüpft ist. Sie werden ebenso wie Cholesterin den Blutfetten zugeordnet und versorgen den Körper mit Energie. Überschüssige Energie, die wir gerade nicht brauchen, wird dabei im Fettgewebe gespeichert, wo es unter anderem der Wärmeisolation und als Energiereserve dient. Außerdem werden die Nahrungsfette zur Aktivierung fettlöslicher Vitamine benötigt.

Triglyzeride werden über die Nahrung aufgenommen, beispielsweise in Form von Butter, Milchprodukten oder Wurst. Die Auswahl der Lebensmittel hat daher einen Einfluss auf die Konzentration der Triglyzeride (geeignete Lebensmittel zur Senkung hoher Triglyzeridwerte finden Sie ab Seite 81). Der Körper ist jedoch auch selbst in der Lage, Triglyzeride herzustellen. Dies geschieht vor allem in der Leber oder auch im Fettgewebe.

Ist die Konzentration der Triglyzeride im Blut zu hoch, kann das langfristig zu einer Verengung oder Verstopfung arterieller Blutgefäße führen. Als »normal« gelten Triglyzeridwerte bis 150 mg/dl (1,7 mmol/l). Werte zwischen 150 und 200 mg/dl (2,28 mmol/l) gelten als grenzwertig hoch, Werte zwischen 200 und 500 mg/dl (5,7 mmol/l) als hoch und darüber hinaus als sehr hoch.

LEBERWERTE

Erhöhte Blutzuckerwerte verändern die Leberfunktion. Das langfristige Überangebot an Zucker regt die Leber dazu an, aus Zucker Fett herzustellen. Das neu gebildete Fett lagert sich in den Leberzellen ab und trägt zur

Bildung einer Fettleber (siehe Seite 26) oder sogar einer Leberzirrhose bei. Die gute Nachricht: Die Leber kann sich von Schäden gut erholen, wenn die Ursache rechtzeitig behoben wird.

Als Leberwerte bezeichnet man eine Zusammenfassung mehrerer Laborparameter, die anhand einer Blutprobe bestimmt werden. Sie zeigen das Ausmaß einer Schädigung der Leber an, sofern vorhanden. Dazu gehören die Aktivitäten der Leberenzyme Aspartat-Aminotransferase (AST), Alanin-Aminotransferase (ALT) und Gamma-Glutamyltransferase (GGT). Früher wurden die Aspartat-Aminotransferase als Glutamat-Oxalazetat-Transaminase (GOT) und die Alanin-Aminotransferase als Glutamat-Pyruvat-Transaminase (GPT) bezeichnet.

Zur Regeneration bei einer unzureichenden Leberfunktion haben sich seit Langem pflanzliche Bitterstoffe bewährt. Probieren Sie Zubereitungen aus Löwenzahnwurzel, Wegwarte, Artischocke, Schafgarbe oder Tausendgüldenkraut aus. Mehr Informationen finden Sie hierzu ab Seite 81.

HOMOZYSTEIN

Homozystein ist eine natürlich im Körper vorkommende Aminosäure, die an der Bildung von körpereigenem Eiweiß beteiligt ist. Erhöhte Werte steigern jedoch das Risiko für die Entstehung einer Arteriosklerose und daraus resultierender Herz-Kreislauf-Erkrankungen, da Homozystein zu Ablagerungen und in der Folge zu Schäden an den Gefäßinnenwänden führt. Betroffene mit Diabetes mellitus reagieren besonders empfindlich auf erhöhte Homozysteinwerte. Der Überschuss der Aminosäure im Blut schädigt die Nerven, wodurch Durchblutungsstörungen wie der »diabetische Fuß« begünstigt werden.

Ihren Homozysteinspiegel können Sie in Ihrer Hausarzt- oder direkt in einer Laborpraxis testen lassen. Als wirksam zur Reduzierung erhöhter Homozysteinwerte hat sich die Einnahme einer Kombination von Vitamin B6, Folsäure, Vitamin B12 und L-Arginin erwiesen (z. B. vasoLoges S Homocystein von Dr. Loges, 1 Dragee täglich).

BLUTZUCKERSENKENDE MEDIKAMENTE

Zur Basistherapie von Diabetes mellitus gehören sowohl in der Schulmedizin als auch in der Naturheilkunde die richtige Ernährung, gegebenenfalls eine Gewichtsreduktion und Bewegung. Ab einem bestimmten Krankheitsstadium sind in der Schulmedizin bestimmte Medikamente, sogenannte Antidiabetika, das Mittel der Wahl, um den Blutzuckerspiegel in den Griff zu bekommen.

METFORMIN

Metformin ist ein Antidiabetikum aus der Gruppe der Biguanide und eines der am häufigsten verschriebenen Medikamente überhaupt. Metformin wird in Tablettenform eingenommen, die Einnahme erfolgt 1- bis 3-mal täglich nach dem Essen. Der Wirkstoff wird schon seit über 60 Jahren zur Behandlung des Typ-2-Diabetes verwendet, insbesondere bei Betroffenen mit Übergewicht.

Die Wirkweise von Metformin beruht im Wesentlichen auf drei Wirkmechanismen. Die wichtigste Wirkung ist die Hemmung der Zuckerproduktion in der Leber. Eine weitere Wirkweise von Metformin ist die Verzögerung der Aufnahme von Glukose im Darm. Dies verhindert, dass der Blutzuckerspiegel nach Mahlzeiten zu stark ansteigt. Außerdem hilft Metformin dem Körper dabei, seine Insulinsensitivität zu erhöhen. Zusätzlich hat Metformin eine positive Wirkung auf den Fettstoffwechsel und wirkt sättigend. Metformin kann vermutlich einige vorzeitige Todesfälle und herzbedingte Diabetesfolgeschäden verhindern.

Zu den häufigsten unerwünschten Nebenwirkungen von Metformin zählen Störungen im Magen-Darm-Trakt, besonders zu Beginn der Behandlung. Diese reichen von Bauchschmerzen, Durchfall, Übelkeit, Appetitmangel bis hin zu Erbrechen.

Bei schwerer Nierenschwäche muss Metformin abgesetzt werden, da es durch diese zu einer Anreicherung des Medikaments im Körper und damit zu einer Übersäuerung des Bluts (Laktatazidose) kommen kann. Kontraindiziert ist Metformin außerdem bei manchen akuten oder chronischen Erkrankungen, etwa des Herzens oder der Leber. Metformin ist – wie viele andere Medikamente auch – ein Vitalstoffräuber. Dies gilt insbesondere für die Vitamine B1 und B_{12} (siehe Seite 242) sowie Magnesium (siehe Seite 234) und Eisen.

Wenn die Therapie mit Metformin nicht (mehr) ausreicht, um die Stoffwechsellage entscheidend zu verbessern, gibt es verschiedene Möglichkeiten der sogenannten Zweitlinientherapie. Diese wird in Kombination mit Metformin eingesetzt oder auch anstelle von Metformin. Dazu zählen Medikamente wie Sulfonylharnstoffe, SGLT-2-Hemmer, DPP-4-Hemmer, GLP-1-Rezeptor-Agonisten sowie Insulin.

SULFONYLHARNSTOFFE

Sulfonylharnstoffe werden seit Jahrzehnten zur Therapie des Typ-2-Diabetes eingesetzt und gehören damit zu den ältesten oralen Antidiabetika. Sie werden vor allem zur Therapie von Normalgewichtigen mit Typ-2-Diabetes verschrieben, wenn bei der Einnahme von Metformin die Blutzuckerwerte weiterhin zu hoch ausfallen oder Kontraindikationen gegen Metformin vorliegen.

Die Wirkstoffe Glibenclamid, Glimepirid, Gliclazid und Gliquidon regen die Beta-Zellen der Bauchspeicheldrüse an, vermehrt Insulin freizusetzen. Dadurch können Blutzuckerspitzen vermieden, der Langzeitblutzucker (HbA_{1c}-Wert) um rund 1–2 % gesenkt und vermutlich auch Folgeschäden an Augen, Nerven und Füßen verhindert werden. Jedoch lässt die Wirkung der Sulfonylharnstoffe durch das »Anfeuern« der Bauchspeicheldrüse leider im Laufe der Zeit nach, bis diese schließlich ganz versagt. Bei einem Drittel der Behandelten zeigt sich nach 5 Jahren keinerlei Wirkung mehr.

Die häufigste Nebenwirkung, die bei der Behandlung mit Sulfonylharnstoffpräparaten auftritt, ist die Unterzuckerung (Hypoglykämie). Eine weitere wichtige Nebenwirkung ist die Alkoholunverträglichkeit. Unter der Therapie mit Sulfonylharnstoffen kommt es zu einer Gewichtszunahme von durchschnittlich 2 kg aufgrund gesteigerten Appetits.

Bei einem Typ-1-Diabetes, während einer Schwangerschaft oder einer stark eingeschränkten Nieren- und Leberfunktion dürfen keine Sulfonylharnstoffpräparate eingesetzt werden. Sulfonylharnstoffe weisen eine Vielzahl von Wechselwirkungen mit anderen Medikamenten auf, unter anderem mit Betablockern, Insulin, Blutgerinnungshemmern, Glukokortikoiden, oralen Kontrazeptiva und Schilddrüsenhormonen.

GLIPTINE/DPP-4-HEMMER

Gliptine oder DPP-4-Hemmer (DPP-4-Inhibitoren) sind Medikamente, die bei einer gestörten Regulation des Blutzuckers zum Einsatz kommen. Sie werden als Monotherapie bei Prädiabetes und frühem Typ-2-Diabetes eingesetzt oder in Kombination mit Metformin, Sulfonylharnstoffen oder Thiazolidindionen oder als Kombinationstherapie mit Insulin (mit oder ohne Metformin).

DPP-4-Hemmer binden an das Enzym Dipeptidylpeptidase 4 (DPP-4) und hemmen dadurch bestimmte Peptidhormone, die physiologisch nach den Mahlzeiten vom Darm ausgeschüttet werden. Dadurch wird ein insulinsteigender Effekt erreicht. Außerdem behindern sie die Produktion von Zucker in der Leber. Zu den Wirkstoffen zählen Sitagliptin, Saxagliptin und Vildagliptin.

Die meisten Menschen vertragen DPP-4-Hemmer gut. Als Nebenwirkungen sind Magen-Darmbeschwerden, Kopfschmerzen oder Schwindel bekannt. Ob durch DPP-4-Hemmer das Risiko für die Entstehung einer Bauchspeicheldrüsenentzündung (Pankreatitis) erhöht ist, wird derzeit diskutiert.

Zu den Gegenanzeigen dieser Medikamente zählen eine Pankreatitis sowie schwere Leber- und Nierenstörungen.

GLIFLOZINE/SGLT-2-HEMMER

Gliflozine sind Arzneistoffe zur Behandlung von Diabetes mellitus, die den Natrium-Glukose-Cotransporter 2 (»sodium-dependent glucose co-transporter 2«) hemmen. Sie werden deshalb auch SGLT-2-Hemmer beziehungsweise -Inhibitoren genannt. Die Wirkstoffe heißen Dapagliflozin, Empagliflozin und Ertugliflozin. Die Wirkstoffe sorgen dafür, dass vermehrt Glukose mit dem Urin ausgeschieden wird. Dadurch sinken der Blutzuckerspiegel und zudem der Blutdruck. Da mit dem Zuckerverlust auch eine Reduktion der Kalorienzufuhr verbunden ist, helfen sie Übergewichtigen beim Abnehmen. Außerdem mindern sie das Risiko für Schlaganfall und Herzinfarkt bei Diabetikerinnen und Diabetikern mit einer Herz-Kreislauf-Erkrankung und verhindern Schäden an den Nieren. Vor allem bei Herzschwäche oder drohenden Nierenerkrankungen werden sie häufiger mit Metformin kombiniert.

Als mögliche Nebenwirkungen gelten – bedingt durch den Zuckergehalt im Urin – Harnwegs- und Genitalinfektionen insbesondere bei Frauen, Unterzuckerungen, eine erhöhte Urinausscheidung mit Wassermangel im Körper (Dehydratation), Leberfunktionsstörungen, allergische Reaktionen und eine diabetische Ketoazidose.

GLP-1-ANALOGA/GLUTIDE

GLP-1-Analoga ahmen die Wirkung des Glukagon-ähnlichen Peptids 1 (»glucagon-like peptide-1«, kurz GLP-1), einem körpereigenen Hormon, nach. Dieses Hormon sorgt unter anderem dafür, dass die Bauchspeicheldrüse nach der Nahrungsaufnahme Insulin freisetzt. Außerdem bremsen GLP-1-Analoga den Appetit, was insbesondere bei Übergewicht erwünscht ist.

Zu der Gruppe der GLP-1-Analoga gehören die Wirkstoffe Exenatid, Liraglutid, Albiglutid, Semaglutid und Dulaglutid. Diese Medikamente werden in Kombination mit Metformin verwendet, wenn mit Metformin allein das Behandlungsziel nicht erreicht wird. Ähnlich wie SGLT-2-Hemmer werden GLP-1-Analoga insbesondere bei Menschen mit Herz-Kreislauf-Erkrankungen eingesetzt.

Auch hier sind Nebenwirkungen möglich. Die am häufigsten genannten Symptome betreffen den Magen-Darm-Trakt mit Übelkeit, Erbrechen oder Durchfall.

INSULIN

Das Medikament Insulin wirkt genauso wie das körpereigene Hormon Insulin. Dieses wird in der Bauchspeicheldrüse gebildet und normalerweise nach dem Essen ins Blut abgegeben. Das »Diabetes-Hormon« sorgt für eine Blutzuckersenkung, indem es an Insulinrezeptoren andockt, diese aktiviert und schließlich Glukose zur Energiegewinnung in die Zellen schleust.

Zuckerkranke mit Typ-1-Diabetes sind lebenslang auf eine Insulintherapie angewiesen, bei Betroffenen mit Typ-2-Diabetes kommt sie erst dann zum Zug, wenn die Basistherapie nicht mehr ausreicht. Damit Insulin die gewünschte Wirkung erzielt, muss es ins Fettgewebe zwischen Haut und Muskel gespritzt werden. Eine Anwendung in Form von Tabletten oder Kapseln ist nicht möglich, da das Hormon von den Verdauungssäften abgebaut wird. Damit das Insulin in den richtigen Bereich gelangt, gibt es Penkanülen mit unterschiedlichen Nadellängen oder digitale Insulinpumpen.

Die Berechnung des Insulinbedarfs variiert individuell und hängt nicht nur von der Kohlenhydratzufuhr, sondern auch von anderen Faktoren wie der Stressbelastung ab. Grundmaß für die Insulinmenge ist die Internationale Einheit (IE). Ein gesunder Mensch produziert etwa 40 bis 50 IE Insulin täglich, das entspricht 0,6–1 IE Insulin pro Kilogramm Körpergewicht. Insulinpflichte Personen werden eigens zur Berechnung des Insulinbedarfs geschult.

Viele Personen mit Typ-1-Diabetes tragen Sensoren, die dauerhaft den Zuckerspiegel im Gewebe erfassen und per Funk an ein Smartphone oder ein Aufzeichnungsgerät senden. Der neueste Trend geht allerdings in Richtung Insulinpumpe mit Sensor. Diese wird auf den Bauch, Oberschenkel oder Oberarm geklebt. Bei steigenden Zuckerwerten wird die erforderliche Insulinmenge in den Körper abgegeben, sinkt der Blutzuckerwert, schaltet sich die Insulinpumpe aus. Diese Geräte sind jedoch nicht für alle Betroffenen geeignet, und sie funktionieren (noch) nicht vollautomatisch.

Zu den Nebenwirkungen von Insulin gehören allergische Hautreaktionen, Störungen der Nervenempfindungen (periphere Neuropathien) sowie Sehstörungen.

INSULINARTEN UND WIRKDAUER

Verschiedene Insulinarten können heute für verschiedene Anwendungsfälle hergestellt werden. Standard ist gentechnisch hergestelltes Insulin. Es wird biosynthetisch mithilfe von Bakterien oder Hefen hergestellt, indem das Gen für Insulin in die Zellen der Bakterien *Saccharomyces cerevisiae* oder *Escherichia coli* übertragen wird. Dieses *Humaninsulin* ist chemisch gesehen mit dem menschlichen Insulin identisch. Eine Alternative zu Humaninsulin bilden *Insulinanaloga,* die ähnlich wie Humaninsulin wirken, jedoch chemisch etwas anders aufgebaut sind, da sie aus gentechnisch modifizierten Insulinmolekülen mit einer veränderten Pharmakokinetik bestehen. *Tierinsulin* – gewonnen aus der Bauchspeicheldrüse von Rindern oder Schweinen – spielt heutzutage nur noch eine sehr untergeordnete Rolle in der Therapie oder wird gar nicht mehr verwendet.

Um den Blutzucker bei vorliegendem Diabetes mellitus bestmöglich einzustellen, gibt es Insuline mit unterschiedlicher Wirkdauer:

- **Kurz wirksame (schnell wirkende) Insuline** (Bolus-, Mahlzeiteninsuline): Der Wirkungseintritt erfolgt nach 5–15 min. Das Wirkungsmaximum ist nach 1–1,5 h erreicht. Die Wirkungsdauer beträgt 3–5 h. Sie werden gebraucht, um die Blutzuckerspitzen nach dem Essen abzudecken.
- **Lang wirksame Insuline** (Langzeit-, Basalinsuline): Der Wirkungseintritt erfolgt innerhalb von 2 bis 3 h. Die Wirkungsdauer beträgt 24–36 h. Sie enthalten Zusätze, die den Wirkungseintritt verzögern und zu einem langsameren Insulinabbau führen. Damit wird die Wirkung einer intakten Bauchspeicheldrüse simuliert, die gleichmäßig über den Tag verteilt Insulin produziert. Medizinische Fachpersonen sprechen hierbei von der »Basalrate«. Der Körper deckt so seinen Tagesbedarf an Insulin und stellt sicher, dass der Stoffwechsel gut funktioniert.
- **Mischinsuline:** Diese sind eine Kombination aus kurz und intermediär beziehungsweise lang wirksamem Insulin. Mischinsuline gibt es zum Beispiel als Insulinanaloga oder Humaninsulin. Sie werden im Rahmen einer konventionellen Insulintherapie bei Typ-2-Diabetes verwendet.

BEWEGUNG – TUT ALLEN GUT

Unser Alltag ist heute überwiegend durch sitzende Tätigkeiten gekennzeichnet. Wir fahren sitzend zur Arbeit, sitzen dann am Schreibtisch, benutzen nach getaner Arbeit Rolltreppen und Aufzüge. Und auch der Parkplatz möglichst nahe am Einkaufscenter sorgt dafür, dass die Fähigkeit und die Ausdauer, sich zu bewegen, regelrecht verlernt wird. Zu den größten Bewegungskillern zählen zweifellos Fernseher und Computer.

Es gibt keinen Schwellenwert für den positiven Effekt körperlicher Aktivität: Jede körperliche Aktivität ist besser als keine. Allerdings ist der plötzliche Wandel von der Couch-Potato zur Sportskanone auch nicht hilfreich. Wer lange Zeit inaktiv war, tut seinem Körper bereits mit leichter Bewegung etwas Gutes. Steigern Sie sich langsam, bis Sie sich den empfohlenen Werten annähern. Dabei gilt: Steter Tropfen höhlt den Stein, denn der Körper muss sich erst an die neue Routine gewöhnen, und das dauert einen Moment. Geben Sie sich Zeit und lassen Sie sich nicht entmutigen, auch wenn es anfangs noch etwas schwerfallen sollte.

KÖRPERLICHE AKTIVITÄT ALS SCHLÜSSEL FÜR EINE GUTE INSULINWIRKUNG

Regelmäßige körperliche Aktivität gilt als Schlüssel für eine gute Insulinwirkung, denn sportliche Belastung macht die Zellen sensibler für Insulin, die Glukoseaufnahme steigt und der Blutzuckerspiegel sinkt. Daneben erhöht Sport das Wohlbefinden, hilft überflüssige Kilos abzubauen und beeinflusst zudem Blutfette und Blutdruck positiv. Beim Wandern in der Natur werden je nach Untergrund zusätzlich das Gleichgewicht und die Bewegungskoordination trainiert.

Bewegungstherapiepläne sind derzeit noch nicht Standard der Diabetesbetreuung in den Arztpraxen, bieten aber gerade für inaktive Menschen mit chronischen Erkrankungen eine große Chance.

Sie müssen dabei keine Angst vor dem Trainingspensum haben: Um dauerhaft von Bewegung zu profitieren, sind bereits 3-mal 30 min moderate Belastung pro Woche ausreichend. Dadurch können Sie Ihre Diabeteserkrankung, aber auch Ihren allgemeinen gesundheitlichen Zustand positiv beeinflussen. Noch besser sind 40- bis 60-minütige Einheiten an 3–5 Tagen pro Woche. Die positive Wirkung von Sport und Bewegung hält bis zu 72 h nach dem Training an. Fangen Sie langsam an und wählen Sie die Art der Bewegung, die Ihnen am meisten Spaß macht! Einige setzen auf elektronische Schrittzähler und können so neben der Schrittzahl auch Aktivitätszeit, Distanz und Kalorienverbrauch erfassen.

IMMER IM BLICK: DER BLUTZUCKERSPIEGEL

Generell können Personen mit Diabetes mellitus alle Sportarten ausüben, wenn sie ihre Blutzuckerwerte überwachen. Extremsportarten und Leistungssport erfordern ein besonders sorgfältiges Verhalten mit vorausgehender individueller Vorbereitung sowie intensiver Schulung. Günstig sind daher moderate Sportarten. Egal ob Fahrradfahren, Joggen, Schwimmen oder Walking: Denken Sie daran, dass Bewegung und Sport Auswirkungen auf Ihren Blutzuckerspiegel haben. Besprechen Sie deshalb mit Ihrer Ärztin oder Ihrem Arzt, ob und wie Sie Ihre Ernährung und die benötigten Antidiabetika vor oder nach dem Sport anpassen sollen, damit es nicht zu einer Unterzuckerung kommt.

Als Faustregel gilt: Essen Sie 1–2 h vorher (bei Typ-1-Diabetes vorzugsweise 12–24 g Kohlenhydrate) und führen Sie immer Traubenzuckerplättchen, zuckerhaltige Getränke oder süßes Obst bei sich, um eine Unterzuckerung schnell beheben zu können. So ist zum Beispiel nach einer längeren abendlichen Fahrradtour das Risiko für eine Unterzuckerung im Laufe der Nacht erhöht, wenn Sie Ihre Insulin- oder Medikamentendosis nicht anpassen. Sogar am nächsten Tag kann nach großer sportlicher Anstrengung eine geringere Insulin- oder Medikamentendosis nötig sein. Und denken Sie bitte auch an eine ausreichende Magnesiumversorgung (siehe Seite 243) bei sportlicher Betätigung.

Tragen Sie einen Diabetes-Notfallausweis bei sich, wenn Sie sich sportlich betätigen. Daneben empfiehlt es sich, zusammen mit anderen Menschen Sport zu treiben. Bei Unterzuckerung ist dann jemand da, der Sofortmaßnahmen einleiten und Hilfe holen kann. Informieren Sie Trainingspartner beziehungsweise -partnerinnen über Ihre Erkrankung. Oder wenden Sie sich an Bewegungsgruppen für Menschen mit Diabetes mellitus, an Selbsthilfegruppen oder fragen Sie bei Sportvereinen nach. Außerdem motiviert Sport in der Gemeinschaft: Gemeinsam macht er mehr Spaß, und Sie fühlen sich eher verpflichtet, den Termin einzuhalten.

ERNÄHRUNG UND STOFFWECHSEL

DER STOFFWECHSEL EINFACH ERKLÄRT

Gut zu wissen: Verdauung und Stoffwechsel sind nicht dasselbe. Der Stoffwechsel umfasst viel mehr als nur den Verdauungsprozess, denn er steuert auch die Erneuerung von Zellen und den Tag-Nacht-Rhythmus. Der Stoffwechsel schließt alle biochemischen Vorgänge im menschlichen Körper ein, bei denen Stoffe in andere Stoffe umgewandelt werden. Nicht nur Nährstoffe, auch Enzyme und Hormone regeln den Stoffwechsel. Enzyme wiederum setzen sich aus Proteinen, Vitaminen und Mineralstoffen zusammen. Für jeden noch so kleinen Stoffwechselschritt sind bestimmte Enzyme zuständig. Diese werden häufig von Hormonen reguliert. Damit gibt es unzählige biochemische Reaktionen und Wechselwirkungen in unserem Körper. Man könnte sagen: Stoffwechsel ist Leben. Es gibt Stoffwechselvorgänge, bei denen Stoffe abgebaut und dabei Energie erzeugt wird (Katabolismus), und solche, bei denen Stoffe aufgebaut und dabei Energie verbraucht wird (Anabolismus). Viele Stoffwechselvorgänge laufen in der Leber und im Darm ab. In der Leber werden Nährstoffe in Energie umgewandelt, zum Beispiel in Glukose.

Für alle Lebensvorgänge, ob in Ruhe oder Bewegung, benötigt der Körper Energie, die er aus der Nahrung bezieht. Die benötigte Energie liefert also die tägliche Nahrung. Kohlenhydrate dienen als Hauptenergiequelle, Eiweiße werden in Aminosäuren zerlegt, und Fette liefern Energie, werden aber auch zur Bildung von Hormonen und Botenstoffen gebraucht. Vitamine, Mineralstoffe und Spurenelemente spielen eine wichtige Rolle bei Stoffwechselprozessen im Körper.

Alles, was gegessen wird, wird überwiegend in Magen und Darm in kleinere, einfachere chemische Bestandteile zerlegt und über die Blutbahn zu den einzelnen Zellen transportiert oder ausgeschieden. In den Zellen werden diese Bausteine zu neuen Stoffen zusammengesetzt, um beispielsweise Zellwände, Muskelfasern, Nervenfasern und Knochen aufzubauen. Bei dieser Umwandlung wird Energie freigesetzt, der Körper kann wachsen, seine Funktionen aufrechterhalten und auch zu- oder abnehmen. Wärme entsteht als Nebenprodukt aus der Energiegewinnung. Daneben gibt es noch viele weitere große und kleine Stoffwechsel in unserem Körper. Beispiele dafür sind der Hormonstoffwechsel oder der Abbau von Schadstoffen.

Durch schlechte Lebensgewohnheiten kann es zu Stoffwechselstörungen und -erkrankungen kommen. Nicht nur Diabetes mellitus, auch Gicht, Schilddrüsenüber- und -unterfunktion zählen zu den häufigen erworbenen Stoffwechselerkrankungen. Viele Menschen mit zu vielen Energiereserven in Form von Fettpolstern streben eine hohe Stoffwechseltätigkeit mit gesteigertem Energieverbrauch an. Tatsächlich läuft der Stoffwechsel bei uns Menschen unterschiedlich schnell ab. Mehrere Faktoren sorgen dafür, dass manche Menschen schneller an Gewicht zunehmen als andere, obwohl sie genauso viel essen. Die Gründe dafür sind vielfältig. Neben den Genen und körperlicher Aktivität können wenig Protein, warmes Wetter, Jodmangel, andauernder Stress, ein hohes Lebensalter und zu wenig Schlaf die Stoffwechseltätigkeit verlangsamen.

Für einen gut funktionierenden Stoffwechsel ist neben ausreichend Bewegung vor allem eine gesunde und ausgewogene Ernährung entscheidend. Mikronährstoffe leisten hierzu einen wichtigen Beitrag. Lesen Sie dazu die Hinweise im Kapitel zu den Vitalstoffen (siehe Seite 226 ff.). Je besser der Stoffwechsel funktioniert, desto fitter und leichter fühlt man sich.

KOHLENHYDRATE UND KOHLENHYDRATSTOFFWECHSEL

Kohlenhydrate – auch Saccharide genannt – bestehen aus Zuckermolekülen. Das heißt aber nicht, dass alle kohlenhydratreichen Lebensmittel auch süß schmecken. Je nachdem wie sie aufgebaut sind, haben Kohlenhydrate unterschiedliche Eigenschaften, und je nach Zuckerart steigt der Blutzuckerspiegel schneller oder langsamer an. Essen wir beispielsweise ein Vollkornbrot, das komplexe Kohlenhydrate beinhaltet, wird der Blutzuckerspiegel langsam steigen, da die langkettigen Strukturen des Kohlenhydrats zunächst aufgespalten werden müssen (Stärkespaltung).

Viele Kohlenhydrate sind in Lebensmitteln aus Getreide wie Brot, Brötchen oder Kuchen, aber auch in Nudeln, Reis sowie Kartoffeln enthalten. Daneben gehört so gut wie jede Form von Naschwerk, Süßigkeiten, Honig oder Fruchtsäfte zu den kohlenhydratreichen Lebensmitteln.

Kohlenhydrate werden wie folgt klassifiziert.

EINFACHZUCKER (MONOSACCHARIDE)

Sie schmecken süß, sind kristallin und wasserlöslich. Der Körper verarbeitet Einfachzucker schnell, und die benötigte Energie steht schnell zur Verfügung. Das ist auch der Grund, warum Traubenzucker bei Unterzuckerung sehr schnell hilft. Glukose (Traubenzucker), Fruktose (Fruchtzucker) und Galaktose (Bestandteil des Milchzuckers) zählen zu den Einfachzuckern.

ZWEIFACHZUCKER (DISACCHARIDE)

Sie setzen sich aus zwei Zuckerbausteinen zusammen. Der Haushaltszucker beispielsweise aus Fruktose (Fruchtzucker) und Glukose (Traubenzucker), der Milchzucker aus Glukose (Traubenzucker) und Galaktose (Milchzucker). Übrigens hat der Haushaltszucker viele Namen: Raffinadezucker, Rübenzucker, Rohrzucker, Rohzucker oder Saccharose. Haushaltszucker wird nicht ganz so schnell wie Traubenzucker verstoffwechselt, stellt aber trotzdem reichlich Energie in Form von Glukose zur Verfügung, die durch eine entsprechende Insulinausschüttung kompensiert werden muss. In der Regel werden Zweifachzucker verarbeitet in Süßigkeiten, süßen Backwaren, Konfitüren, Fertiggerichten und in Milchspeisen.

Zweifachzucker ist meist diejenige Zuckerart, die Heißhungerattacken verursacht, da schnell Blutdruckschwankungen entstehen. In zu hoher Dosis wirkt Zucker wie Gift und kann Krankheiten wie Diabetes mellitus hervorrufen. Die von der Weltgesundheitsorganisation (WHO) empfohlene Höchstmenge liegt pro Tag bei 50 g. Diese Menge sind in ungefähr zwei Gläsern Softdrink enthalten und damit die Menge schnell überschritten. Auch wenn es schwerfällt, lautet meine Empfehlung deshalb: Auf Zweifachzucker sollten Sie so weit wie möglich verzichten.

VIELFACH-/MEHRFACHZUCKER (POLYSACCHARIDE)

Wenn sich viele Einfachzucker in langen Molekülketten aneinanderreihen, entstehen sogenannte Vielfachzucker oder komplexe Kohlenhydrate. Die pflanzliche Stärke ist ein solcher Vielfachzucker und hat die Struktur kleiner Körnchen. Vielfachzucker liefern für lange Zeiträume Energie.

Wir konsumieren Stärke über Brot, Getreide, Kartoffeln, Reis und Nudeln. Sie sind aber auch in Linsen, Erbsen, Bohnen oder Mais enthalten. Hülsenfrüchte haben dabei den Vorteil, dass sie außerdem einen hohen Anteil an Eiweiß und Mineralstoffen enthalten.

BALLASTSTOFFE

Ballaststoffe sind ebenfalls Bestandteil der Nahrung, lassen sich aber wenig bis gar nicht durch den Körper verwerten. Sie unterstützen die Verdauung und transportieren beispielsweise Schadstoffe ab. Außerdem sorgen Sie für einen verlangsamten Anstieg des Blutzuckers, wenn Sie diese zu sich nehmen.

Neben vielen weiteren Vorteilen zeichnen sich ballaststoffreiche Lebensmittel dadurch aus, dass sie lange sättigen. Ein Frühstück mit ballaststoffreichem Vollkornbrot oder Hafer hilft besser, die Zeit bis zum Mittagessen zu überbrücken als eines mit Brötchen aus Weißmehl.

Auf der Suche nach süßen, kalorienarmen Alternativen zu Haushaltszucker bieten sich verschiedene Ersatzstoffe an. Gleichzeitig herrscht eine Skepsis über manch künstlich hergestellte Stoffe. Zunächst gilt es zwischen Süßstoffen und Zuckeraustauschstoffen zu unterscheiden. Während Süßstoffe praktisch kalorienfrei sind, haben Zuckeraustauschstoffe weniger Kalorien, sind aber nur begrenzt zuträglich für den Körper.

Süßstoffe müssen im Zutatenverzeichnis vorverpackter Lebensmittel mit ihrem Namen oder der E-Nummer angegeben werden. Das E steht für Europäische Union und wird für Lebensmittelzusatzstoffe vergeben, die in der EU zugelassen sind. Bei unverpackter Ware müssen Süßstoffe mit der Bezeichnung »Süßungsmittel« kenntlich gemacht werden. Die Süßkraft von Süßstoffen kann 30000- bis 37000-fach höher sein als die von Haushaltszucker. Wir finden Sie in Milchprodukten, Desserts, Konfitüren oder Konserven. In der EU sind 11 Süßstoffe zugelassen:

- Acesulfam K (E 950)
- Aspartam (E 951)
- Cyclamat (E 952)
- Saccharin (E 954)
- Sucralose (E 955)
- Thaumatin (E 957)
- Neohesperidin DC (E 959)
- Steviolglykoside aus Stevia (E 960a)
- Neotam (E 961)
- Aspartam-Acesulfam-Salz (E 962)
- Advantam (E 969)

Fachleute schätzen die Nachteile und Risiken von Süßstoffen unterschiedlich ein. Das beginnt damit, dass diese insbesondere von Süßstoffherstellern für Personen mit Diabetes mellitus empfohlen werden, da sie nicht zum Anstieg des Blutzuckers führen sollen. Im Gegenzug warnen einige Diabetesverbände vor dem Verzehr von Süßstoffen, da sie nach ihrer Meinung die Glukosetoleranz, also die Fähigkeit des Körpers, den Blutzuckerspiegel zu regulieren, negativ beeinflussen und damit als Risikofaktor für Übergewicht und Diabetes gesehen werden. Wiederum andere betrachten Süßstoffe sogar als noch gefährlicher als Zucker. Für Süßstoffe wie Aspartam wird bei hohem Konsum ein erhöhtes Krebsrisiko diskutiert. So gut wie alle Süßstoffe verändern die Bakterienzusammensetzung im Darm, was wiederum die Immunabwehr herabsetzt und anfälliger für Krankheiten macht.

Zuckeraustauschstoffe sind chemisch gesehen Zuckeralkohole. Sie enden meistens mit der Bezeichnung -it. Zu ihnen gehören:

- Xylit (E 967) – Syn. Birkenzucker
- Erythrit (E 968)
- Sorbit (E 420)
- Mannit (E 421)
- Isomalt (E 953)
- Maltit (E 965)
- Lactit (E 966).

Ein Vorteil für Personen mit Diabetes mellitus besteht darin, dass diese Stoffe ohne Insulin verstoffwechselt werden und keinen relevanten Blutzuckeranstieg bewirken. Zudem haben sie deutlich weniger Kalorien als Haushaltszucker und verursachen keinen Karies. Jedoch reagiert der Darm auf Zuckeraustauschstoffe: Bei Menschen mit Reizdarm oft schon bei kleinsten Mengen; ab einem Konsum von 20 bis 30 g reagieren die meisten Menschen mit Blähungen und Durchfall. Mein Fazit zu dem Thema lautet: Eine gesunde Ernährung kommt auch ohne synthetische Zuckeralternativen aus.

Wie sieht es mit den natürlichen Alternativen aus? Agavendicksaft, Ahornsirup, Honig, Birkenkraut oder Apfelsüße sind natürliche Alternativen zu Haushaltszucker. Das Gleiche gilt für Trockenfrüchte, Datteln und Rosinen. Zwar bestehen sie überwiegend aus Zucker, bringen jedoch noch Mineralstoffe mit und punkten geschmacklich. Bei diesen Produkten kommt es auf die Menge an. Etwa 1,5 bis 2 EL Klee-, Robinien- oder Rohhonig täglich (ohne Konsum von weiteren einfachen Kohlenhydraten) können bei Diabetes mellitus sogar gesundheitliche Vorteile bringen. Und Trockenfrüchte ohne Zucker gibt es nicht! 100 g Trockenfrüchte werden aus etwa 500 bis 1000 g frischen Früchten gewonnen. Allerdings sind bei schonender Trocknung auch Vitamine andere wertvolle Nährstoffe höher konzentriert. Deshalb die natürlichen Quellen in Maßen genießen.

Anders als Fette oder Eiweiße können Kohlenhydrate von unserem Körper relativ schnell verwertet werden und sind deswegen unverzichtbarer Energie-Baustein der Ernährung. Den größten Teil der Kohlenhydrat-Energie wird für Muskeln, Atmung, Herzschlag, Stoffwechsel oder die Hirntätigkeit benötigt. Sofern die Energie nicht sofort benötigt wird, können Kohlenhydrate für Notzeiten in Form von Fett gespeichert werden.

Kohlenhydrate sind Hauptenergieträger und liefern 4,1 kcal pro Gramm. Sie werden im Magen-Darm-Trakt zu Glukose umgewandelt und dann vom Körper als Energie genutzt. Hier liegt der Schlüssel für die Ernährung von Menschen mit Diabetes mellitus, die in der Regel zu viel Blutzucker im Körper haben. Durch eine Ernährungsumstellung hin zu kohlenhydratreduzierten Ernährungs- und Diätformen (Paläo- oder Low-Carb-Diät; siehe Seite 78) lässt sich ein Prädiabetes oder ein bestehender Typ-2-Diabetes so gut wie immer messbar lindern und ist in vielen Fällen sogar reversibel. Allerdings sind gerade bei der streng zuckerreduzierten Variante Unterzuckerungen möglich und deshalb engmaschige Kontrollen des Blutzuckers erforderlich.

Die gängigen Ernährungsleitlinien empfehlen, die Hälfte des täglichen Energiebedarfs über Kohlenhydrate abzudecken. Nach meiner Praxiserfahrung ist dieser Wert für die meisten Betroffenen mit Diabetes mellitus viel zu hoch. Eine Begrenzung der Kohlenhydratzufuhr auf 20 bis 30, maximal 45 % Kohlenhydratanteil ist bei Prädiabetes und Typ-2-Diabetes meist von Vorteil. Auch bei Typ-1-Diabetes kann eine Reduzierung von Kohlenhydraten sinnvoll sein, da so starke Blutzuckerschwankungen vermieden werden. Geben Sie stets den langkettigen Kohlenhydraten den Vorzug, wie sie zum Beispiel in echten Vollkornprodukten vorkommen. Als Indikator kann Ihnen hier auch der glykämische Index helfen. Er zeigt an, wie schnell und stark ein Lebensmittel den Blutzuckerspiegel ansteigen lässt.

GLYKÄMISCHER INDEX UND GLYKÄMISCHE LAST

Der glykämische Index (GI oder Glyx) sagt aus, wie stark die Kohlenhydrate eines Lebensmittels den Blutzuckerspiegel erhöhen. Als Maßstab für den glykämischen Index wird die Blutzuckerwirkung von reinem Traubenzucker herangezogen, weil dieser den stärksten Blutzuckeranstieg unter allen Lebensmitteln verursacht: Er hat einen GI von 100.

Je höher der glykämische Index von Lebensmitteln ist, desto schneller werden sie aufgeschlossen und desto schneller steigt der Blutzuckerspiegel an. Entsprechend hoch fällt die nachfolgende Ausschüttung des Hormons Insulin aus. Die Zufuhr von Lebensmitteln mit hohem glykämischem Index kann zu Heißhungerattacken führen, da unser Körper den nachfolgend umso steiler abfallenden Blutzuckerspiegel möglichst schnell wieder ausgleichen möchte.

Lebensmittel mit einem glykämischen Index von über 70 lassen den Blutzuckerspiegel schnell ansteigen. Ein glykämischer Index unter 55 bedeutet hingegen einen moderaten Anstieg und damit eine niedrige Insulinausschüttung. Dazu zwei Beispiele: Weißbrot hat einen glykämischen Index von 95. Vollkornbrot enthält genauso viele Kohlenhydrate, die jedoch langsamer verstoffwechselt werden und weniger schnell ins Blut gelangen. Es hat aus diesem Grund nur einen glykämischen Index von 58.

Das Problem: Der glykämische Index eines Lebensmittels wird von zahlreichen Faktoren wie der Zusammensetzung der Kost, der Verarbeitung und der Zubereitung des Lebensmittels beeinflusst. Zudem können die experimentell ermittelten Werte individuell sehr unterschiedlich sein. Oft sind die Messungen selbst bei derselben Testperson schlecht wiederholbar.

Daher kann es besser sein, stattdessen die glykämische Last (GL) heranzuziehen. Denn im Gegensatz zum glykämischen Index bezieht sich die glykämische Last auf 100 g des gesamten Lebensmittels. Sie wird anhand der folgenden Formel berechnet: (GI/100) × Menge verzehrter Kohlenhydrate. Zur Veranschaulichung ein Beispiel: Der glykämische Index von Wassermelonen ist höher als der von Weißbrot. Weißbrot enthält aber mehr Kohlenhydrate, sodass im Endeffekt die glykämische Last von Weißbrot das 2,5-Fache beträgt wie die von Wassermelonen. Hohe Werte für die glykämische Last liegen bei 20 und darüber, mittlere Werte zwischen 11 und 19 und niedrige Werte bei 10 und darunter.

Insulinpflichtige Menschen nutzten zur Zählung des Gehalts von Kohlenhydraten in Speisen lange Zeit Brot- (BE) oder Kohlenhydrateinheiten

(KE), wobei 1 Broteinheit 12 g und 1 Kohlenhydrateinheit 10 g Kohlenhydraten entsprach. Diese Berechnungen sind jedoch mittlerweile obsolet und werden im deutschsprachigen Raum seit 2012 nicht mehr verwendet.

EIWEISSE UND EIWEISS-STOFFWECHSEL

Eiweiße beziehungsweise Proteine sind stickstoffhaltig und bestehen aus Aminosäuren als Einzelbausteine. Die in unserer Nahrung enthaltenen Eiweiße sind aus 21 verschiedenen Aminosäuren aufgebaut. Darunter sind neun essenziell, das heißt, diese können nicht vom Organismus selbst gebildet und müssen über die Nahrung zugeführt werden. Nichtessenzielle Aminosäuren können vom Körper selbst hergestellt werden. Eiweiße sind neben Fetten und Kohlenhydraten eine bedeutende Energiequelle und liefern etwa 4,1 kcal/17 kJ pro Gramm.

Nach dem Abbau der Eiweiße im Magen-Darm-Trakt zu Aminosäuren gelangen diese durch die Darmwand ins Blut und über die Pfortader zur Leber. Die Leber nutzt die Aminosäuren zum Aufbau von Bluteiweißen – daran gekoppelt gelangen die Aminosäuren in alle Körperzellen. Körpereigene Eiweiße sind also Bausteine für Zellen und Gewebe, und in unseren Zellen findet eine ständige Erneuerung von Körpereiweißen statt. So erneuern sich die Eiweiße in Leber, Bauchspeicheldrüse und Blut rund alle zehn Tage, in Haut und Muskulatur dauert dieser Prozess wesentlich länger. Außerdem braucht der Körper sie für die Bildung von Hormonen, für das Immunsystem und als Transportstoff.

Bei der Erneuerung von Eiweiß gehen Aminosäuren verloren: Nieren und Leber bauen sie zu Kohlenstoffdioxid, Wasser, Ammoniak und Energie ab. Da Ammoniak für die Zellen schädlich ist, wird es an Harnstoff gebunden und über den Urin ausgeschieden.

Art und Menge der Aminosäuren in einem Protein bestimmen seinen Wert als Nahrungsmittel. Zudem ist die Bioverfügbarkeit (oder auch die biologische Wertigkeit) entscheidend, die ein Maß dafür ist, wie gut aufgenommene Proteine in körpereigene umgesetzt werden können. Je stärker sich die Zusammensetzung (Aminosäuremuster) der Nahrungs- und der körpereigenen Proteine ähnelt, desto höher ist die Proteinqualität. Tierisches Protein weist in der Regel eine höhere biologische Wertigkeit auf als pflanzliches, da es dem menschlichen ähnlicher ist.

Fleisch, Fisch, Milch und Ei enthalten die wichtigen essenziellen Aminosäuren. Aber auch mit pflanzlichen Lebensmitteln lässt sich der Proteingehalt problemlos decken. Geeignete pflanzliche Eiweißlieferanten sind Tofu, Linsen, Bohnen, Erbsen, Hafer, Amaranth und Hirse. Zur Deckung des Proteinbedarfs über die Nahrung empfiehlt es sich, tierische und pflanzliche Eiweißquellen zu kombinieren. Denn durch die Ergänzungswirkung der enthaltenen Aminosäuren kann eine höhere Proteinqualität erreicht werden.

Die aktuelle Empfehlung der Deutschen Gesellschaft für Ernährung liegt bei 0,8 g Eiweiß pro Kilogramm Körpergewicht für körperlich wenig aktive Menschen. Das ergibt einen Eiweißbedarf von rund 12 % des täglichen Gesamtenergiebedarfs. Es gibt jedoch Studien, die darauf hinweisen, dass eine proteinreiche Diät für Menschen mit Typ-2-Diabetes – mit Ausnahme derjenigen mit schweren Nierenschäden – günstig sein kann. Auch ich empfehle bei guter Nierengesundheit einen relativ hohen Eiweißkonsum. Berücksichtigen Sie vor allem bei einer kohlenhydratarmen Ernährung, dass ausreichend Eiweiß im Speiseplan vorhanden ist. Denn bei Kohlenhydratmangel kommt es zum Abbau von Körpereiweiß, um Aminosäuren für den Glukoseaufbau bereitzustellen.

FETTE UND FETTSTOFFWECHSEL

Fette (Lipide) sind die Energielieferanten schlechthin. Sie haben den höchsten Brennwert und liefern mit circa 9,3 kcal/37 kJ pro Gramm rund doppelt so viel Energie wie Eiweiße oder Kohlenhydrate. Die Deutsche Gesellschaft für Ernährung empfiehlt Erwachsenen, nicht mehr als 30 % der täglichen Energie in Form von Fett aufzunehmen. Das entspricht einer Fettmenge von etwa 60 bis 70 g pro Tag. Etwa 7–10 g davon sollten ungesättigte Fettsäuren sein, da der Körper diese nicht selbst herstellen kann.

Fette sind wichtige Geschmacksträger und bilden die Hauptenergiereserve, sie schützen die Organe und sind Teil der Zellmembran. Der Körper braucht Fett, um die lebenswichtigen Vitamine A, D, E und K aufzunehmen. Darüber hinaus sind Fette für die Hormonproduktion und die

Hirnleistung unverzichtbar. Cholesterin und Omega-3-Fettsäuren sind an den kognitiven Funktionen beteiligt und beugen dem Nachlassen der Gehirnleistung vor. Nahrungsfette, die nicht zur Energiegewinnung genutzt werden, lagern sich als Depotfett an, hauptsächlich in der Körpermitte, im Bauchbereich, aber auch am Gesäß und den Oberschenkeln.

Chemisch betrachtet ist Fett ein Triglyzerid, das heißt, dass drei Fettsäuren an Glyzerin gebunden sind.Von einer gesättigten Fettsäure sprechen Chemiker, wenn in der Kette keine Doppelbindungen vorhanden sind. Eine einfach ungesättigte Fettsäure enthält eine Doppelbindung, eine mehrfach ungesättigte Fettsäure entsprechend mehrere Doppelbindungen.

Damit unser Körper Fette aus der Nahrung nutzen kann, muss er sie mithilfe von Enzymen aufspalten. Die Fettverdauung beginnt bereits in Mund und Magen, findet jedoch hauptsächlich im Dünndarm statt, und zwar mithilfe von Gallensäuren aus der Leber und dem Verdauungssaft der Bauchspeicheldrüse. Durch die Gallensäure werden die Fette emulgiert, das heißt, sie werden in kleine Tröpfchen zerlegt. Enzyme spalten das Fett in seine Grundbausteine – Glyzerin und Fettsäuren – auf. Diese Bausteine bilden kleine Fettkügelchen (Mizellen), die dann von der Dünndarmschleimhaut aufgenommen werden.

Tiere und Pflanzen liefern Fette, die sich in Bezug auf ihre Konsistenz, Zusammensetzung und Verwendung unterscheiden. Als Schmalz, Talg, Butter, Kokosfett oder Margarine haben sie eher eine feste Konsistenz und bestehen überwiegend aus gesättigten Fettsäuren. Fette mit einem hohen Anteil an ungesättigten Fettsäuren sind eher flüssig, etwa Oliven-, Raps-, Lein-, Distel- und Walnussöl. Ungesättigte Fettsäuren finden sich auch in Seefischen, Nüssen, Oliven und Avocados. Anders als tierische Fette enthalten pflanzliche Fette zudem kein Cholesterin.

Wählen Sie das richtige Fett! Ungesättigte Fettsäuren ermöglichen die Aufnahme fettlöslicher Vitamine, können einen hohen Cholesterinspiegel senken, wirken entzündungshemmend und haben eine positive Wirkung auf Zellwände, Gehirn und Blutdruck. Anders ist es mit gesättigten Fettsäuren: Vor allem das LDL-Cholesterin (siehe auch Seite 50) in tierischen Fetten trägt zur Entstehung von Herz- und Gefäßerkrankungen bei, da es das Fett zu den Zellen transportiert und sich an die Arterienwände anlagert. Gesättigte Fettsäuren können versteckt in verarbeiteten Lebensmitteln enthalten sein. So enthalten Milchschokolade, Doppelrahmfrischkäse und Leberwurst etwa 30 g Fett pro 100 g, das überwiegend aus gesättigten Fettsäuren besteht.

ERNÄHRUNG

Die Ernährung ist neben Bewegung eine der tragenden Säulen und Dreh- und Angelpunkt bei der Behandlung des Diabetes mellitus, die in der Eigenverantwortung Betroffener liegt. Das gilt für alle Diabetesformen. Die offiziellen Empfehlungen lauten noch immer: Eine spezielle Diabeteskost gibt es nicht! Für Menschen mit Diabetes mellitus gelten die üblichen Empfehlungen für eine gesunde Ernährung mit ausgewogener, fettarmer Kost.

Der offizielle Tipp »fünfmal am Tag Obst und Gemüse« ist dabei in mehrfacher Hinsicht unsinnig. Insbesondere bei Typ-2-Diabetes ist es notwendig, zwischen den Mahlzeiten Pausen von 4–5 h einzuhalten, in denen der Zucker vollständig abgebaut und verwertet werden kann. Wenn nach 2 oder 3 h eine Mahlzeit, vielleicht sogar mit Obst oder Zucker, gegessen wird, kann sich das System nicht regenerieren.

Meine Ernährungsempfehlungen weichen daher ein wenig von den offiziellen Leitlinien ab und gelten für alle Diabetesformen: Bei der Auswahl von Lebensmitteln sollten Sie darauf achten, grundsätzlich wenige Kohlenhydrate zu essen – dafür mehr Eiweiß, hochwertige Fette und Ballaststoffe. Bio-Lebensmittel sind nicht nur weniger mit Pestiziden und Arzneimittelrückständen belastet. Die Branche verzichtet auch auf Gentechnik, hält die Böden weitgehend intakt, weil sie große Monokulturen meidet, und trägt zum Artenschutz bei, indem sie Lebensräume für Tiere und Wildpflanzen erhält.

Ein weitgehender Verzicht auf Zucker und Weizen wirkt sich nicht nur positiv auf den Blutzuckerspiegel aus, sondern in den allermeisten Fällen auch positiv auf die Darmflora und das Gewicht. Wer abnehmen will, sollte Kohlenhydrate deutlich reduzieren und mehrstündige Pausen von mindestens 4 h zwischen den Mahlzeiten einlegen, da Insulin im Blut (ob vom Körper ausgeschüttet oder als Medikament gespritzt) den Fettabbau behindert.

Mehrere Studien belegen, dass Typ-2-Diabetes mit einer Ernährungsumstellung und Gewichtsreduktion genauso gut behandelt werden kann wie mit Medikamenten. Der Krankheitsverlauf kann damit sogar umgekehrt werden, und die Insulinresistenz komplett wieder verschwinden. Je kürzer man an Typ-2-Diabetes leidet und je mehr Gewicht man abnimmt, desto größer sind die Heilungschancen.

Nachfolgend beschreibe ich kurz einige populäre Ernährungsformen, die sich zur erfolgreichen Ernährungsumstellung eignen. Etablierte Ernährungsformen wie Vollwerternährung, mediterrane Ernährung oder auch Clean Eating mit unverarbeiteten Lebensmitteln sind auch bei einer Diabeteserkrankung gut geeignet. Auf einseitige Ernährungspläne sollten Sie jedoch langfristig verzichten. Insbesondere bei ketogener Ernährung kann ein hoher Anteil an tierischen Proteinen und Fetten das Risiko für Herz-Kreislauf-Erkrankungen erhöhen und die Nieren belasten.

INTERMITTIERENDES FASTEN/INTERVALLFASTEN

Das intermittierende Fasten oder Intervallfasten bezeichnet einen bestimmten Essrhythmus. Als uralte Methode der Selbstheilung wird das Fasten immer beliebter, weil ihm zahlreiche Vorteile zugeschrieben werden: Erholung des Verdauungssystems, Reduktion des Insulinspiegels, leichtere Gewichtsabnahme, Verbesserung der Schlafqualität, Reinigung und Ausscheidung von Giftstoffen. Das Grundprinzip des intermittierenden Fastens besteht darin, für eine begrenzte Zeit (einige Stunden bis einige Tage) auf Essen zu verzichten und gleichzeitig kalorienfreie Getränke (Wasser, Tee oder Brühe) zu sich zu nehmen.

Intermittierendes Fasten ist sowohl bei Typ-1- als auch bei Typ-2-Diabetes möglich. Jedoch müssen in beiden Fällen und insbesondere bei Typ-1-Diabetes die Blutzuckermessungen in viel kürzeren Abständen stattfinden, um eine Unterzuckerung zu vermeiden. Am besten besprechen Sie das Vorhaben vorab mit Ihrem Diabetologen oder der Diabetesberaterin. Sie sollten beim Intervallfasten immer etwas Süßes (am besten Traubenzucker) griffbereit haben und das Fasten unterbrechen, wenn der Blutzuckerspiegel niedriger ist, als bei der ärztlichen Konsultation festgelegt, oder sobald es Anzeichen einer Unterzuckerung (Hypoglykämie) gibt.

Für Personen mit Diabetes mellitus sind insbesondere folgende Formen des Intervallfastens geeignet.

Dinner-Cancelling

An zwei oder drei Tagen in der Woche wird auf das Abendessen verzichtet. Abends werden nur Wasser, Kräutertee oder auch Brühe getrunken. Damit entsteht eine Essenspause von mindestens 14 h bis zum Frühstück.

16:8-Fasten

Der Begriff 16:8-Fasten hat sich durchgesetzt, weil die Verteilung – 8 h Essen, 16 h Fastenzeit – besonders bekannt ist. Auch wenn es zunächst nach einer Herausforderung klingt, 16 h ohne Essen durchzuhalten: Wer die Nacht mit einbezieht, wird feststellen, dass es gar nicht so schwer ist. Tatsächlich ist diese Form des Intervallfastens am stärksten verbreitet. Die meisten Menschen nehmen in den 8 h, die für Essen vorgesehen sind, zwei Hauptmahlzeiten zu sich. Ob Sie nun wie beim Dinner-Cancelling auf das Abendessen oder auf das Frühstück verzichten, ist bei dieser Form unerheblich.

PALEO-DIÄT

Die Paleo-Diät (abgeleitet von Paläolithikum) orientiert sich an den in der (Alt-)Steinzeit verfügbaren Lebensmitteln. Auf dem Speiseplan stehen also hauptsächlich Fleisch, Fisch, Meeresfrüchte, Gemüse (insbesondere Wurzelgemüse), Beerenfrüchte, Pilze, Honig und Nüsse. Auf Getreide, Milch und Zucker wird (weitgehend) verzichtet. Außerdem wird auf eine hohe Qualität der Lebensmittel geachtet. Zusatzstoffe, Fertiggerichte und verarbeitete Lebensmittel gehören bei dieser Art der Ernährung nicht auf den Speiseplan.

Unsere Altvorderen ernährten sich regional und saisonal von dem, was in ihrer Umgebung gerade reif war oder gefangen werden konnte. Fleisch und Fisch aus Wildfang enthalten auch heute noch deutlich mehr Omega-3-Fettsäuren als vergleichbare Produkte aus Massentierhaltung.

Der Vorteil für die Gesundheit: Diese Ernährungsform wirkt sich günstig auf den Fettabbau, die Blutzuckerwerte, die Verdauungsleistung und auf das Immunsystem aus. Der einzige Nachteil dieser Diätform sind die relativ hohen Kosten für die qualitativ hochwertigen Zutaten.

LOW-CARB-DIÄT

Der Begriff »Low-Carb« stammt aus dem Englischen und ist die Abkürzung für »low carbohydrate«, bedeutet also »wenig Kohlenhydrate«. Menschen, die sich nach dem Low-Carb-Prinzip ernähren, nehmen pro Tag weniger als 26% ihrer Nahrung in Form von Kohlenhydraten zu sich. Weggelassen werden vor allem Ein- und Zweifachzucker, die als Glukose, Fruktose oder als Haushaltszucker vorkommen. Konkret bedeutet das, dass wenig Brot, Kartoffeln, Nudeln und Reis und vor allem keine Süßigkeiten auf den Tisch kommen. Auch süßes Obst sollte wenig konsumiert werden. Zum Ausgleich wird der Verzehr an Gemüse, Fleisch, Fisch, Eiern, Milchprodukten und Pflanzenfetten gesteigert.

Die Vorteile liegen auf der Hand: Verbesserte Blut- und Entzündungswerte, weniger Heißhungerattacken und Blutzuckerschwankungen, und auch die Abnehmerfolge sind in der Regel höher als bei einer fettreduzierten Diät. Für die Kritiker dieser Diätform sei hier erwähnt: Werden ausreichend ungesättigte pflanzliche Fette konsumiert, kommt es nicht zu Leberbelastungen.

Die ketogene Diät ist eine »Low-Carb-Unterform«, bei welcher der Anteil der Kohlenhydrate nochmals reduziert wird. Für Schwangere und untergewichtige Menschen wird die ketogene Ernährungsweise nicht empfohlen. Unter Umständen kann durch die fettreichen Lebensmittel die Leber belastet werden, und auch die Vitaminspiegel müssen im Auge behalten werden. Als Dauerernährungsform eignet sich die ketogene Diät nicht.

Wichtig für Menschen mit Diabetes mellitus: Um Unterzuckerungen zu verhindern, sind engmaschige Blutzuckerkontrollen wichtig. Anzeichen für einen zu niedrigen Blutzuckerspiegel sind Kopfschmerzen, Heißhunger, schneller Puls, Unruhe, Zittern, kalter Schweiß, Konzentrationsstörungen bis hin zu Verwirrtheit.

BESONDERS GEEIGNETE NAHRUNGSPFLANZEN BEI DIABETES MELLITUS

Den Blutzuckerspiegel mit geeigneten Lebensmitteln zu senken, ist leichter, als Sie vielleicht vermuten. Mit naturheilkundlichen Maßnahmen und einer optimierten Ernährung können Sie selbst einen wichtigen Beitrag zur Blutzuckerregulation leisten und sowohl die Insulinresistenz bessern als auch den Langzeitblutzuckerwert senken.

Auf den folgenden Seiten stelle ich Ihnen eine Auswahl von Nahrungspflanzen und Rezepten vor, die den Blutzucker günstig beeinflussen und die Sie gut in Ihren Speiseplan integrieren können. Manchmal ist der Übergang von der Nahrungs- zur Heilpflanze fließend. Mein Augenmerk lag darin, dass für alle und rund um das Jahr etwas dabei sein soll: Die Pflanzen sind saisonal erhältlich, möglicherweise ist die eine oder andere Pflanze dabei, die Ihren Geschmackssinn weniger anspricht, andere dagegen mehr. Für alle empfehlenswerten Nahrungspflanzen war leider kein Platz. Teilweise stehen daher einzelne Nahrungspflanzen stellvertretend für die gesamte Familie, beispielsweise die Erbse für weitere Hülsenfrüchte wie Bohnen oder Linsen.

Integrieren Sie zudem reichlich Kräuter in den Speiseplan, streuen Sie Saaten und Nüsse über das Gemüse oder den Salat. Sie kurbeln den Stoffwechsel an, unterstützen die Blutzuckereinstellung und beugen Langzeitschäden vor. Besonders empfehlenswert sind Bärlauch, Basilikum, Bohnenkraut, Cashew-Kerne, Chili, Dost, Estragon, Kapern, Lorbeer, (Schwarzer und Langer) Pfeffer, Pistazien, Sonnenblumenkerne, Schnittlauch, Senf und Zitronengras.

Lassen Sie es sich schmecken!

AVOCADO

PERSEA AMERICANA

Sie schmeckt wie ein Gemüse, gilt aber als Obst: Avocados sind die Früchte des Avocadobaums, der in Mittelamerika heimisch ist und unter anderem in Kalifornien und Mexiko angebaut wird. Das cremige und leicht nussig schmeckende Fruchtfleisch wird in der Küche verwendet, etwa als Brotaufstrich, für Guacamole, Salate und Desserts. Aus gutem Grund werden Avocados auch »Butterbirnen« genannt. Mehrere Inhaltsstoffe und insbesondere die ungesättigten Fettsäuren machen die Avocado zu einem wertvollen Lebensmittel für das Herz und die Gefäße.

WERTGEBENDE INHALTSSTOFFE

Das Fruchtfleisch besteht bis zu einem Drittel aus Fett. Es sind überwiegend wertvolle Fettsäuren (einfach und mehrfach ungesättigte Fettsäuren), Lezithin, wenig Kohlenhydrate und Zucker (9 %), Ballaststoffe, B-Vitamine und Vitamin E und K, Mineralstoffe (Kalium, Kalzium, Magnesium), Karotinoide und Phytosterole.

BENEFITS BEI DIABETES MELLITUS

Den Body-Mass-Index senken

Trotz des hohen Fettanteils enthalten 100 g Avocadofruchtfleisch nur rund 160 kcal. Das Fruchtfleisch besteht zu rund 79 % aus Wasser und Ballaststoffen mit einer cremigen, glatten Textur. Nicht nur weniger Kalorienzufuhr, sondern auch die »richtigen« Lebensmittel sorgen für eine Reduktion des Körperfetts.

Amerikanische Forschende untersuchten die Avocado dahingehend. An der Studie nahmen übergewichtige Erwachsene mit einem Body-Mass-Index von ≥ 25 kg/m^2 teil. Sie erhielten 12 Wochen lang eine frische Avocado der Sorte Hass, die Kontrollgruppe eine Mahlzeit mit gleicher Kalorienmenge. Auch die sonstige Ernährung und tägliche Bewegung wurden dokumentiert. Insbesondere bei Frauen aus der Avocadogruppe beobachteten die Wissenschaftler eine stärkere Reduktion des ungesunden Viszeralfetts (Bauchfett), ein insgesamt geringeres Gewicht und damit auch einen niedrigeren Body-Maß-Index als bei Teilnehmerinnen der Kontrollgruppe. Einen Einfluss der Avocados auf die Insulinsensitivität und die Beta-Zellfunktion der Bauchspeicheldrüse beobachteten die Forschenden dagegen nicht.

Zudem verbessert sich durch den regelmäßigen Verzehr von Avocados die Zusammensetzung der Dickdarmflora (Dickdarmmikrobiom), deren Aufgabe es unter anderem ist, die Verdauung zu unterstützen, Ballaststoffe zu fermentieren und die Darmbewegungen anzuregen.

Gesundes Herz und Schutz der Gefäße

Avocados enthalten zahlreiche Vitalstoffe, darunter mehrfach ungesättigte Fettsäuren und bioaktive Substanzen, die zu einer Absenkung des Cholesterinspiegels (LDL-Cholesterin) und einem verbesserten Blutfluss führen. Eine Portion Avocado enthält kein Cholesterin, 1 g gesättigte Fettsäuren, 4,9 g einfach ungesättigte Fettsäuren und 1 g mehrfach ungesättigte Fettsäuren, wobei die Ölsäure vorherrscht.

Amerikanische Forschende kamen nach einer groß angelegten Langzeitstudie zu dem Schluss, dass die Zufuhr von zwei Portionen Avocado pro Woche (1 Portion entspricht einer halben Avocado) mit einem geringeren Risiko für kardiovaskuläre Erkrankungen einhergeht. Konkret beliefen sich die Zahlen auf ein um 21 % reduziertes Risiko für koronare Herzerkrankungen und ein um 16 % verringertes Risiko für kardiovaskuläre Erkrankungen. Vermutlich haben jedoch so gut wie alle pflanzlichen Fette einen positiven Effekt auf die Gesundheit und spielen eine Rolle bei der Prävention von Herz-Kreislauf-Erkrankungen.

HINWEISE

Am besten wird die Avocado roh verzehrt. Beim Garen wird die Frucht schnell bitter und ist dementsprechend nicht mehr genießbar. Um zu erkennen, ob die Frucht reif ist, nimmt man sie in die Hand und drückt mit dem Finger leicht darauf. Gibt die Haut nach, ist die Frucht reif.

Auch die Blätter des Avocadobaums werden derzeit in Laboren auf ihre antidiabetischen Eigenschaften hin untersucht. Erste Ergebnisse deuten auf einen verbesserten Stoffwechselzustand und einen erniedrigten Glukosespiegel hin. Die Ergebnisse müssen aber noch verifiziert werden.

REZEPTE

Guacamole

Zutaten

1 reife Avocado
½ Knoblauchzehe, fein gehackt oder gepresst
Saft aus ¼ Zitrone
Salz und Pfeffer

Zubereitung

Die Avocado schälen, entkernen und das Fruchtfleisch in Stücke schneiden. In einer flachen Schüssel mit allen Zutaten vermischen und mit einer Gabel zu einer mehr oder weniger glatten Masse zerdrücken und verrühren. Wer eine noch homogenere Konsistenz haben möchte, kann auch den Pürierstab nehmen. Durch die Zitronensäure wird der Dip nicht nur geschmeidig, sondern auch nicht so schnell braun.

Die Guacamole passt hervorragend zu Gegrilltem und Ofenkartoffeln und eignet sich als Brotaufstrich oder Dip für Tortilla-Chips.

Avocadosalat

Zutaten für 2 Personen
2 reife Avocados
1 Strauchtomate
½ Salatgurke
1 Handvoll Rucola
2 EL Pinienkerne
Für das Dressing
3 EL Olivenöl
1 EL Aceto Balsamico
1 TL Senf
Salz und Pfeffer

Zubereitung
Avocados halbieren, den Kern entfernen und das Fruchtfleisch würfeln. In eine Salatschüssel geben, Rucola, Tomatenwürfel und Gurkenscheiben dazugeben. Die Zutaten für das Dressing gut verrühren, mit Salz und Pfeffer abschmecken und über dem Salat verteilen. Alles vorsichtig vermengen.

BUCHWEIZEN

FAGOPYRUM ESCULENTUM

Ursprünglich stammt Buchweizen aus Zentralasien. Seit dem 15. Jahrhundert wird die Pflanze auch in Mitteleuropa kultiviert; im 16. und 17. Jahrhundert war er sowohl südlich als auch nördlich der Alpen ein Grundnahrungsmittel. Als Pfannkuchen, Bratling, im Nudelteig, in Suppen oder als Backzutat für Brote verleiht er den Gerichten einen kräftigen und leicht nussigen Geschmack. Nach einem starken Anbaurückgang steht Buchweizen heute wieder mehr in Kultur, da er einen festen Platz in der Vollwerternährung einnimmt. Buchweizen zählt zu den Pseudogetreiden, gehört also nicht zur Familie der Gräser, sondern wird den Knöterichgewächsen zugeordnet und enthält entsprechend kein Gluten.

WERTGEBENDE INHALTSSTOFFE

Die Nussfrüchte haben einen Anteil von rund 70 g Kohlenhydraten, der Ballaststoffanteil hingegen ist beim Buchweizen vergleichsweise gering. Mit etwa 10 % ist der Eiweißanteil relativ hoch, zudem hat das Eiweiß eine biologisch hochwertige Zusammensetzung, also einen vollwertigen Proteinanteil. Bezüglich der Vitamine punktet Buchweizen mit den Vitaminen B_1, B_2, B_3, B_5 und E, weiterhin mit einer höheren Menge an Kalium und Magnesium. Nennenswert ist auch der Gehalt an Flavonoiden (insbesondere Rutin, Quercetin und D-Chiro-Inositol).

BENEFITS BEI DIABETES MELLITUS

Niedrigere Blutzuckerwerte
Der glykämische Index des Buchweizens liegt mit 50 im mittleren Bereich (zum Vergleich: der glykämische Index von Weizen beträgt 70). Jedoch punktet Buchweizen noch mit einem besonderen Flavonoid, dem D-Chiro-

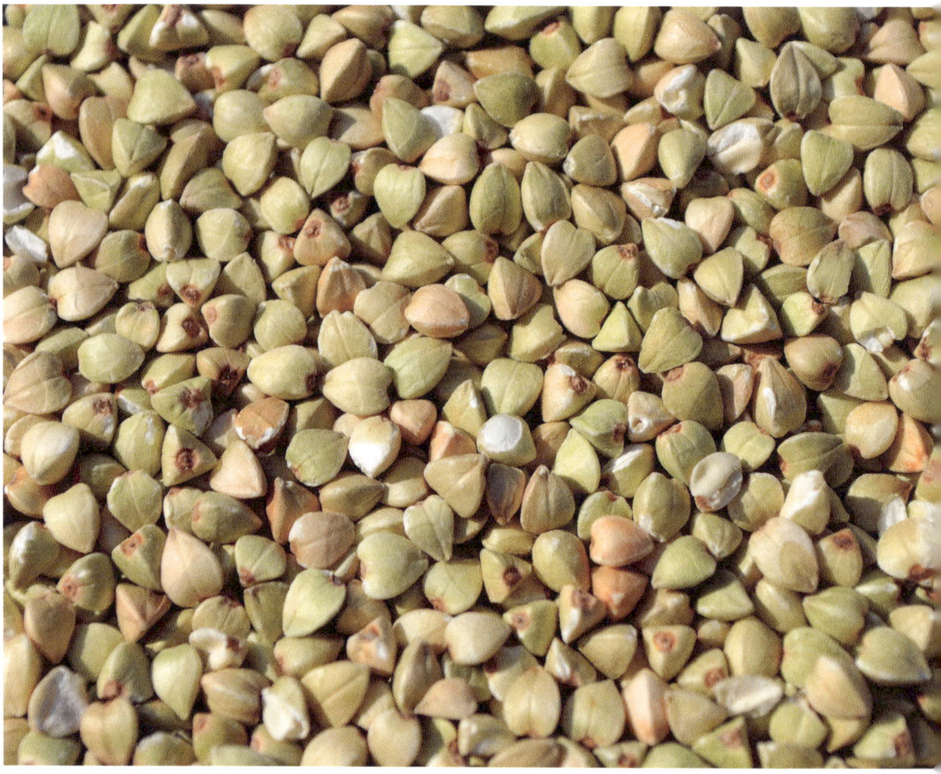

Inositol, das die Wirkung von Insulin steigern kann. Forschende fanden heraus, dass eine Buchweizendiät nicht nur zur Vorbeugung der Stoffwechselerkrankung geeignet ist. Auch wer bereits an Diabetes mellitus erkrankt ist, kann nach nur 15 Tagen regelmäßigen Genusses eine Besserung der Blutzuckerwerte erwarten. Mit nicht mehr als 50 g Buchweizen pro Tag überschreiten Sie auch nicht die empfohlene Kohlenhydratzufuhr.

Geregelte Verdauung
Das hohe Quellvermögen gemahlener Buchweizenfrüchte führt im Darm zur Volumenzunahme und damit zur Anregung der natürlichen Darmbewegungen (Darmperistaltik) und zu regelmäßigem Stuhlgang. Verstopfung ist bei Personen mit Langzeitdiabetes ein häufiges Verdauungsproblem bedingt durch eine Beeinträchtigung des vegetativen Nervensystems (diabetische Neuropathie).

Verbesserte Durchblutung
Gefäß- und Nervenschädigungen durch Diabetes mellitus können Gewebeschäden an den Beinen verursachen. Die beiden Flavonoide Rutin und Quercetin stärken die Gefäßwände, fördern die Durchblutung und hemmen Entzündungsprozesse. Buchweizenzubereitungen können die Durchlässigkeit der Kapillarwände senken und die Kapillarbrüchigkeit einschränken. Insbesondere ist Buchweizenkraut hilfreich zur Prophylaxe und Stärkung der Venen bei Mikrozirkulationsstörungen, die sich als müde Beine, Besenreiser oder Krampfadern bemerkbar machen.

HINWEISE

Buchweizen eignet sich auch für Personen mit Glutenintoleranz. Das Klebereiweiß Gluten in Getreiden führt bei vielen Menschen zu Irritationen und einer durchlässigen Dünndarmschleimhaut, aus der wiederum Verdauungsstörungen resultieren. Eine Glutensensitivität ist recht häufig bei Betroffenen mit Typ-2-Diabetes anzutreffen, während Typ-1-Diabetikerinnen und -Diabetiker häufiger auch eine Glutenunverträglichkeit (Zöliakie) entwickeln. Bei einer Zöliakie führen bereits Spuren von Gluten in der Nahrung zu Beschwerden im Darm, während bei der häufig vorkommenden Glutensensitivität noch geringe Mengen an Gluten toleriert werden, ehe sich Beschwerden zeigen.

Buchweizenpfannkuchen – glutenfrei

Zutaten für 2 Personen
8 EL Buchweizenmehl
220 ml Wasser
2 Eier
Salz und Pfeffer
½ Zwiebel oder 1–2 Frühlingszwiebeln
etwas Rapsöl

Zubereitung
Das Buchweizenmehl mit kaltem Wasser zu einem zählflüssigen Teig anrühren, beide Eier, Salz und etwas Pfeffer hinzugeben und alles gut verrühren. Die Zwiebel oder Frühlingszwiebel in Scheiben schneiden. Zwiebelringe oder Frühlingszwiebeln hinzufügen und den Teig sehr dünn (wie Eierpfannkuchen) mit etwas Rapsöl in der Pfanne ausbacken.

Buchweizentee – verbessert die Gefäßfunktion

Zutaten für 1 Tasse
1 gehäufter TL Buchweizenkraut
200 ml Wasser
Zubereitung

Das Buchweizenkraut mit 200 ml kochendem Wasser übergießen, 10 min ziehen lassen, dann abseihen. Zwei bis drei Tassen täglich trinken.

HANDELSPRÄPARAT

Salus Buchweizenkraut Tee (Salus Pharma)

DINKEL

TRITICUM AESTIVUM SUBSP. SPELTA

Dinkel zählt zu den Weizenarten. Mit dem Sesshaftwerden der Menschheit vor rund 10 000 Jahren begann der Anbau von Getreide als wichtiges Grundnahrungsmittel. Standen zunächst Einkorn und Emmer auf dem Speiseplan, kamen später Dinkel, Weizen, Roggen und Hafer hinzu. Um 800 v. Chr. erreichte Dinkel, das »Korn der Alemannen«, seine größte Verbreitung. Die Ordensfrau Hildegard von Bingen war voll des Lobes über das nahrhafte Getreide.

Für die naturheilkundliche Praxis ist die Rückbesinnung auf alte Getreidearten und traditionelle Zubereitungsformen von Bedeutung, da ernährungsbedingte Zivilisationskrankheiten und Getreideunverträglichkeiten bis hin zu Allergien vor allem durch industriell hergestellte, hochverarbeitete Weizenprodukte weiter zunehmen.

WERTGEBENDE INHALTSSTOFFE

Das Dinkelkorn liefert viele Kohlenhydrate (65 g), Eiweiß (12,5 g), etwas Fett und Ballaststoffe (8,8 g). Sowohl der Mineralstoff- und Vitaminanteil als auch die Zusammensetzung der Aminosäuren übertreffen die des Weizens. Vor allem die Anteile an Kalium, Magnesium, Eisen, Selen, Zink und B-Vitamine sind beim Dinkel höher als beim Weizen. Zum Vergleich der Inhaltsstoffe verschiedener Weizenarten dient die nachfolgende Tabelle.

Inhaltsstoffe verschiedener Weizenarten im Vergleich

	Kalzium (mg/kg)	Mangan (mg/kg)	Zink (mg/kg)	Selen (mg/kg)	Karotinoide (µg/g TS)	Tokopherol (µg/g TS)	Rohprotein (% i. d. TS)
Dinkel	244	33	32	0,045	2,9	68,4	12,5
Weizen	254	33	20	0,034	1,9	61,5	9,9
Einkorn	355	47	35	0,055	8,4	78,0	13,3
Emmer	278	30	30	0,036	1,9	65,0	11,4

TS = Trockensubstanz

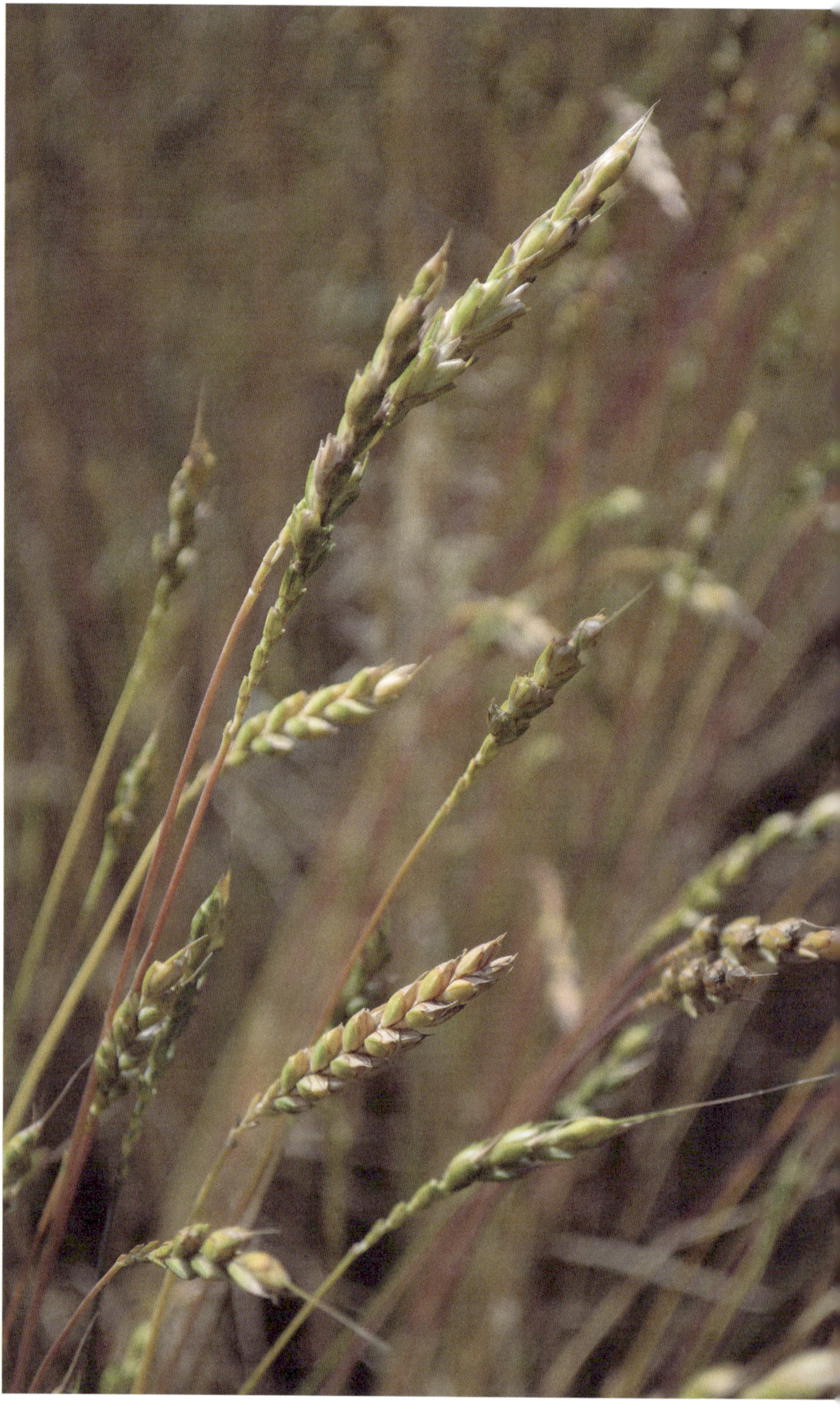

HINWEISE ZU WEIZEN UND WEIZENPRODUKTEN

Ob Sie in ein Frühstücksbrötchen beißen, in Brot, Kekse, Kuchen, Pizza, Nudeln, Bulgur oder Couscous: Weizen begegnet uns in vielen industriell hergestellten Lebensmitteln. Das »weiße Gold« gerät zunehmend in die Kritik, gilt es doch als Mitverursacher zahlreicher Beschwerden. Angefangen vom Reizdarmsyndrom über Migräne, Gelenkschmerzen bis zu ADHS wird der Weizenkonsum eben auch mit Diabetes in Zusammenhang gebracht.

Tatsache ist, dass Weizen in den letzten Jahrzehnten züchterisch stark verändert wurde. Welche seiner Inhaltsstoffe derart nachteilige Auswirkungen haben, ist Gegenstand teils heftiger Diskussionen. Moderne Weizensorten enthalten etwa so viel Eiweiß wie alte Sorten. Auch der Glutenanteil hat sich kaum verändert, jedoch die Zusammensetzung des Glutens. Auch werden sogenannte Alpha-Amylase-Trypsin-Inhibitoren – ein Nichtglutenprotein – als Auslöser für Unverträglichkeiten proklamiert.

Weizen ist sicher auch deshalb so ungesund, weil heutzutage hauptsächlich das ausgemahlene Korn verwendet wird. Denn ohne den fetthaltigen Keimling ist es nahezu unbegrenzt haltbar und zeichnet sich durch gute Backeigenschaften aus. Weizen in seiner ursprünglichen Form wird kaum noch genutzt. Wie bei allen Getreiden stecken in den Hüllen um den weißen Mehlkörper gesunde Mineralstoffe, Vitamine und Ballaststoffe.

Geringeres Diabetesrisiko

Forschungen und Erfahrungsberichte werfen ein positives Licht auf das Urgetreide Dinkel. Zu den alten Sorten zählen Oberkulmer Rotkorn (viel Klebereiweiß), Schwabenkorn, Franckenkorn (wenig Klebereiweiß) und Bauländer Spelz, der vorzugsweise zur Grünkerngewinnung verwendet wird.

Die hervorragende Quellfähigkeit des gemahlenen oder geschroteten ganzen Korns garantiert ein langes Sättigungsgefühl und sorgt für eine gute Verdauung. Gerade beim Brotbacken kann eine lange Teigführung besonders wichtig sein, da eine Gehzeit von mehreren Stunden nicht nur die enthaltenen Ballaststoffe besser quellen lässt, sondern das Brot nachfolgend auch vom Körper besser verarbeitet werden kann. Hilfsmittel

(Enzyme, Quellmittel, Emulgatoren, Oxidationsmittel), wie sie in industriellen Großbäckereien gebraucht werden, braucht ein Brotteig nicht. Gesundes Brot braucht nur Zeit!

Die Kohlenhydrate aller Vollkornprodukte halten den Blutzuckerspiegel auf einem konstanten Niveau, sorgen für eine gleichmäßige Energieversorgung und ein angenehmes Wärmegefühl. Eine Studie aus dem Jahr 2013 berichtet, dass der tägliche Verzehr von zwei Portionen Vollkorn das Risiko für Typ-2-Diabetes verringern kann.

Säure-Basen-Haushalt in Balance

Beim Abbau des Dinkels bleibt ein leichter Überschuss basenbildender Mineralstoffe zurück, daher kann der Dinkel als neutrales Lebensmittel eingestuft werden. Dinkel sorgt durch den Kaliumanteil für eine moderate Anregung der Nierentätigkeit und damit gleichzeitig für eine Entgiftung wasserlöslicher Abbauprodukte.

Stabiles Immunsystem und gute Nerven

Die Vitamine der B-Gruppe sind an der Funktion des Gehirns, der Nerven und der Muskeln und an der Stabilisierung des Immunsystems beteiligt. Die Zusammensetzung der Aminosäuren sorgt für eine gute Versorgung der Muskulatur. Hildegard von Bingen sprach davon, dass Dinkel einen »frohen Sinn und Freude im Gemüt des Menschen« mache. Und tatsächlich wirkt die Aminosäure Tryptophan leicht stimmungsaufhellend, beruhigend sowie gewichtsreduzierend.

HINWEISE

Einkorn, Emmer, Weizen und Dinkel zählen zu den glutenhaltigen Nahrungsmitteln, welche die Symptome einer Zöliakie hervorrufen bzw. verschlechtern können.

Der Verzehr von Dinkel ruft allerdings deutlich seltener Unverträglichkeiten bzw. Allergien hervor als Weizen. Vermutlich spielt die Glutenzusammensetzung eine Rolle, da Dinkel eine andere Eiweißsequenz aufweist.

Für Weizenallergiker kommen jedoch nur ungekreuzte Dinkelsorten wie Oberkulmer Rotkorn, Schwabenkorn, Bauländer Spelz und Franckenkorn infrage, da gekreuzte Dinkelsorten ein weitaus höheres Allergiepotenzial haben.

REZEPT

Dinkelbrot

Zutaten
1 kg Dinkelmehl (Vollkorn)
2 gehäufte TL Salz
1 gehäufter TL Brotgewürz, gemahlen
(Anis, Fenchel, Kümmel, Koriander)
¾ l Wasser
40 g Hefe

Zubereitung
Das Dinkelmehl in einer großen Schüssel mit dem Salz und den Gewürzen vermengen. Die in lauwarmer Milch aufgelöste Hefe hinzugeben und alles zu einem Teig verrühren. Nach und nach das Wasser hinzugießen und den Teig gut durchkneten. Den Teig mit etwas Mehl von der Schüssel lösen und unter einem feuchten Handtuch etwa 90 min an einem warmen Ort gehen lassen. Den Teig nochmals durchkneten, zu einem Brot formen oder in ein Brotkörbchen geben. Noch einmal mindestens 30 min zugedeckt an einem warmen Ort gehen lassen. Die Oberfläche mit einem Messer mehrfach einritzen und mit Milch bestreichen. Im vorgeheizten Backofen (200–220 °C bei Ober-/Unterhitze) ungefähr 50 min backen.

ERBSE

PISUM SATIVUM

Die Erbse steht hier stellvertretend für weitere Hülsenfrüchte wie Bohnen oder Linsen. Gartenerbsen, auch Saaterbsen oder Speiseerbsen genannt, sind alte Nutzpflanzen. Die typischen grünen Schoten enthalten bis zu zehn Samen. In alten Zeiten waren sie Grundnahrungsmittel, weil sich die Samen trocknen und über Jahre aufbewahren lassen. Neben hochwertigem Eiweiß enthalten Erbsen viel resistente Stärke. Der glykämische Index von Erbsen ist niedrig. Dies sorgt für einen langsamen Blutzuckeranstieg.

WERTGEBENDE INHALTSSTOFFE

Frische Gartenerbsen enthalten pro 100 g rund 14 g Kohlenhydrate (davon 6 g Zucker), 5 g Ballaststoffe, 6,6 g Eiweiß sowie Mineralstoffe (Kalium, Magnesium, Kalzium), Provitamin A, Karotinoide (Lutein, Zeaxanthin), B-Vitamine, Vitamin C, E und K, Saponine, Lektine, Phytosterine, Phytinsäure, Purine, Polyphenole, Flavonoide und in den Schalen Gerbstoffe.

BENEFITS BEI DIABETES MELLITUS

Niedriger Blutzucker durch resistente Stärke
Den mengenmäßig größten Anteil liefern die Kohlenhydrate und große Mengen an resistenter Stärke. Sie entfalten eine ähnliche Wirkung wie Ballaststoffe und bewirken gleichzeitig einen langsamen Anstieg des Blutzuckerspiegels. Der glykämische Index von frischen Erbsen liegt bei 35. Dadurch entstehen weniger Heißhungerattacken und eine lange Sättigung; das Körpergewicht kann sich im Normalbereich einpendeln.

Die enthaltene Stärke wird zum Teil von Darmbakterien fermentiert, wodurch sich das Milieu im Darm und insgesamt die Darmgesundheit bessern. Einziger Nachteil: Beim Fermentierungsprozess entstehen Darmgase. Bestimmte Kräuter und Gewürze wirken jedoch der blähenden Wirkung von Hülsenfrüchten entgegen und verleihen durch ihr einzigartiges Aroma den Gerichten einen tollen Geschmack. Am besten bereiten Sie Hülsenfrüchte mit folgenden Kräutern zu: Bohnenkraut, Kümmel, Fenchel, Majoran, Anis oder Kreuzkümmel.

Forschende gehen davon aus, dass auch weitere Inhaltsstoffe der Erbse wie Phytinsäure, Lektine und Polyphenole den Blutzuckerspiegel und die Insulinreaktion positiv beeinflussen können. Damit sind Erbsen besonders gut für die Ernährung bei Diabetes mellitus geeignet.

Gute Eiweißquelle
Die wertgebende Komponente aller Hülsenfrüchte und damit auch der Erbse ist der hohe Eiweißanteil. Das macht sie nicht nur für Vegetarier zu einem kostengünstigen und vollwertigen Proteinlieferanten. Allerdings ist die biologische Wertigkeit von pflanzlichem Eiweiß nicht ganz so hoch wie bei der tierischen Alternative Fleisch. Um die biologische Wertigkeit zu erhöhen, können Hülsenfrüchte mit Ei oder Getreide kombiniert werden.

Bessere Blutfettwerte
Der regelmäßige Verzehr von Hülsenfrüchten führt zu einer Senkung von LDL- und Gesamtcholesterin. Erhöhte Cholesterinwerte sind ein Hauptgrund für Erkrankungen des Herz-Kreislauf-Systems – eine häufige Folge von Langzeitdiabetes. Schon 130 g pro Tag genügen, um die Werte um 5% zu senken.

Erbsen und andere Hülsenfrüchte können in die tägliche Ernährung integriert werden, beispielsweise als Erbsenpüree anstelle der gewohnten Nudel- oder Kartoffelvariationen, als Brotaufstrich, als Salatbestandteil oder als Knabberei zwischendurch.

HINWEISE

Wegen des relativ hohen Puringehalts sollten Erbsen bei Gicht (Hyperurikämie) nur in kleinen Mengen verzehrt werden. Bei Menschen mit empfindlichem Darm können Erbsen unangenehme Blähungen verursachen.

REZEPTE

Erbsensalat mit Avocado und Minze

Zutaten für 2 Personen
250 g frische Erbsen
1 kleine Avocado
1–2 EL Olivenöl
1 Spritzer Zitronensaft
Salz und Pfeffer
frische Minzblätter

Zubereitung
Die Erbsen bissfest dünsten und abkühlen lassen. Die Avocado schälen und in Würfel schneiden. Erbsen und Avocadowürfel in eine Schüssel geben, mit Olivenöl, Zitronensaft, Salz und Pfeffer abschmecken, fein gehackte Minze darüberstreuen.

Grüne Erbsensuppe

Zutaten für 2 Personen
300 g grüne Erbsen, frisch oder tiefgekühlt
1 Zwiebel
1 EL Pflanzenöl
½ l Gemüsebrühe
einige Spritzer Zitronensaft
Salz, Pfeffer, Muskatnuss
frische Minzblätter

Zubereitung
Zwiebel schälen und klein schneiden. Öl in einem Topf erhitzen, die Zwiebel darin andünsten. Erbsen dazugeben und das Ganze mit Brühe auffüllen. Die Suppe aufkochen und rund 10 min bei schwacher Hitze köcheln lassen. Sind die Erbsen weich, mit dem Pürierstab oder mit dem Mixer alles sehr fein pürieren. Frische Minzblätter fein hacken, zusammen mit dem Zitronensaft zur Erbsensuppe geben und abschmecken.

GRANATAPFEL

PUNICA GRANATUM

Granatapfelbäume sind alte Kulturpflanzen. Ihre Früchte sind vor allem in der orientalischen Küche beliebt. An sonnigen, warmen und windgeschützten Standorten können sie als Kübelpflanze gezogen auch bei uns überwintern. Die Römer bezeichneten die rotbackige Frucht nach den Karthagern (= Puniern) als »Punischen Apfel«, und der Artname »granatum« bedeutet so viel wie »kernreich«.

In der fernöstlichen Medizin sind Granatäpfel schon lange ein großes Heilmittel. Forschende der Neuzeit entdecken ein immer größeres Wirkspektrum dieser paradiesischen Frucht. Aufgrund der Ergebnisse einer Vielzahl von experimentellen Studien kann der Granatapfel in Bezug auf seine Wirkung durchaus als Jungbrunnen bezeichnet werden.

Mittlerweile gehören Granatäpfel zum Standardsortiment gut sortierter Supermärkte. Granatäpfel haben ungefähr von September bis Februar

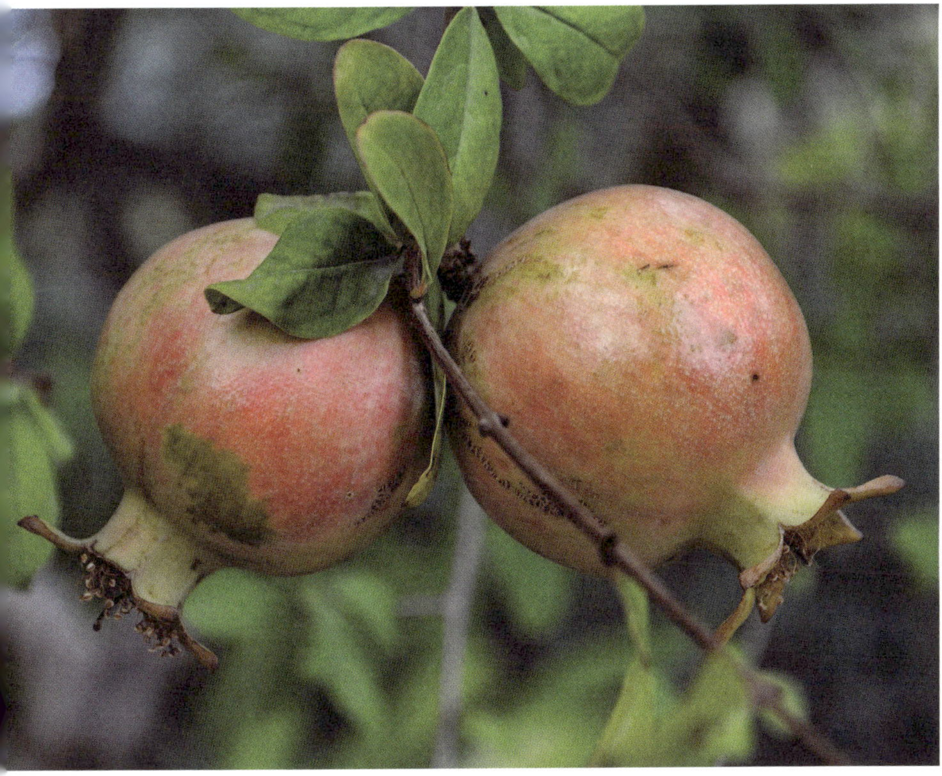

Saison. Die bei uns im Handel erhältlichen Früchte kommen zumeist aus Mittelmeerländern, unter anderem aus der Türkei, Spanien und Israel. Da Granatäpfel nicht nachreifen, werden sie reif geerntet.

WERTGEBENDE INHALTSSTOFFE

Granatäpfel enthalten rund 80 % Wasser, kaum Proteine und Fett, dagegen bis zu 17 % Kohlenhydrate (Mannit, Maltose, Fruktose, Glukose), Ballaststoffe, Inulin und Pektin. Granatapfelsamen enthalten verschiedene Fruchtsäuren und einige Vitamine, besonders viel Vitamin C, daneben B-Vitamine, Karotinoide, Alkaloide, Gerbstoffe, Flavonoide, Mineralstoffe (Kalium, Eisen) sowie eine Östrogenvorstufe und zahlreiche Polyphenole (vor allem Anthozyane, Tannine, Ellagsäure, Gallussäure).

BENEFITS BEI DIABETES MELLITUS

Antidiabetische Eigenschaften
In mehreren Humanstudien wurde die antidiabetische Wirkung von Granatapfel untersucht. Auch wenn Granatapfelsaft relativ viele Kohlenhydrate enthält, entfaltet er bei Menschen mit Diabetes mellitus, in Maßen genossen, eine günstige Wirkung. Im Granatapfel sind die natürlichen Zuckermoleküle zum großen Teil an antioxidative Polyphenole gebunden. Merkbare positive Effekte treten bereits bei der täglichen Einnahme von 5 g Granatapfelkernpulver oder dem Konsum von 50 bis 200 ml Granatapfelsaft (1:5 verdünnt) auf.

Gefäßschützende Wirkung
Früchte und Samen sind reich an zahlreichen bioaktiven Verbindungen, daher ist das wissenschaftliche Interesse an dieser Pflanze in den letzten Jahren stetig gewachsen.

Klinische Studien haben gezeigt, dass die tägliche Einnahme von Granatapfelsaft den Bluthochdruck lindert und Arteriosklerose beim Menschen bessert. Bereits der Konsum von 200 ml (ungesüßtem) Granatapfelsaft pro Tag, über einen Zeitraum von 6 Wochen getrunken, kann den Blutdruck merklich senken.

Für die gefäßschützende Wirkung werden Polyphenole, einschließlich Anthozyanen und Tanninen, Ellagsäure und Gallussäure verantwortlich gemacht, die obendrein noch entzündungshemmende, antioxidative und cholesterinsenkende Eigenschaften haben.

HINWEISE

Im Allgemeinen ist die Frucht gut verträglich. Frucht oder Samen können Allergien auslösen, insbesondere bei Menschen mit Allergien gegen andere Nahrungspflanzen. Wegen der blutdrucksenkenden Wirkung könnte es Wechselwirkungen mit Arzneimitteln zur Senkung des Blutdrucks geben. Interaktionen sind auch mit Warfarin (einem Medikament zur Vorbeugung und Therapie von Thrombosen) möglich.

REZEPT

Granatapfelsalat

Zutaten für 2 Personen
2 Granatäpfel
100 g Blattsalat, gemischt
1 säuerlicher Apfel
1 Handvoll Walnusskerne
Für die Marinade
1 EL Honig
1–2 EL Apfelessig
6 EL Olivenöl
Salz, Pfeffer

Zubereitung
Die Zubereitung frischer Granatäpfel erfordert etwas Geschick. Ich empfehle, die hartschalige Frucht zu halbieren. Die Samen lösen sich gut, wenn man die Fruchthälften zunächst gegen den Rand einer Schüssel klopft und diese anschließend nochmals kräftig mit der Hand zusammendrückt, um auch die übrigen Kerne zu lösen. Austretenden Saft in der Schüssel auffangen.

Den Blattsalat auf zwei Teller verteilen. Den Apfel entkernen und in dünne Spalten schneiden und mit den Walnusskernen über den Salat geben. Anschließend die Samen eines Granatapfels darüberstreuen. Aus dem Granatapfelsaft, Honig, Apfelessig, Olivenöl, Salz und Pfeffer eine Marinade herstellen und kurz vor dem Verzehr über den Salat gießen.

HANDELSPRÄPARATE

Bio Granatapfel-Extrakt Vita (Cellavita), Schoenenberger naturreiner Granatapfel-Muttersaft (Salus Pharma)

HAFER

AVENA SATIVA

Hafer ist ein Süßgetreide, das vermutlich aus dem Nahen Osten stammt. Zunächst wuchs er nur als Beikraut in Getreidefeldern und ging bei uns erst vor etwa 2000 Jahren als Saat-Hafer in Kultur. Hafer kommt gut mit feuchten und kühlen Standorten zurecht, wächst einjährig und erreicht eine Wuchshöhe von bis zu 1 m. Spelzen umgeben das eigentliche Korn.

Mit Hafer den Blutzucker senken, geht das? Der deutsche Internist Carl von Noorden baute 1895 die erste Fachklinik für Zuckerkranke. Zweieinhalb Jahrzehnte vor Einführung des Insulins empfahl Noorden Hafertage, um die Zuckerkrankheit in den Griff zu bekommen. Seine Haferkur geriet jedoch mit der bahnbrechenden Entdeckung des Insulins zwischenzeitlich in Vergessenheit. Heute besinnen sich immer mehr Diabetologinnen, Internisten und Kardiologinnen auf diese einfache und wirkungsvolle Methode, die nicht nur durch zahlreiche Erfahrungsberichte aus der Praxis, sondern auch durch wissenschaftliche Studien bestätigt wurde.

WERTGEBENDE INHALTSSTOFFE

Das Haferkorn enthält pro 100 g rund 55 g Kohlenhydrate (davon 1,3 g Zucker), 12–24 g Eiweiß, 10 g Ballaststoffe, je nach Sorte 7–18 g Fett (mit einem Anteil ungesättigter Fettsäuren von 70 bis 80 %). Darüber hinaus beinhaltet es Mineralstoffe und Spurenelemente (Kalium, Magnesium, Kalzium, Eisen, Zink, Mangan, Kieselsäure), die Vitamine B_1, B_2, B_3, B_5, B_6, Folsäure, Vitamin E, Phytinsäure sowie bis zu 4,5 g Beta-Glukane und Saponine.

BENEFITS BEI DIABETES MELLITUS

Hafertage zur Blutzuckerkontrolle

Hafer vereint mehrere Vorteile: Die Flocken schmecken gut, sättigen nachhaltig und sind reich an Vitamin B_1, Magnesium und pflanzlichem Protein. Für Personen mit Diabetes mellitus ist insbesondere ein langsamer Anstieg des Blutzuckerspiegels von Bedeutung. Kohlenhydrathaltige Le-

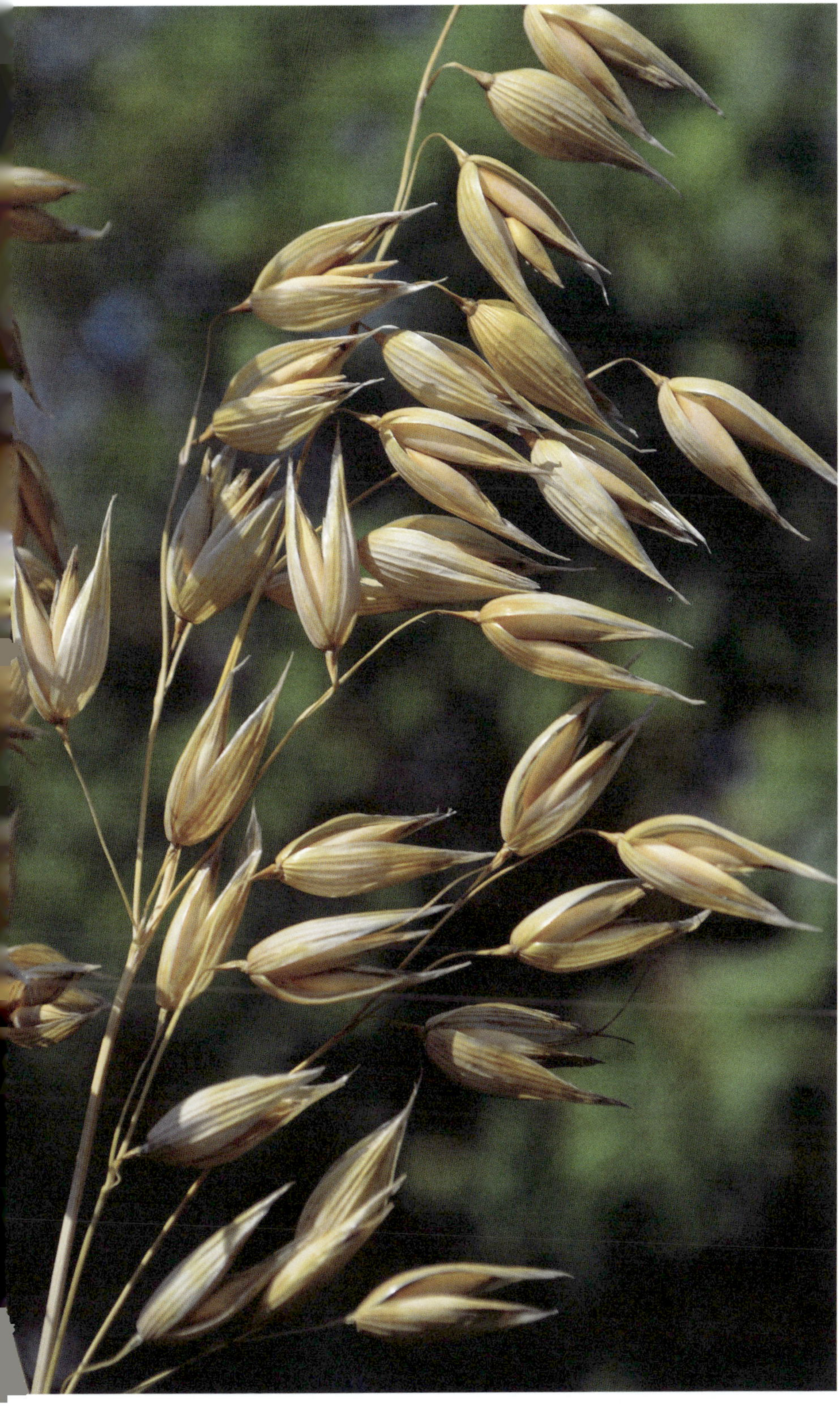

bensmittel mit einer niedrigen glykämischen Last (die von Hafer liegt bei 9) gewährleisten relativ konstante Blutzuckerspiegel.

Zwischengeschaltete Hafertage haben sich im Ernährungsplan von Diabetikerinnen und Diabetikern als besonders nützlich erwiesen. Dies ist eine einfache Methode zur Senkung der Blutzuckerwerte, zur Verringerung der Insulinresistenz und somit zur Erhöhung der Insulinsensitivität. Wissenschaftliche Studien und Erfahrungen aus der Praxis bestätigen die Verringerung der Insulinzufuhr nach Hafertagen.

Natürliche Beta-Glukanquelle

Beta-Glukane (siehe auch Seite 230) sind in mehreren Getreidesorten, so auch im Hafer enthalten. Diese Stoffe stellen ernährungsphysiologische Schlüsselsubstanzen dar und kommen in den Zellwänden des Haferkorns vor. Von dem Ballaststoffanteil von 10 g in 100 g Haferflocken entfallen rund 4,5 g auf Beta-Glukane.

Sie entfalten eine Reihe von physiologischen Wirkungen auf den Verdauungstrakt und den Stoffwechsel. Hier ist nicht nur die Senkung des Blutzuckerspiegels zu nennen, auch die Bindung von Gallensäuren ist wichtig. Diese werden ausgeschieden und müssen vom Organismus neu hergestellt werden, was zur Senkung des Cholesterinspiegels führt.

Wissenschaftliche Studien kommen zu dem Schluss, dass eine hohe Verzehrmenge von Ballaststoffen und Beta-Glukanen unter anderem das Risiko für Bluthochdruck, Fettstoffwechselstörungen und die koronare Herzkrankheit verringern und gleichzeitig das Immunsystem stärken kann.

HINWEISE

Wichtig bei Zöliakie: Hafer enthält von Natur aus kein Gluten. Durch den Anbau oder auch in der Lieferkette kann es jedoch zu Verunreinigungen durch glutenhaltige Getreidesorten wie Weizen, Dinkel oder Gerste kommen.

Bitte besprechen Sie bei Langzeitdiabetes oder starken Blutzuckerschwankungen mit dem betreuenden Arzt oder Ihrer Ernährungsberaterin Ihr Vorhaben, einen intensiven Hafertag durchzuführen. Eventuell muss die Medikamentendosis angepasst werden. Die Blutzuckerwerte sollten engmaschig, mindestens jedoch 7-mal pro Tag gemessen werden. Je nach Zustand können 2 bis höchstens 3 Hafertage aufeinander folgen, die 1-mal pro Woche oder 1–4-mal pro Monat stattfinden können.

Intensiver Hafertag – kalorienreduziert auf rund 1000 kcal

Zutaten für den gesamten Tag
225 g Haferflocken, zart und/oder kernig
1,5 l Flüssigkeit (Wasser oder Gemüsebrühe)
Mandeln, (säuerlicher) Apfel oder Kräuter und Zitronensaft

Die angegebene Haferflockenmenge bezieht sich auf den gesamten Tag. Zur Wahl stehen zarte oder kernige oder eine Mischung aus zarten und kernigen Haferflocken. Die Flüssigkeitsmenge für die Haferspeisen pro Tag beträgt ungefähr 1,5 l, verwendet werden kann Wasser oder selbstgekochte Gemüsebrühe. Zum Abschmecken sind Kräuter und Zitronensaft erlaubt, jedoch kein Salz, Zucker oder süßes Obst.

Zubereitung

Frühstück
75 g Haferflocken mit 500 ml Wasser und etwas Zimt aufkochen, 10 g gehobelte Mandeln unterrühren. Alternativ: Die Haferflocken mit 500 ml Wasser aufkochen und 25 g geriebenen Apfel (säuerliche Sorte wie Boskop) unterrühren.

Mittagessen
75 g Haferflocken in 500 ml Gemüsebrühe aufkochen, nach Belieben Kräuter (Schnittlauch, Petersilie, Kerbel, Kresse oder auch 50 g kleingeschnittenen Lauch oder Brokkoli) zugeben.

Abendessen
75 g Haferflocken in Flüssigkeit (wahlweise Rezept Frühstück oder Mittagessen).

HAGEBUTTE/WILDROSE

ROSA CANINA

Die Mutter aller Rosen ist die Wild- oder Hundsrose. Die schöne Wilde bildet mit ihren überhängenden Zweigen gerne Hecken und wächst vom Tiefland bis in höhere Lagen. Sie ist sehr robust und eine Meisterin der Anpassungsfähigkeit – alles Eigenschaften, die auch für uns Menschen von Vorteil sind. Im Herbst entwickelt sie Früchte mit einer auffallend roten Schale, die Hagebutten. Dank einer hohen Konzentration an Vitalstoffen haben Hagebutten ausgeprägte Heilkräfte.

WERTGEBENDE INHALTSSTOFFE

Hagebutten enthalten zahlreiche bioaktive Verbindungen wie Vitamin C und B, Karotin und Lykopin, organische Säuren (Apfel- und Zitronensäure), Flavonoide (Anthozyane), Tannine, Galaktolipide, Monosaccharide, Oligosaccharide und Pektine.

BENEFITS BEI DIABETES MELLITUS

Schutz vor freien Radikalen

Schon unsere Großmütter verordneten die gesunden roten Schalen präventiv, auch bei Erkältung, grippalen Infekten, bei Vitamin-C-Mangelerkrankungen und allgemein zur Steigerung der Abwehrkräfte.

Der Vitamin-C-Gehalt von Hagebutten ist enorm und beträgt je nach Standort und Reife bis zum 20-Fachen einer Zitrone. Des Weiteren enthalten Hagebutten viele weitere bioaktive Stoffe. Damit haben sie eine ausgeprägte antioxidative Wirkung. Sie verbessern die Sauerstoffversorgung der Körperzellen, bieten Schutz vor freien Radialen und regen den Körper dazu an, mehr Antikörper (Immunglobuline) als Reaktion auf Krankheitserreger zu bilden.

Ihr antientzündliches Potenzial haben die Früchte bereits in mehreren Studien zu rheumatischen Erkrankungen wie Arthritis oder Arthrose unter Beweis stellen können. Hierfür werden Galaktolipide und Vitamin C verantwortlich gemacht.

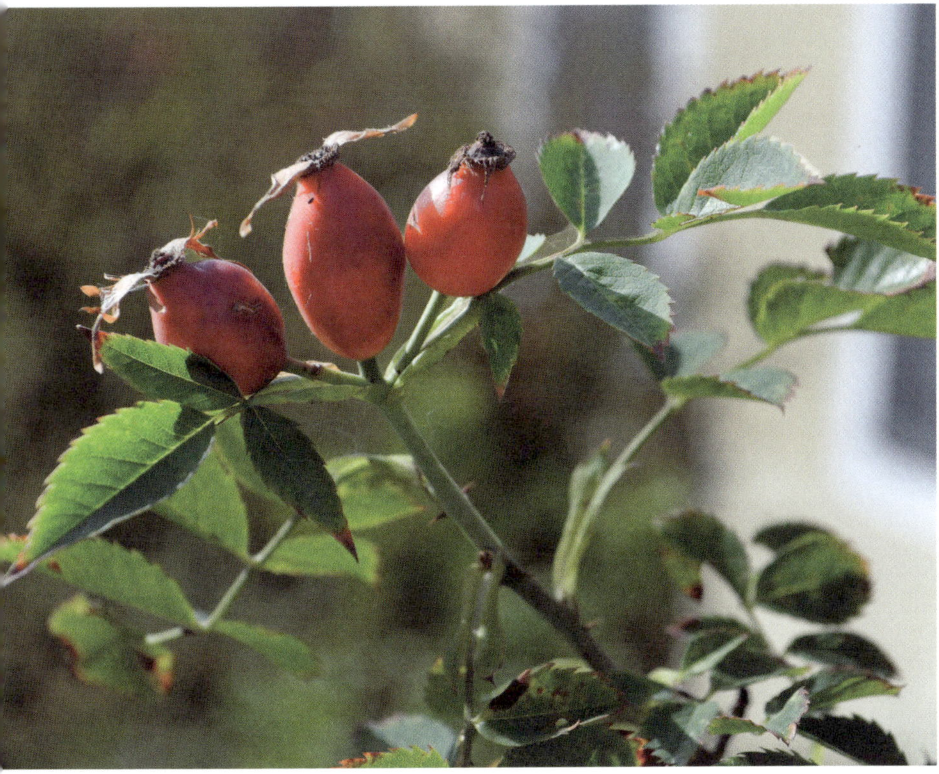

Antidiabetisches Potenzial

Eine der Hauptursachen für Diabetes mellitus ist die mangelnde Leistungsfähigkeit der Beta-Zellen der Bauchspeicheldrüse. Erste Studien, in denen die Teilnehmenden 3 Monate mit einem Extrakt aus Hagebuttenpulver behandelt wurden, deuten darauf hin, dass der Hagebuttenextrakt bei Typ-2-Diabetes den Nüchternblutzucker senken kann.

Bekannt ist, dass Polyphenole und Flavonoide zu den natürlichen Antidiabetika gehören. Sie haben die Fähigkeit, sich an Proteine zu binden, die eine hemmende Wirkung auf kohlenhydratspaltende Enzyme haben.

Mein persönlicher Tipp: Bis die Studienlage eindeutig ist, würde ich »Omas Superfood« allemal mit in den Speiseplan integrieren.

Einfluss auf die Herz-Kreislauf-Funktion

Die vielseitige Rosenfrucht hat Einfluss auf den gesamten Stoffwechsel. Dazu zählen auch cholesterin- und blutdrucksenkende Effekte. Insbesondere übergewichtige Personen mit Diabetes mellitus haben ein großes Risiko, Herz-Kreislauf-Erkrankungen zu entwickeln.

Da in Tierversuchen bereits vielversprechende Ergebnisse mit Hagebutten erzielt wurden, untersuchten Forschende die Wirkung von Hagebuttensaft bei Menschen mit Übergewicht und beeinträchtigter Glukosetoleranz. Sie tranken 6 Wochen täglich einen halben Liter Hagebuttensaft. Durchschnittlich sanken der LDL-Cholesterinwert um 6 % und der systolische Blutdruck um 4 mmHg. Zusammengenommen bedeutet das eine Risikominderung für Herz-Kreislauf-Erkrankungen von 17 %. Andere Studien berichten von erniedrigten Triglyzerid- und Leberlipidspiegel nach Einnahme von Hagebuttenextrakten.

Da die Zufuhr von täglich einem halben Liter Hagebuttensaft im Alltag kaum durchzuführen ist, würde ich zu kleineren Mengen über einen längeren Zeitraum raten.

HINWEISE

Zubereitungen der Hagebutte sind sehr gut verträglich. Es sind keine unerwünschten Nebenwirkungen und Gegenanzeigen bekannt. Sehr selten kann es zu allergischen Reaktionen kommen. Eine schonende Verarbeitung ist bei der Herstellung von Hagebuttenpulver unerlässlich, da die wertvollen Galaktolipide bereits bei Temperaturen oberhalb von 42 °C zerfallen.

REZEPTE

Hagebuttenpulver – selbst hergestellt

Gesammelte Hagebutten der Länge nach aufschneiden und von Kernen, Blüten- und Stielansatz befreien. Die Früchte waschen und mit einem Tuch abreiben, um die juckenden Härchen zu entfernen. Die Fruchtschalen auf einem Tuch ausbreiten und für 48 h trocknen lassen, anschließend mit einem leistungsstarken Mixer zerkleinern. Erneut ausbreiten, nochmals trocknen lassen und erst dann in Schraubgläser füllen. Wenn das Pulver gut durchgetrocknet ist, ist es bis zur nächsten Ernte haltbar.

Das Pulver über Müsli streuen oder in Getränke und Smoothies einrühren. Es sollte nicht erhitzt werden, da ansonsten hitzeempfindliche Inhaltsstoffe verloren gehen.

Tipp: Pragmatiker pflücken im Herbst einfach die roten Hagebutten vom Strauch und essen die Hagebutten (nach dem Entkernen) über mehrere Wochen roh und gut durchgekaut.

Hagebuttensaft – zuckerarm

Zutaten (ergibt rund 1,25 l Saft)
1 kg Hagebutten
1 l Wasser
etwas Zucker zum Abschmecken

Zubereitung
Hagebutten waschen, Stiel- und Blütenansätze entfernen. Die Früchte so lange bei mäßiger Hitze in Wasser kochen, bis sie weich sind. Anschließend den Saft durch ein engmaschiges Sieb gießen, damit Haut und Kerne zurückbleiben. Zum Schluss mit wenig Zucker abschmecken (kann auch ganz weggelassen werden) und sofort heiß in saubere Flaschen abfüllen.

HANDELSPRÄPARATE

Bio Hagebuttenpulver ganze Frucht mit Schale & Samen aus Chile (Sunday Natural), Hagebutten Pulver (PlantaVis), Hagebuttenschalen ohne Samen (Bombastus), Hagebutten lose (Sonnentor), Bio-Hagebutten Vitalsaft (Kräuterhaus Sanct Bernhard

KAKAO/KAKAOBAUM

THEOBROMA CACAO

Mayas und Azteken betrachteten Kakao als ein Geschenk der Götter – und noch heute betört er uns mit seinem vollmundigen Geschmack. Die rohe Kakaobohne wird manchmal auch als Superfood bezeichnet. Sie enthält einige heilwirksame Stoffe, etwa Polyphenole, Magnesium und Eisen. Schokolade mit einem hohen Kakaoanteil macht nicht nur glücklich, sondern senkt auch den Blutdruck, schützt die Gefäße und hält uns geistig aktiv. Doch nur unverarbeiteter Kakao ohne raffinierten Zucker hat diese Schutzwirkung.

WERTGEBENDE INHALTSSTOFFE

Mehr als 300 Aromastoffe sollen im Kakao enthalten sein, die sich im Wesentlichen erst durch den Röstvorgang und eine anschließende Fermentation bilden. Kakao enthält einen hohen Anteil an Kakaobutter. Diese wiederum enthält verschiedene Fettsäuren, darunter Palmitin-, Stearin-, Öl- und Linolsäure. Die Kakaobohne besteht zu etwa 11% aus Eiweiß (unter anderem der essenziellen Aminosäure Tryptophan) und beinhaltet reichlich Polyphenole, Gerbstoffe, Mineralstoffe (Kalium, Magnesium, Kalzium), B-Vitamine (Vitamin B_1, B_2, B_6) und auch die Alkaloide Theobromin und Koffein.

BENEFITS BEI DIABETES MELLITUS

Genuss ohne Reue

Menschen mit Prädiabetes und Diabetes mellitus dürfen Schokolade genießen und in Maßen naschen. Sie sollten jedoch Milchschokolade oder weiße Schokolade durch solche mit einem hohen Kakaoanteil von über 70% ersetzen, denn der Anteil an Polyphenolen entscheidet über den gesundheitlichen Nutzen.

Kakao und Flavonole verbessern die Regulation des Blutzuckerspiegels (Glukosehomöostase), indem sie die Kohlenhydratverdauung und -aufnahme im Darm verlangsamen. Außerdem verbessern sie die Insulinsensitivität, indem sie den Transport von Zucker in Leber und Fettgewebe regulieren.

Durch die antioxidative und die entzündungshemmende Wirkung von Kakao wird auch eine positive direkte oder indirekte Wirkung auf diabetische Nervenschäden (diabetische Neuropathie) vermutet.

Schutz für Herz und Gefäße

Die Flavonoide im Kakao können die Häufigkeit von Schlaganfall und Herzinfarkt deutlich senken. Ein erhöhter Gesamtcholesterinspiegel wird reguliert, gleichzeitig erhöht sich der Anteil an (»gutem«) HDL-Cholesterin, das Thromboserisiko und der Blutdruck sinken.

Der verbesserte Blutfluss wirkt sich auch auf die Gehirnleistung aus. Das Erinnerungsvermögen verbessert sich, und Krankheiten wie Alzheimer-Demenz wird vorgebeugt.

Insbesondere die Flavonole aus der Gruppe der Polyphenole führen zu einer Entspannung der Blutgefäße, modulieren Entzündungsmarker und verringern das Zusammenkleben von Blutplättchen.

Der Verzehr von ein bis zwei Riegeln (20–35 g) dunkler Schokolade mit einem Kakaoanteil von über 70% und einem hohen Anteil an Flavonolen kann demnach das Herz-Kreislauf-System unterstützen, das Risiko von Herzinfarkt und Schlaganfall verringern und gleichzeitig die Insulinresistenz verbessern und das Immunsystem schützen.

Abnehmen mit Schokolade?

Schokolade an sich hilft nicht beim Abnehmen. Auch hier gilt: Je höher der Kakaogehalt, desto besser. Die enthaltenen Bitterstoffe in dunklen Schokoladen zügeln den Appetit.

Studien bestätigen, dass sich durch regelmäßigen Konsum schneller ein Sättigungsgefühl einstellt und sich der Appetit verringert. Wie viel Sie von der energiereichen Schokolade am Tag zu sich nehmen können, hängt von verschiedenen Faktoren ab.

Studienteilnehmende mit Übergewicht erhielten täglich etwas mehr als 30 g dunkle Schokolade über einen Zeitraum von 4 bis 8 Wochen und beobachteten positive Effekte.

HINWEISE

Schokolade ist energiereich, und ein übermäßiger Verzehr kann auch negative gesundheitliche Auswirkungen und eine Gewichtszunahme zur Folge haben. Abgesehen vom hohen Nährwert enthält Schokolade außerdem stimulierende Substanzen wie Theobromin und Koffein. Kakao und Kakaoprodukte können bei empfindlichen Menschen mit Histaminintoleranz allergische Reaktionen mit Hautmanifestationen und Migräne hervorrufen.

REZEPT

Haferkekse mit dunkler Schokolade

Zutaten
160 g Haferflocken
2 reife Bananen (als Zuckerersatz)
2 EL Mandelmus
2 EL Chiasamen
30 g dunkle Schokolade, gehackt

Zubereitung
Backofen auf 180 °C vorheizen. Backblech mit Backpapier auslegen. Bananen mit einer Gabel zerdrücken, mit Haferflocken, Mandelmus, Chiasamen und Schokoladenstücken mischen. Teig mit einem Löffel portionieren und im vorgeheizten Backofen auf mittlerer Schiene für 20 min goldgelb backen.

KAMUT/KHORASAN-WEIZEN

TRITICUM TURANICUM × POLONICUM

Khorasan-Weizen ist auch als Kamut bekannt, wobei es sich bei Kamut um ein eingetragenes und geschütztes Warenzeichen und nicht um eine alte Weizenart handelt. Khorasan-Weizen ist eine natürliche Hybride zwischen Hartweizen und einer Weizenwildform und hat seinen Ursprung im

Nordosten Irans. Bob Quinn, ein Farmer und Bio-Pionier aus Montana, hat für das natürlich belassene Getreide das Warenzeichen Kamut® eintragen lassen. Die Marke wurde geschaffen, um die außergewöhnlichen Eigenschaften des alten Khorasan-Weizens zu schützen und zu bewahren. Kamut-Körner sind weder gekreuzt noch gentechnisch verändert und werden ausschließlich ökologisch angebaut.

WERTGEBENDE INHALTSSTOFFE

Der satt goldene Khorasan-Weizen ist eine hervorragende Quelle für Karotinoide, Ballaststoffe, Zink, Phosphor, Magnesium, Vitamin B_1 und B_3. Außerdem beinhaltet er eine hohe Menge an Mineralstoffen sowie die Spurenelemente Selen, Kupfer, Mangan und Molybdän. Im Vergleich zu herkömmlichem Weizen ist er reicher an Eiweiß (bis zu 40 %), ungesättigten Fettsäuren, Vitaminen, Mineralstoffen und Polyphenolen.

BENEFITS BEI DIABETES MELLITUS

Rundum gesund
In einer 8-wöchigen, kleineren Studie wurde untersucht, ob sich durch den Konsum von Khorasan-Weizen eine günstige Beeinflussung von Glukose-, Insulin-, Lipid- und Entzündungsfaktoren ergibt. Die Kontrollgruppe konsumierte stattdessen Produkte aus Bio-Weizen. Tatsächlich verbesserte sich das metabolische Risikoprofil in der Khorasan-Weizen-Gruppe gegenüber dem der Kontrollgruppe: Gesamt- und LDL-Cholesterin reduzierten sich im Durchschnitt um –3,7 % beziehungsweise –3,4 %, Insulin um –16,3 % und der Blutzuckerspiegel um –9,1 %. Ebenso kam es zu einer Verringerung freier Radikale (reaktiver Sauerstoffspezies) und zu einer Steigerung der gesamten antioxidativen Kapazität von rund 6,3 %. Schlussfolgerung: Die Verwendung von Khorasan-Weizen hat aus ernährungsphysiologischer Sicht durchaus Vorteile.

Vermutlich ist dies dem Zusammenspiel von antioxidativen und entzündungshemmenden Polyphenolen, dem hohen Gehalt an Karotinoiden, Vitaminen und Mineralstoffen in Khorasan-Weizen zu verdanken, die zur Aufrechterhaltung eines normalen Blutzuckers und zum Schutz vor oxidativem Stress beitragen.

Einziger Nachteil: Produkte aus Kamut sind im Handel deutlich teurer als Produkte aus herkömmlichem Weizen. Mehrkosten ergeben sich sowohl durch den biologischen Anbau und die geringeren Erträge als auch durch Lizenzgebühren.

HINWEISE

Wie alle Weizenarten enthält Khorasan-Weizen das Klebereiweiß Gluten. Für Personen mit Zöliakie ist er zum Verzehr daher ungeeignet. Wer jedoch eine Weizensensitivität hat, kann es durchaus mit dem Khorasan-Weizen probieren. Der Urweizen ist bekömmlicher als Hart- und Weichweizen.

REZEPT

Kamut-Vollkornbrot

Zutaten
500 g Kamut-Mehl, frisch gemahlen
75 g Kamut-Sauerteig
12 g Salz
nach Belieben Brotgewürze, ganz oder gemahlen
(Anis, Koriander, Fenchel)

Zubereitung
Alle Zutaten in einer Küchenmaschine mit Knethaken oder von Hand zu einem gleichmäßigen Teig verkneten. Der Teig ist fertig, wenn er sich leicht vom Schüsselrand lösen lässt. Den Teig mehrmals mit der Hand dehnen und falten und dann in eine Schüssel legen. Mit einem feuchten Tuch abdecken und mehrere Stunden bei Raumtemperatur gehen lassen. Den Teig aus der Schüssel holen und vorsichtig zu einer Kugel wirken. Darauf achten, dass möglichst wenig vom Gas entweicht. Anschließend die Kugel eine weitere Stunde in einem gut bemehlten Gärkörbchen gehen lassen.

Den Backofen auf 250 °C vorheizen. Ein Blech mit Wasser in den untersten Einschub schieben. Das Brot auf ein zweites Backblech legen und für 7 min backen, dann den Backofen auf 230 °C runterregeln und weitere 30 min backen. So wird die Kruste schön braun und knusprig.

HANDELSPRÄPARATE

Kamut (Ganzkorn), Kamut-Mehl, -Flocken, -Grieß (Reformhäuser, Naturkostläden, Mühlen

KICHERERBSE

CICER ARIETINUM

Gesund und proteinreich – so lassen sich die Eigenschaften von Kichererbsen am besten zusammenfassen. Im Rohzustand sind sie ungenießbar, das enthaltende giftige Phasin zerfällt erst beim Kochen. Schon vor rund 10 000 Jahren wurden Kichererbsen im Vorderen Orient angebaut. Wegen nicht optimaler klimatischer Bedingungen und geringer Erträge wird die wärmeliebende Pflanze heute kaum in unseren Breiten gezogen.

Vor allem Vegetarierinnen und Veganer lieben sie, denn in Kichererbsen stecken viel pflanzliches Eiweiß und weitere gesunde Inhaltsstoffe.

WERTGEBENDE INHALTSSTOFFE

Kichererbsen bestehen etwa zu einem Fünftel aus Eiweiß (mit essenziellen Aminosäuren), sind ballaststoffreich und enthalten viel pflanzliche Stärke. Mit über 350 kcal pro 100 g sind sie nährstoffreich. Sie beinhalten Vitamin A, B, C und D sowie die Mineralstoffe und Spurenelemente Eisen, Zink, Kalium und Magnesium und außerdem Beta-Sitosterol.

BENEFITS BEI DIABETES MELLITUS

Diabetes im Griff

Hülsenfrüchte wie Kichererbsen zeichnen sich durch einen hohen Anteil an resistenter Stärke und Amylose (ein Bestandteil der pflanzlichen Stärke) aus. Die Amylose ist widerstandsfähig gegen die Verdauungsenzyme im Dünndarm, was zu einer geringeren Verfügbarkeit von Glukose führt. In der Folge steigt der Blutzuckerspiegel nur langsam an, wodurch wiederum der Bedarf an Insulin verringert wird. Darüber hinaus steht ein erhöhter Verzehr resistenter Stärke mit einer verbesserten Glukosetoleranz und Insulinsensitivität in Zusammenhang. Insgesamt haben alle Hülsenfrüchte, so auch Kichererbsen, einen niedrigen glykämischen Index.

Gesenktes Risiko für Herz-Kreislauf-Erkrankungen
Kichererbsen enthalten den sekundären Pflanzenstoff Beta-Sitosterol, der dem Cholesterin im Körper strukturell ähnlich ist. Indem er die Aufnahme von Cholesterin hemmt, hilft er dabei, den Cholesterinspiegel im Blut zu senken. Das Risiko einer Herz-Kreislauf-Erkrankung kann so reduziert werden. Darüber hinaus sind Phytosterole wie Beta-Sitosterol hilfreich bei der Senkung des Blutdrucks.

HINWEISE

Gekochte Kichererbsen (Hummus) eignen sich für Menschen, die an einer Laktoseintoleranz, Glutenunverträglichkeit oder Nussallergie leiden. Wie andere Hülsenfrüchte auch können Kichererbsen bei empfindlichen Menschen zur Gasbildung führen.

REZEPT

Hummus – veganer, cremiger Dip

Zutaten für 4 Personen
1 Dose Kichererbsen (Abtropfgewicht ca. 270 g)
50 ml kaltes Wasser
1 Knoblauchzehe
Saft aus 1 Zitrone
80 g Tahini (Sesampaste)
Salz, Pfeffer, Kreuzkümmel
1–2 EL Olivenöl

Zubereitung
Kichererbsen in einem Sieb abtropfen lassen. Einen Teelöffel voll zum Garnieren beiseitestellen. Die Knoblauchzehe abziehen, Zitrone halbieren und auspressen. Dann den Knoblauch, den Zitronensaft und das Wasser

in einen Mixer geben und fein pürieren. Kichererbsen, Sesampaste und Gewürze dazugeben. Solange mixen, bis eine cremige Konsistenz entsteht.

Hummus in eine Schüssel füllen, mit Kichererbsen garnieren und mit Olivenöl beträufeln. Er eignet sich als Dip für Gemüsesticks.

KÜRBIS

CUCURBITA PEPO

Kaum zu glauben, aber botanisch ist das Fruchtgemüse eine Beere. Das attraktive Herbstgemüse ist nicht nur schmackhaft, sondern auch außerordentlich gesund. Es gibt nicht nur unterschiedliche Farben, Formen und Geschmäcker, sondern auch variantenreiche Zubereitungsmöglichkeiten. Probieren Sie Suppen, Pürees, Frittatas oder leckere Füllungen aus. Auch die Kürbiskerne und das daraus gewonnene Öl sind wertvolle Lebensmittel mit Heilpotenzial.

WERTGEBENDE INHALTSSTOFFE

Das Fruchtfleisch des Kürbis enthält Kohlenhydrate (Fruktose, Glukose, Saccharose), Ballaststoffe, Mineralstoffe und Spurenelemente (Kalium, Kalzium, Magnesium, Eisen, Zink, Kieselsäure), extrem viel Beta-Karotin, Vitamin C und E, B-Vitamine, Kieselsäure; die Samen enthalten fettes Öl mit wertvollen ungesättigten Fettsäuren und Phytosterinen.

BENEFITS BEI DIABETES MELLITUS

Entlastung der Bauchspeicheldrüse
Kürbisenzyme sind gut für die Bauchspeicheldrüse. Es gibt wissenschaftliche Hinweise dafür, dass Kürbiskernextrakte die Erneuerung von geschädigten Bauchspeicheldrüsenzellen anregen. Durch die Enzyme im Kürbis wird die Bauchspeicheldrüse entlastet, und der Serumglukosespiegel sinkt. Greifen Sie daher häufiger zu gerösteten Kürbiskernen oder einem Kürbiskernpräparat.

Kürbistage

Das leckere Gemüse ist reich an Nährstoffen, die sich positiv auf die Gesundheit auswirken. Kürbisse sättigen und helfen beim Abnehmen: Der Butternut-Kürbis hat nur rund 45 kcal pro 100 g, Hokkaido-Kürbis 63 kcal pro 100 g. Die glykämische Last von Kürbis mit einem Wert von 4 gilt als besonders niedrig, weshalb ihn Betroffene mit Diabetes mellitus unbedingt mit in ihren Ernährungsplan aufnehmen sollten.

Kürbis beschleunigt den Stoffwechsel und die Verdauung und verhindert Verstopfung. Durch antioxidative Eigenschaften kann er bei Herz-Kreislauf-Erkrankungen und Bluthochdruck empfohlen werden. Er wirkt auf die Nierentätigkeit, indem er den Urinabfluss verbessert. Das gilt nicht nur für das Fruchtfleisch, sondern insbesondere für Kürbiskerne.

Kürbiskerne bessern Prostatabeschwerden

Die Folgen einer vergrößerten Prostata können schwacher Harnstrahl, Nachtröpfeln, nächtliches Wasserlassen oder plötzlich starker Harndrang sein. Sie betreffen nicht nur ältere Männer, sondern auch Diabetiker stärker als andere Männer. Phytosterine hemmen das Anschwellen und Ent-

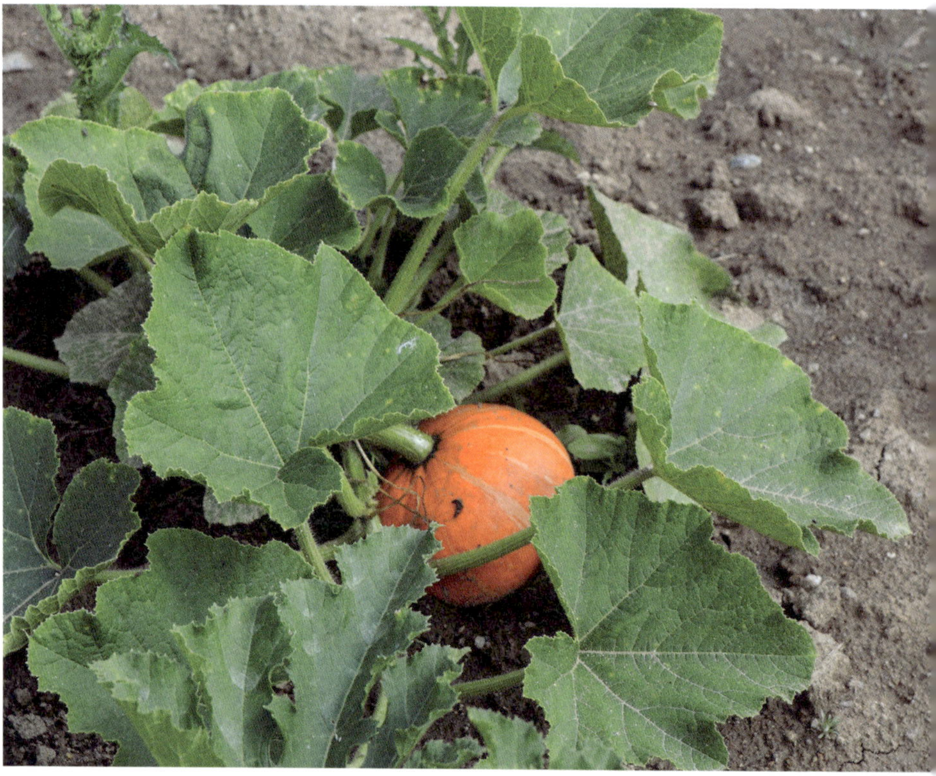

zündungen der Prostata, weshalb sie bei gutartiger Prostatavergrößerung (Stadium I bis II), aber auch bei Reizblase und Blasenentleerungsstörungen sowohl für Frauen als auch für Männer empfohlen werden.

HINWEISE

Kürbis ist gut verträglich und hat keine Nebenwirkungen. Kürbissamen und deren Zubereitungen bessern die Beschwerden einer vergrößerten Prostata, ohne die Vergrößerung selbst zu beheben.

REZEPTE

Kürbissuppe – mit Ingwer und Orangensaft

Zutaten für 2 Personen
400 g Hokkaido-Kürbis, gewürfelt
1 kleine Zwiebel
1 Knoblauchzehe
1 daumengroßes Stück Ingwer
150 ml Orangensaft
350 ml Gemüsefond
20 g Butter
Salz, Pfeffer, Chiliflocken
Kürbiskernöl

Zubereitung
Kürbis aufschneiden, Kerngehäuse herauslösen, Fruchtfleisch würfeln und in eine Schüssel geben. Zwiebeln, Knoblauch und Ingwer schälen und in kleine Würfel schneiden, dann mit dem Olivenöl in einen großen Topf geben und alles zusammen glasig dünsten. Mit Gemüsebrühe aufgießen, Kürbiswürfel, Orangensaft sowie die Gewürze dazugeben. Alles gut umrühren und zugedeckt so lange köcheln lassen, bis die Zutaten weich sind. Die Suppe pürieren. Zum Schluss alles gut abschmecken, also eventuell nachsalzen, -pfeffern und auch noch etwas Schärfe (z. B. Chiliflocken) beifügen. Auf Tellern anrichten und mit Kürbiskernöl beträufeln.

Kürbissamenkur – bei Prostatabeschwerden und Reizblase

Morgens und abends 1 bis 2 gehäufte Esslöffel Kürbissamen, gemahlen oder zerkaut, mit einem Glas Wasser einnehmen. Die mittlere Tagesdosis beträgt 10 g Samen.

Die Behandlung sollte bei Prostatabeschwerden über mehrere Wochen oder Monate andauern, damit sie wirksam ist.

Kürbistag

Zutaten für eine Tagesration
1,5 kg Kürbisfruchtfleisch (Butternut, Muskat oder Hokkaido)
600 ml Milch
3 EL Butter
frische Kräuter, gehackt

Zubereitung
Das Kürbisfruchtfleisch klein schneiden und mit Milch und Butter zu einem Brei verkochen. Mit frischen Kräutern wie Petersilie und Schnittlauch würzen, aber nicht salzen. Den Brei auf drei Mahlzeiten aufteilen und als Tagesration verwenden.

Kürbistage sind hilfreich bei Herz-Kreislauf-Erkrankungen, Diabetes mellitus, Verstopfung, Übergewicht und Nierenerkrankungen.

HANDELSPRÄPARATE

Gesunde Prostata mit Kürbiskern- und Sägepalmfruchtextrakt (Bärbel Drexel), Sabal-Kürbis-Kapseln (Salus Pharma)

MANDEL/MANDELBAUM

PRUNUS DULCIS

Mandeln sind keine Nüsse, sondern die Kerne des Mandelbaums, der zu den Rosengewächsen gehört. Im Frühherbst werden die Mandeln samt Hülle von den Bäumen geschüttelt. Im Gegensatz zu den meisten Nüssen zählen Mandeln zu den basischen Lebensmitteln. Ein Ungleichgewicht des Säure-Basen-Haushalts mit einer Übersäuerung wird als Risikofaktor für die Entstehung einer Vielzahl schwerer chronischer Erkrankungen gesehen. Dazu zählen neben Diabetes mellitus auch Osteoporose, rheumatische Erkrankungen, Allergien, Arteriosklerose und chronische Schmerzen.

WERTGEBENDE INHALTSSTOFFE

Die reifen Samen enthalten ein Gemisch aus 30–60% fettem Öl, bestehend aus Öl-, Linol- und Palmitinsäure, 20–30% Proteine, Kohlenhydrate (Glukose, Saccharose) und Ballaststoffe, Mineralstoffe und Spurenelemente (Magnesium, Kalzium, Kalium, Eisen, Mangan, Zink), B-Vitamine (Vitamin B_1, B_2, B_3, B_5), Folsäure, Vitamin E, Enzyme und Phytosterole.

BENEFITS BEI DIABETES MELLITUS

Niedrigerer HbA_{1c}-Wert

Studien deuten darauf hin, dass Mandeln den Blutzuckerspiegel konstant halten. Teilnehmende, die täglich Mandeln zu sich nahmen, hatten eine geringere Insulinausschüttung als jene, die keine aßen. Als täglicher gesunder Snack wird eine Menge von 30 g empfohlen.

Gesundes Mikrobiom, gesunde Psyche

Auch die Darmgesundheit wird durch Mandelverzehr positiv beeinflusst. Die unverdaulichen Pflanzenbestandteile der Mandel sind Präbiotika, die nicht nur zu einer gesünderen Darmflora beitragen, sondern auch eine Stärkung des Immunsystems bewirken.

Daneben macht Mandelverzehr glücklich. Tatsächlich gibt es Hinweise dafür, dass Mandeln Symptome einer Depression merklich lindern können. Der ursächliche Zusammenhang hat vermutlich mit den probiotischen Darmbakterien zu tun, die durch den Mandelverzehr »gefüttert« werden. Die Darmbewohner können über die Darm-Hirn-Achse die psychische Gesundheit stabilisieren.

Schutz der Blutgefäße
Die Früchte des Mandelbaums haben eine günstige Zusammensetzung an Fettsäuren, Proteinen, Mineralstoffen und Spurenelementen. Vor allem wegen der Fettsäurezusammensetzung sind Mandeln ideal, um die Gefäße zu schützen und gesund zu erhalten. Bei Menschen, die regelmäßig Mandeln verzehren, sinkt der LDL-Cholesterinspiegel signifikant, während sich der HDL-Wert erhöht. Daneben verringert sich auch der Triglyzeridspiegel im Blut – alles Faktoren, die sich positiv auf die Herzgesundheit auswirken.

HINWEISE

Schmecken Mandeln ranzig und bitter oder haben die Kerne ohne Schale keine durchgehend helle Farbe, sind sie nicht mehr für die Ernährung geeignet. Mit 576 kcal pro 100 g sind Mandeln sehr energiereich. Dies muss bei einer energiebilanzierten Diät berücksichtigt werden.

REZEPT

Mandelmilch – selbst gemacht

Zutaten
250 g süße Mandeln, eingeweicht
1 l Wasser
eventuell Agavendicksaft

Zubereitung
Die Mandeln in eine Schüssel geben, mit Wasser bedecken und 8–10 h quellen lassen. Dann die eingeweichten Mandeln mit 1 l Wasser in einen Mixbecher geben und so lange durchmixen, bis eine weiße Flüssigkeit entsteht. Diese durch ein dünnes Küchentuch passieren (abtropfen lassen) und dieses am Ende gut auspressen. Wer noch etwas Süße hinzufügen möchte, kann eine Messerspitze Agavendicksaft unter die Mandelmilch mischen.

Der Pressrückstand (Mandeltrester) ist übrigens zum Wegwerfen viel zu schade. Getrocknet lässt er sich mahlen und kann als glutenfreie Zutat zum Backen verwendet werden.

OLIVEN UND OLIVENÖL/OLIVENBAUM

OLEA EUROPAEA

Olivenbäume gehören zur Gattung der Ölbäume. Sie gedeihen im Mittelmeerraum, wachsen sehr langsam, kommen mit trockenen, kargen Böden zurecht und tragen erst nach sieben Jahren erste Früchte. Ölbäume gehören zu den langlebigsten Bäumen der Erde – knorrige, 2000 Jahre alte Bäume sind keine Seltenheit. Ihre Lebenskraft übertragen sie auf ihre Früchte und Blätter. Der immergrüne Baum trägt das ganze Jahr über Blätter, von April bis Juni blüht er mit gelblich-weißen Blüten.

Je nach Reifegrad sind Oliven grün oder schwarz. Lässt man sie lange genug am Baum, werden sie schwarz und weich in der Konsistenz. Oliven sind roh ungenießbar und können erst nach einem monatelangen Reifeprozess verzehrt werden. Dafür werden ihnen zunächst durch Wässerung die Bitterstoffe entzogen, danach werden sie in Salzlake gelegt.

Oliven und natives Olivenöl sind ein essenzieller Bestandteil der gesunden, mediterranen Ernährung. Oliven haben einen hohen Fettgehalt, weshalb sie sich besonders gut für die Gewinnung von Pflanzenöl eignen. Zudem sind sie reich an Vitamin E und hochwirksamen Antioxidanzien. Wer von den gesundheitlichen Vorzügen profitieren möchte, sollte beim Kauf von Oliven und Olivenöl auf hochwertige Qualität achten.

Neben den Früchten und dem Olivenöl werden auch die Blätter des Olivenbaums verwendet (siehe Seite 204).

WERTGEBENDE INHALTSSTOFFE

Die ölhaltige Frucht enthält kaum Eiweiß, aber etwa 14% Öl mit einfach ungesättigten Fettsäuren (Ölsäure) und mehrfach ungesättigten Fettsäuren (Linolsäure). Daneben beinhaltet sie noch einige Ballaststoffe, viele Mineralstoffe (Natrium, Kalzium, Kalium, Magnesium, Eisen, Kupfer, Man-

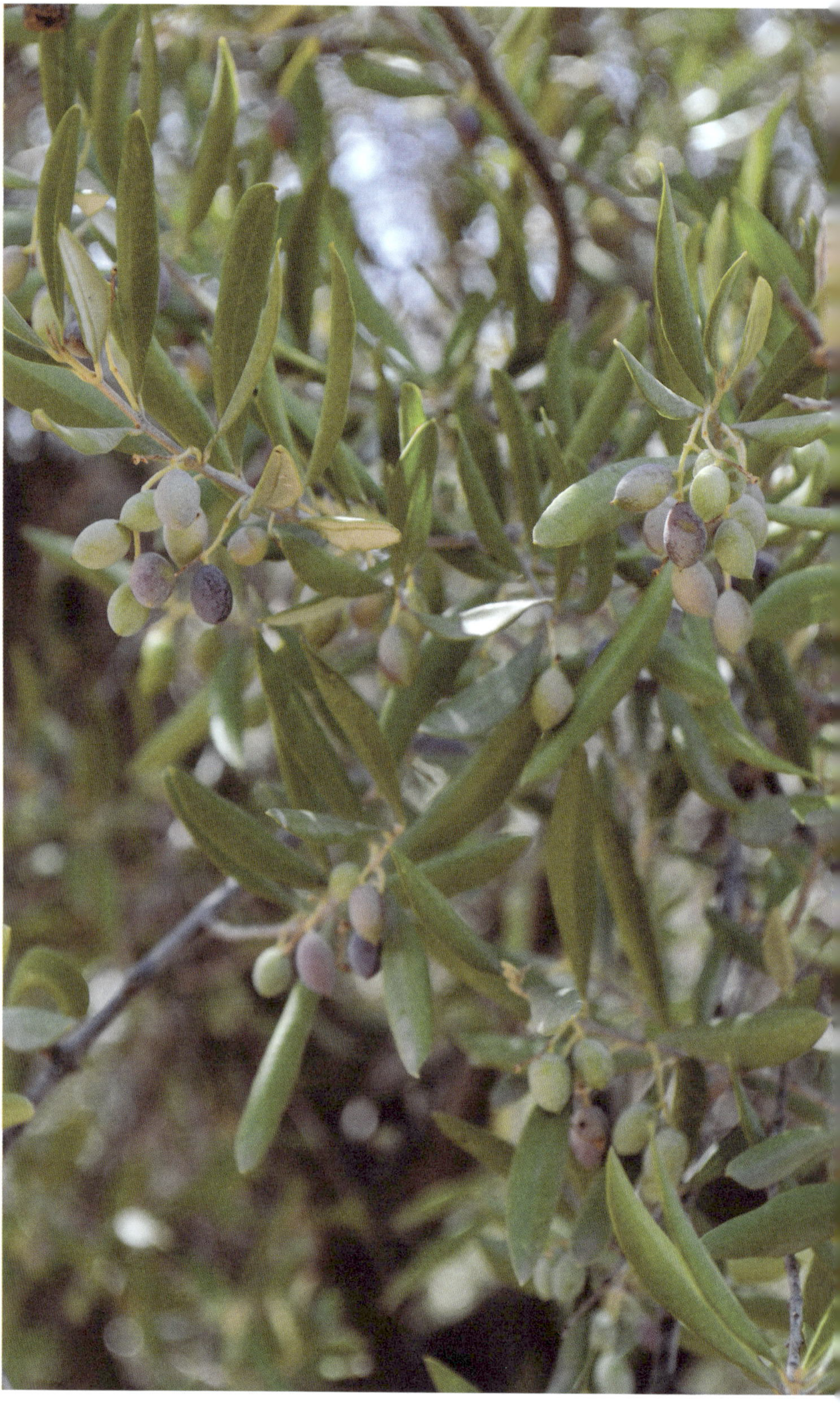

gan, Schwefel), Vitamin A, E, C sowie B-Vitamine inklusive Folsäure, Karotinoide, Phenole (Tyrosol, Oleuropein, Oleocanthal), Triterpene (Squalen) und Lignane.

BENEFITS BEI DIABETES MELLITUS

Schutz vor Herz-Kreislauf-Erkrankungen
Nahezu alle Ernährungsfachleute empfehlen den Verzehr von Oliven und Olivenöl, wenn es um den Schutz des Herz-Kreislauf-Systems geht. Obwohl Olivenöl im Allgemeinen keinen hohen Anteil an den hoch gepriesenen Omega-3-Fettsäuren aufweist, gilt es als sehr gutes und gesundes Pflanzenöl. So ist der hohe Anteil an Ölsäure – einer Omega-9-Fettsäure – ein Hauptgrund für die gesundheitsfördernden Wirkungen.

Olivenöl wirkt normalisierend auf den Cholesterinspiegel und stärkt das Herz-Kreislauf-System. Es ist also ein herzgesundes Lebensmittel, das sich besonders für kalte Speisen und Salate eignet. Täglich zwei Esslöffel davon in die Speisen gemischt, senken das Risiko für Ablagerungen in den Gefäßen, und die günstige Fettzusammensetzung hilft zudem, den LDL-Cholesterinspiegel zu senken.

Natürliche Antioxidanzien
Sowohl die Früchte als auch das Öl des Ölbaums zählen zu den wirksamsten natürlichen Antioxidanzien. Dafür sind zahlreiche Inhaltsstoffe verantwortlich, beispielsweise die Zusammensetzung der Fette, die enthaltenen Vitamine, Mineralstoffe (z. B. Selen), Polyphenole (Tyrosol und Oleuropein), Oleocanthal und weitere sekundäre Pflanzenstoffe.

Einige dieser Stoffe schützen das Öl vor Oxidation durch Sauerstoff und verhindern somit ein »Ranzigwerden«. In sehr ähnlicher Weise wirken vor allem die Polyphenole in unserem Körper, indem sie uns als sogenannte Antioxidanzien ebenfalls vor der Wirkung freier Sauerstoffradikale schützen, die natürlicherweise bei Stoffwechselprozessen anfallen. Der Polyphenolgehalt ist in grün-fruchtigen Olivenölen am höchsten – eine Geschmacksqualität, die von Schärfe und Bitterkeit begleitet wird.

Ausgleich des Blutzuckerspiegels
Mit einem aktiven Lebensstil und einer gesunden Ernährung können Sie Ihr Diabetesrisiko deutlich verringern.

In einer groß angelegten Metaanalyse mit mehr als 15 700 einbezogenen Typ-2-Diabetes-Fällen stellte sich heraus, dass bei regelmäßigem Konsum von Olivenöl das Diabetesrisiko um 16 % sank. Ebenfalls verringerten sich die Werte für HbA_{1c} (–0,27 %) und Nüchtern-Plasmaglukose (–0,44 mmol/l).

Da Oliven und Olivenöl den Blutzuckerspiegel stabil halten, bremsen sie das Verlangen nach neuer Nahrung und können so beim Abnehmen helfen. Dazu erleichtern sowohl Oliven als auch Olivenöl die Verdauungsarbeit, indem sie den Gallenfluss und damit auch die Fettverdauung anregen.

HINWEISE

Nicht alle Olivenöle sind von gleich guter Qualität, weshalb sie in Güteklassen eingeteilt werden. Natives Olivenöl extra wird direkt aus frischen, hochwertigen Oliven im mechanischen Verfahren (unter 28 °C) gewonnen und enthält die größte Konzentration der natürlich vorkommenden Antioxidanzien. Natives Olivenöl wird mechanisch durch Kaltpressung gewonnen, während Produkte mit der Bezeichnung »Olivenöl« einer Filtration und Reinigung unterzogen wurden. Dadurch entsteht ein Öl mit mildem Geschmack und Aroma, jedoch deutlich geringerem Gehalt an Antioxidanzien.

REZEPT

Oliven-Brotaufstrich

Zutaten
200 g Oliven, grün oder schwarz
6 Tomaten, eingelegt und getrocknet
2 Knoblauchzehen
1 EL Essig
Salz und Pfeffer
2 EL Petersilie, gehackt

Zubereitung

Die grünen oder schwarzen Oliven vom Stein befreien und grob zerkleinern. Die eingelegten, getrockneten Tomaten mit den Oliven, den gehackten Knoblauchzehen, dem Essig sowie etwas Salz und Pfeffer in einen Mixer geben und zerkleinern. Danach die gehackte Petersilie dazugeben, in ein ausgekochtes Schraubglas füllen und die Paste mit Olivenöl auffüllen, bis sie bedeckt ist. Schmeckt gut als Aufstrich auf einem Vollkornbrot.

PASTINAKE

PASTINACA SATIVA

Lange in Vergessenheit geraten, heute wieder sehr beliebt: Pastinaken (auch Pastinak) sind ein Wurzelgemüse, das ab Oktober geerntet wird und den ganzen Winter über Saison hat. Die sättigenden Wurzeln mit dem aromatischen, weiß-gelblichen Fruchtfleisch lassen sich vielfältig zubereiten: im Backofen, als leckeres Püree oder wärmende Suppe; außerdem sind sie Bestandteil bäuerlicher Eintöpfe. Geraspelt können sie roh Salaten beigemengt werden. Pastinaken sind ein wertvoller Mineralstofflieferant und enthalten darmfreundliches Inulin.

WERTGEBENDE INHALTSSTOFFE

Die Wurzel enthält Kohlenhydrate und Ballaststoffe (Inulin), Proteine mit allen essenziellen Aminosäuren, geruchsbestimmende ätherische Öle mit Carvon und Myristizin, Mineralstoffe (Kalium, Kalzium, Magnesium, Natrium, Eisen, Zink), Vitamine (Provitamin A, B-Vitamine, Vitamin C, Vitamin E) sowie Furanocumarine, Cumarine und Flavonoide.

BENEFITS BEI DIABETES MELLITUS

Darm- und blutzuckerfreundliches Inulin

Ein Teil der in der Pastinake enthaltenen Kohlenhydrate besteht aus Pektin und Inulin, die zu den Ballaststoffen zählen und darmregulierend wirken, weil sie darmfreundlichen Bakterien (Bifido-, Milchsäurebakterien) als Nahrung dienen. Wie der Name Milchsäurebakterien schon vermuten lässt, schaffen diese ein leicht saures Milieu im Darm. Das beugt Fehlbesiedelungen mit pathogenen Keimen und Pilzen vor.

Zudem kommen im ätherischen Öl der Pastinake Carvon und Myristizin vor, die wachstumshemmend auf krankmachende Bakterienarten und Pilze wirken. Da der komplexe Mehrfachzucker Inulin im Darm so gut wie nicht verstoffwechselt wird, belastet er den Blutzuckerspiegel nicht (siehe auch Seite 145). Für Betroffene mit Diabetes mellitus sind Pastinakengerichte daher gut geeignet.

Gut bekömmlich

In der Volksheilkunde wird die Pastinake gerne bei Magen-Darm-Beschwerden, Nieren-, Blasen- und Steinleiden sowie zur Entwässerung, Frühjahrskur und allgemeinen Stärkung genutzt. Zudem verhilft sie blähenden Speisen zu besserer Bekömmlichkeit.

Erhält die sexuelle Kraft

Bereits unsere Vorfahren kannten die aphrodisierende Wirkung der Wurzel. Noch heute wird in den »Aslan Herrenkapseln«, ein Produkt zur Steigerung der sexuellen Potenz, die Pastinake mit verarbeitet. Der in der Wurzel enthaltene Stoff Myristizin zählt zu den Monoaminoxidasehemmern (MAO-Hemmern), die für die Freisetzung des Nervenbotenstoffs Dopamin verantwortlich ist. Dieser Neurotransmitter ist unter anderem für die Weiterleitung von Signalen zwischen den Nervenzellen und damit auch sexueller Signale verantwortlich und sichert zudem die Aufrechterhaltung der Erektion.

HINWEISE

Pastinakenkraut enthält Furanocumarine. Bei intensivem Hautkontakt mit dem Kraut und gleichzeitiger Sonneneinwirkung können starke Hautreizungen entstehen. Deshalb sollten Sie bei der Ernte und der Verarbeitung Handschuhe tragen.

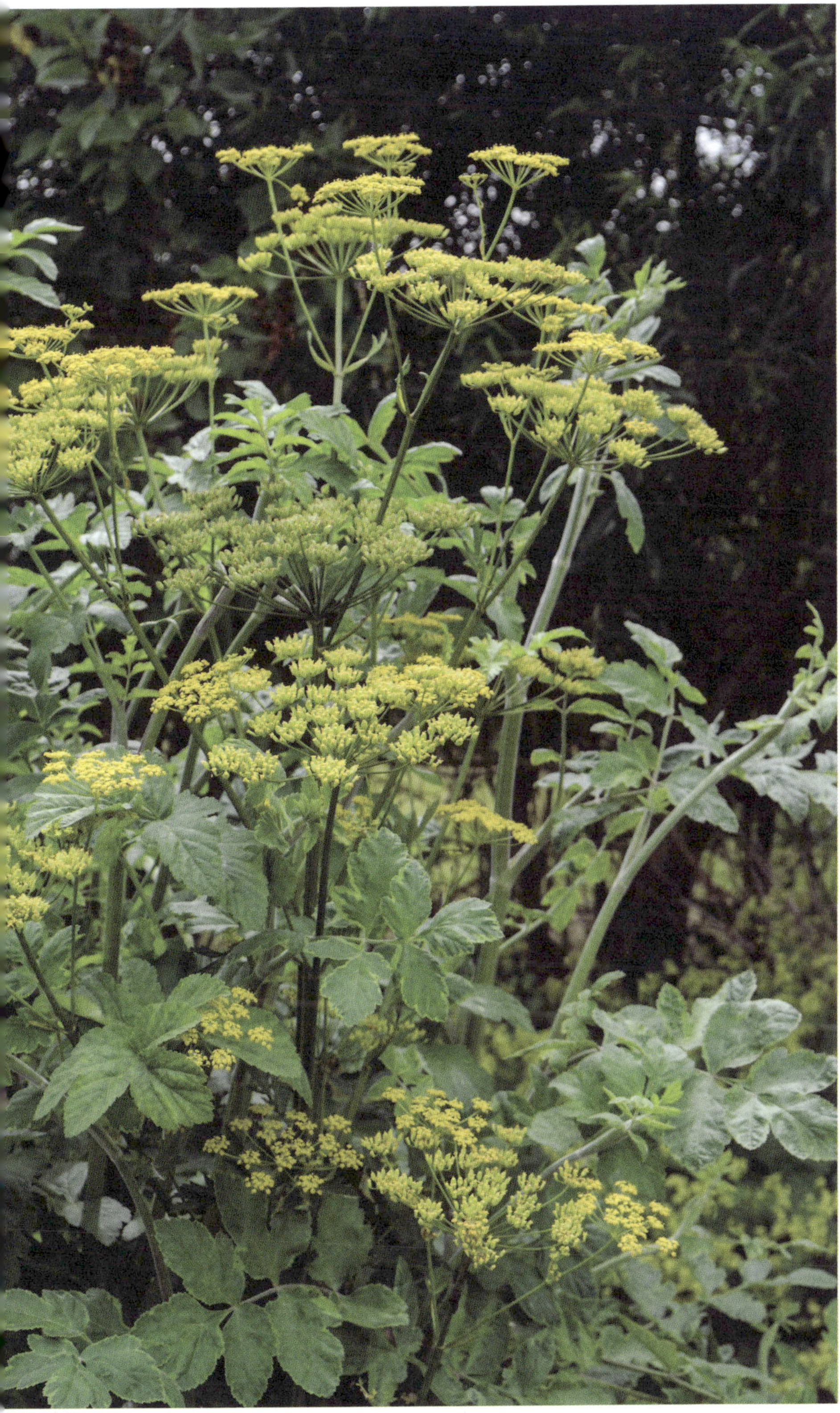

Pastinakengemüse

Zutaten für 1–2 Personen
300 g Pastinaken
½ Zwiebel
1½ EL Butter
100 ml Wasser
Salz, Pfeffer, Muskat
gehackte Petersilie

Zubereitung
Die Pastinaken schälen und in etwa 5 cm lange Stücke schneiden. Die Zwiebel fein hacken, die Butter in einer Pfanne erhitzen und die Zwiebel darin anschwitzen. Pastinakenwurzeln hinzufügen, das Gemüse mit Salz, Pfeffer und Muskat würzen. Mit Wasser aufgießen, aufkochen lassen, die Pfanne abdecken und das Gemüse etwa 10 min garen lassen. Den Deckel abnehmen und weitere 6–8 min kochen lassen, bis die Flüssigkeit verdampft ist. Mit gehackter Petersilie bestreuen und servieren.

Pastinakenpüree

Zutaten für 2 Personen
400 g Pastinaken
1 EL Butter
140 ml Milch
Salz, Pfeffer, Muskat

Zubereitung
Die Pastinaken schälen und grob würfeln. In einem Topf mit ausreichend Salzwasser 8 min garkochen. Milch und Butter in einem kleinen Töpfchen erwärmen. Kochwasser abgießen, das Butter-Milch-Gemisch dazugeben, gut verrühren und weitere 4 min bei geringer Hitze köcheln lassen. Mit dem Kartoffelstampfer fein zerstampfen und mit den Gewürzen abschmecken.

ROGGEN

SECALE CEREALE

Roggen steht für dunkle Brote, für herzhaften Geschmack, für Kraft und Gesundheit. Vor etwa 10 000 Jahren gelang es erstmals, Roggenpflanzen am Randgebirge Mesopotamiens zu kultivieren. Lange Zeit wurde er als unerwünschtes Beikraut in Feldern angesehen, bis vor allem nördlich der Alpen Bauern den Roggen schätzen lernten, da er nur geringe Ansprüche an Böden und Klima stellt. Wer von allen Roggennährstoffen profitieren möchte, sollte auf frisch gemahlenes Vollkornmehl zurückgreifen.

WERTGEBENDE INHALTSSTOFFE

100 g Roggenkorn enthalten etwa 60 g Kohlenhydrate, 13–15 g Ballaststoffe, 8,8 g Eiweiß, je 2 g Fett, daneben Mineralstoffe und Spurenelemente (Kalium, Magnesium, Kalzium, Mangan, Eisen, Zink), B-Vitamine (Vitamin B_1, B_2, B_3, B_5), Vitamin E und Phytosterole (Lignane). Roggenkörner weisen einen etwas geringeren Proteingehalt auf als andere Getreidesorten, dafür ist ihr Gehalt an Ballaststoffen, Mineralstoffen, Spurenelementen und B-Vitaminen höher.

BENEFITS BEI DIABETES MELLITUS

Roggenbrot – gesundes Grundnahrungsmittel

Für viele Menschen ist Brot ein Grundnahrungsmittel. Doch welches Brot ist am besten geeignet, um den Blutzuckerspiegel nicht entgleisen zu lassen? Brotsorten werden heute zu mehr als 90 % mit minderwertigen Weizenauszugsmehlen hergestellt. Sie sind besonders reich an »leeren« Kohlenhydraten und weder für Personen mit Diabetes mellitus noch für Gesunde empfehlenswert. Ihnen fehlen wertvolle Vitalstoffe wie fett- und wasserlösliche Vitamine, Mineralstoffe, Spurenelemente, Fermente, ungesättigte Fettsäuren, Aromastoffe und Ballaststoffe, die unseren Körper gesund erhalten. Fehlen diese Vitalstoffe, werden wir langfristig krank.

Roggenvollkornbrote tragen mit ihren Inhaltsstoffen hingegen zur Blutbildung, zum Aufbau von Knochen, zum Aktivieren von Verdauungs-

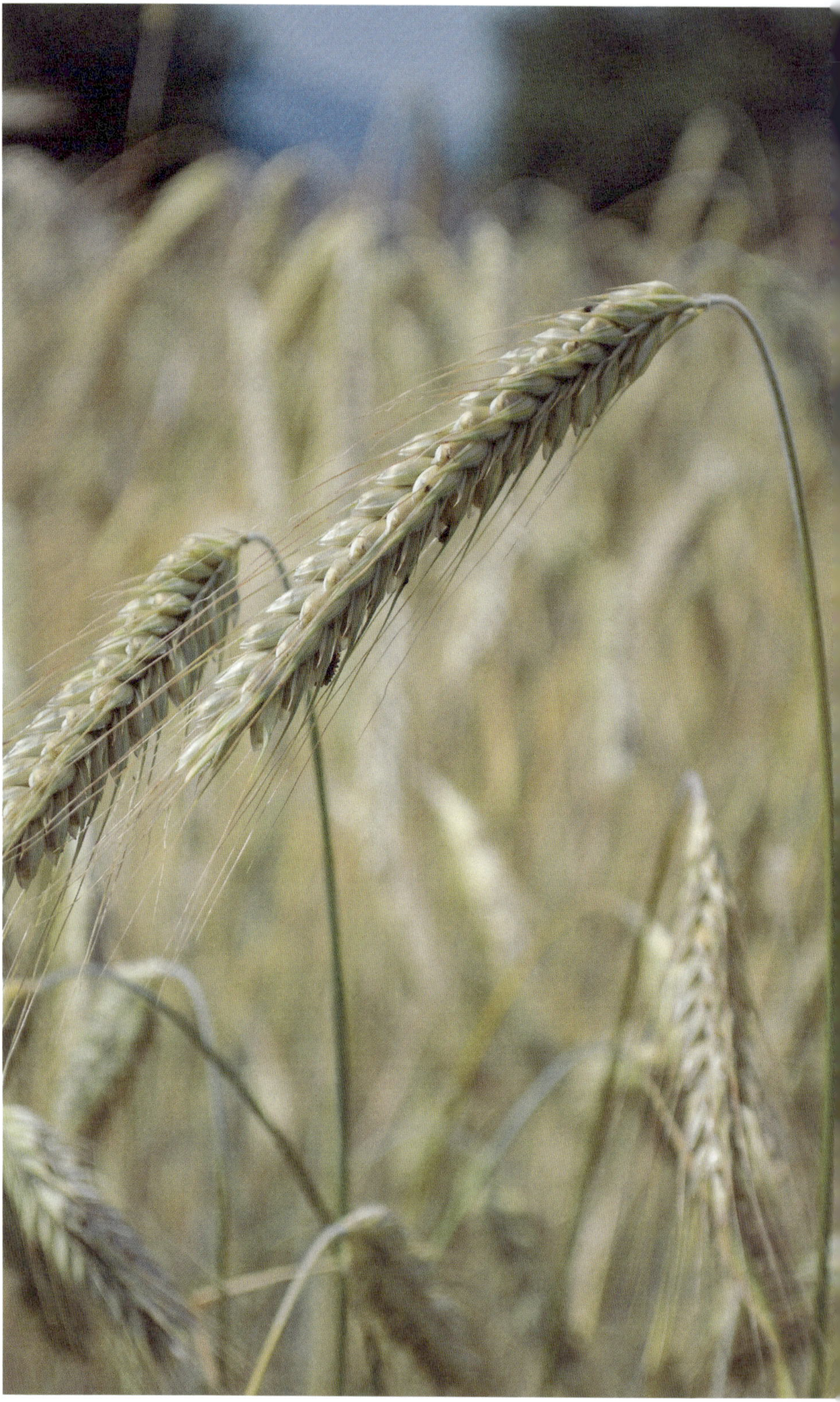

enzymen und zum Erhalt der Herzfunktion bei. Zudem enthält Roggen hochwertige Aminosäuren, die für den Zellaufbau und das Wachstum wichtig sind. Der hohe Ballaststoffanteil fördert die Verdauung, indem er das Stuhlvolumen vergrößert, und sorgt nebenbei für einen ausgewogenen Cholesterinspiegel.

Die Verzehrmenge von Getreideprodukten ist bei Diabetes mellitus entscheidend: 1 bis 2 Scheiben Brot täglich sollten bei Verzicht auf weitere kohlenhydratreiche Nahrung in der Regel ohne Blutzuckerentgleisungen möglich sein.

Niedriger glykämischer Index

Um die Stärke aus dem Roggenvollkornbrot in Traubenzucker umzuwandeln, braucht der Stoffwechsel relativ viel Zeit. Infolgedessen steigt der Insulinspiegel nur sehr langsam an und schnellt nicht wie bei Auszugsmehlen in die Höhe, um dann wieder jäh abzusinken und Hunger zu verursachen. Der glykämische Index von Roggenvollkornmehl beträgt 45, er ist also ein Lebensmittel mit niedrigem glykämischen Index. Außerdem von Vorteil ist, dass Roggenvollkornbrot besser sättigt als andere Brote.

Sauerteig verbessert die Nährstoffbilanz

Roggenteige sind relativ schwer und brauchen Säuren, damit sich die Mineralstoffe lösen und das typische Roggenaroma entsteht. Deshalb lässt er sich nur mit Säure zu einem Teig verbacken – in den meisten Fällen wird dazu ein Sauerteig verwendet. Sauerteig ist ein Gemisch aus den Stoffwechselprodukten von Milchsäurebakterien (*Lactobacillus plantarum* und *Levilactobacillus brevis*), aus denen Milch- und Essigsäure entsteht, und nicht-fermentierbaren Ballaststoffen.

Durch den Sauerteig und seine lange Gärung wird das Korn besser aufgeschlossen. Zudem wird Phytinsäure abgebaut, die im Verdacht steht, Mineralstoffe zu binden, die dann dem Körper nicht mehr zugeführt werden. Daher kann sich der regelmäßige Verzehr von Sauerteigbrot positiv auf die Darmgesundheit und die Verdauung auswirken. Durch Zugabe von Hefe werden alle Gärungsprozesse stark beschleunigt, was zulasten der Qualität des Brotes und zum Nachteil seiner Verdaulichkeit geht.

HINWEISE

Obwohl Roggen nur sehr wenig Klebereiweiß aufweist, wird er von Menschen mit einer ausgeprägten Glutenempfindlichkeit nicht vertragen. Bei einer leichten Unverträglichkeit können kleinere Mengen meist gut verdaut werden.

REZEPT

Sauerteigansatz – Grundlage für Sauerteigbrote

Zutaten
11 gestrichene EL (ca. 165 g) Roggenmehl, frisch gemahlen
lauwarmes Wasser

Zubereitung
Ein großes, sauberes Einmachglas bereitstellen. 3 EL frisch gemahlenes Roggenmehl mit 3 EL lauwarmem Wasser im Glas verrühren. Die Konsistenz sollte dickflüssig, etwa wie Waffelteig sein. Den Starter über Nacht bei Zimmertemperatur stehen lassen.

Nach einem Tag den Starter erneut mit 2 EL Roggenmehl und 2 EL Wasser füttern. Der Sauerteig sollte bereits Bläschen bilden. Diesen Vorgang noch 3 Tage wiederholen. Ein aktiver Sauerteig bildet durch den Fermentationsprozess mindestens das doppelte Volumen und riecht angenehm süß-säuerlich.

Er bildet die Grundlage für Sauerteigbrote. Rund 20 % können dem Mehlgemisch zugegeben werden.

ROTE BETE

BETA VULGARIS SUBSP. VULGARIS

Ursprünglich wuchsen Rote Beten – regional auch als Rote Rübe, Rande oder Rahner bekannt – nur im östlichen Mittelmeerraum, aber die Römer haben sie vermutlich schon vor 2000 Jahren mit in unsere Breiten gebracht. Die erdig schmeckenden Rüben wurden lange Zeit als eher langweilige Knollen betrachtet; heute zaubern Spitzenköche aus den knallroten und gesunden Knollen fantasievolle Rezepte. Sie überzeugen durch ihren Geschmack und ihre einfache Zubereitung.

WERTGEBENDE INHALTSSTOFFE

Die rote Superknolle hat es nicht nur farblich in sich. Sie punktet mit Ballastoffen, B-Vitaminen, hitzeempfindlicher Folsäure und Vitamin C sowie Mineralstoffen und Spurenelementen wie Magnesium, Eisen und Kalium, aber auch Nitrat, organischen Säuren und Oxalsäure, farbgebenden Stoffen wie Betalaine oder Betain und weiteren sekundären Pflanzenstoffen.

BENEFITS BEI DIABETES MELLITUS

Verzögerung des Blutzuckeranstiegs
Forschende stellten fest, dass der Konsum von Rote-Bete-Saft den Blutzuckeranstieg effektiv verzögert und hohe Blutzuckerspitzen verhindert. Die blutzuckersenkende Wirkung wurde bei Personen mit normalem Blutdruck beobachtet, bei jenen mit Bluthochdruck und bei übergewichtigen Personen ist die Wirkung tendenziell stärker ausgeprägt.

Blutdrucksenkung
Eine blutdrucksenkende Wirkung tritt relativ schnell nach dem Genuss von Rote-Bete-Saft ein, hält aber nicht dauerhaft an. Schon ein halber Liter genügt, um messbare Effekte nach 30 min festzustellen. Grund dafür sind die Nitrate, die im Körper zu Stickstoffmonoxid umgewandelt werden und die Blutgefäße entspannen und erweitern. Durch das größere

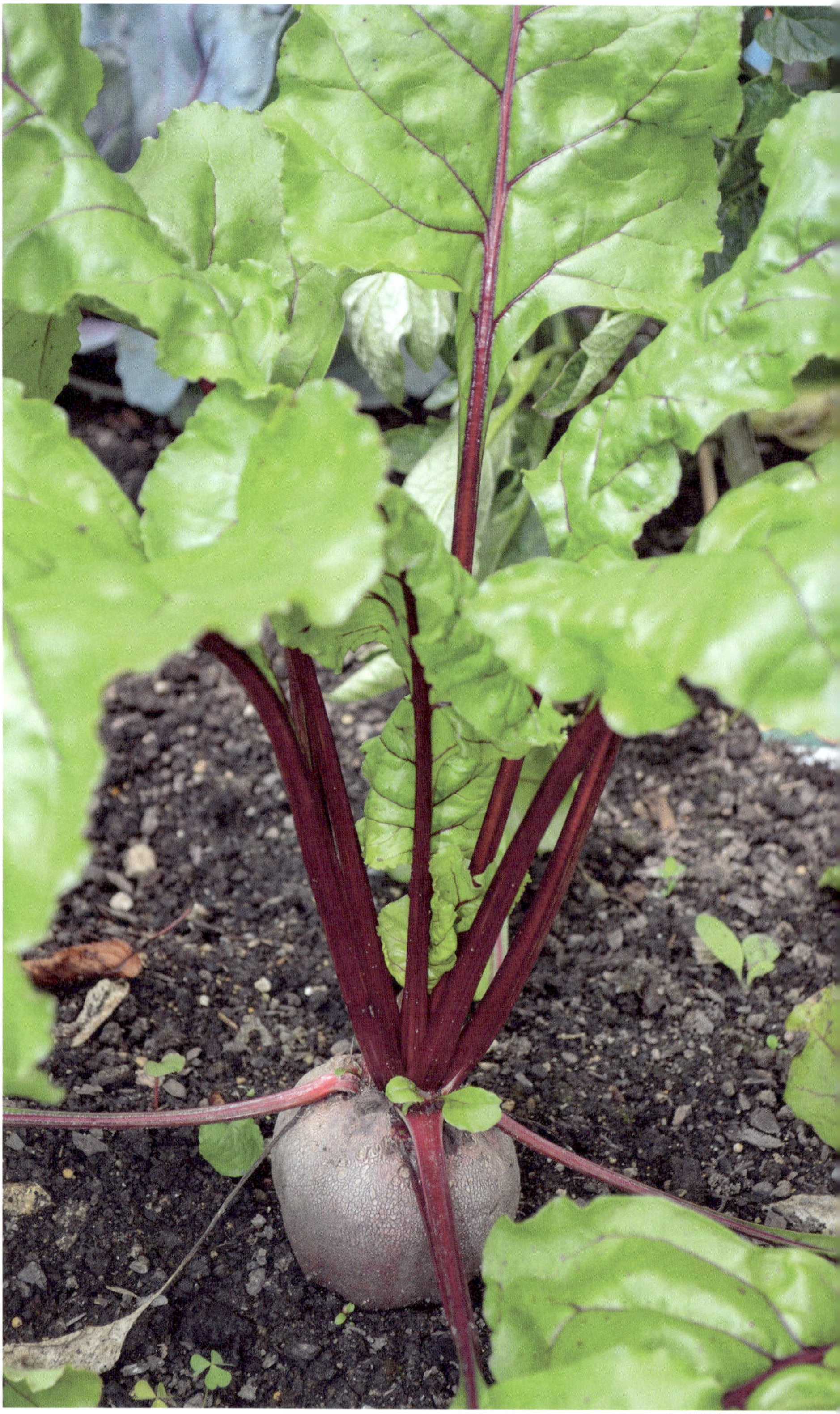

Gefäßlumen sinkt der Blutdruck, wodurch auch Sauerstoff und Nährstoffe besser transportiert werden können.

Verringertes Risiko von Herz-Kreislauf-Erkrankungen
Das Zusammenspiel von Folsäure, Vitamin B_6 und B_{12} sowie Betain ist vermutlich der Grund dafür, dass sich durch Rote Bete die Homozysteinwerte senken. Erhöhte Homozysteinwerte gelten als Risiko für eine Arterienverkalkung, für Thrombosen, Herz-Kreislauf-Erkrankungen und Demenz.

Gut für die Blutbildung
Das purpurrote Fruchtfleisch lässt bereits eine gewisse Assoziation zum Blut zu. Tatsächlich ist Rote Bete reich an Folsäure und Eisen, dem zentralen Baustein des Blutfarbstoffs Hämoglobin. Eisenmangel ist mit Ausnahme einer schlechten Nierenfunktion zwar kein Kennzeichen von Diabetes mellitus, allerdings führt die Erkrankung zu einer Schwächung der Abwehrkräfte und des Immunsystems. In der Folge leiden Personen mit Diabetes mellitus häufiger an chronischen Entzündungsprozessen – und dadurch erhöht sich unter anderem auch der Eisenbedarf.

Unterstützt die Funktion der Leber
Rote Beten sind reich an Betain, einem sekundären Pflanzenstoff, der die Regeneration der Leberzellen stimuliert. Bis zu 90 % aller Menschen mit Diabetes mellitus haben erhöhte Leberwerte oder sogar eine Fettleber (siehe Seite 26). Als größtes Entgiftungsorgan muss die Leber täglich zahlreiche Stoffwechselendprodukte und Toxine aus Nahrung, Medikamenten und der Umwelt ausscheiden. Umso wichtiger ist es, der Entstehung einer Fettleber entgegenzuwirken.

Reich an Antioxidanzien
Vitamin C und eine Reihe von sekundären Pflanzenstoffen bilden ein Paket an Antioxidanzien, die freie Sauerstoffradikale im Körper in Schach halten sowie Entzündungsreaktionen bremsen können.

HINWEISE

Wegen des hohen Nitratgehalts empfiehlt es sich, Rote Bete nicht täglich zu verzehren. Eine Rotfärbung von Urin und Stuhl ist nach dem Verzehr von Roter Bete normal und verschwindet nach der Passage durch Darm und Nieren wieder.

Wenn Sie zur Bildung von Nierensteinen neigen, sollten Sie Rote Bete nur in Maßen genießen, da die Oxalsäure die Steinbildung fördert. Kalziumoxalatsteine gehören zu den häufig vorkommenden Nierensteinen und Auslösern von Nierenkoliken.

REZEPTE

Rote-Bete-Kvass – selbst gemacht

Zutaten

6 Knollen Rote Bete (Randen)
4 Knoblauchzehen
4 Lorbeerblätter
1 l Wasser
20 g Meersalz
½–1 TL Würzkräuter nach Belieben
(Wacholderbeeren, Piment, Kümmelsamen)
1 großes Bügelglas oder Weckglas (Volumen ca. 1,5 l)
1 Beschwerungsgewicht

Zubereitung

Das Ansatzglas zunächst auskochen, denn Fremdkeime verhindern eine Fermentation.

Die Rote Bete gut waschen, schälen und in kleine Stücke schneiden. Den Knoblauch schälen und ebenfalls in Scheiben schneiden. Für die Salzlake in 1 l Wasser etwa 20 g Meersalz geben und das Ganze vermischen.

Rote Bete mit den Gewürzen in das Glas schichten und mit der Salzlake übergießen, bis etwa 1,5–2 cm Lake überstehen. Mit einem Beschwerungsgewicht (ausgekochter Glasdeckel oder Glasgewicht) abdecken, damit keine festen Bestandteile obenauf schwimmen und das Glas verschließen. Das Ansatzglas auf einen Suppenteller stellen, um eventuell austretende

Flüssigkeit aufzufangen. Nun die Rote Bete für 5–6 Tage bei Zimmertemperatur fermentieren lassen.

Anschließend den Ansatz mehrere Wochen im kühlen Keller nachreifen lassen. Nachfolgend den Saft absieben und genießen. Die fermentierten Rübenstücke nicht wegwerfen, sondern als Salatzutat verwenden.

Zur Stabilisierung des Blutzuckerspiegels und schnellen Senkung des Blutdrucks über den Tag verteilt 500–750 ml milchsauer vergorenen Rote-Bete-Kvass trinken. Bei Infektneigung und Blutarmut über mehrere Wochen täglich 1–2 Gläser milchsauer vergorenen Rote-Bete-Saft mit in den Speiseplan integrieren.

Rote-Bete-Salat, roh – schmeckt und hält den Blutzuckerspiegel stabil

Zutaten für 2 Portionen
2 mittelgroße Knollen Rote Bete (Randen)
1 kleiner säuerlicher Apfel
Saft aus 1 Zitrone, 2–4 TL Olivenöl
1 EL feingeschnittene Zwiebelwürfel
Meersalz, frisch gemahlener Pfeffer
eventuell 2 Stängel frisch gehackte Petersilie, Kresse, Sesam zum Bestreuen

Zubereitung
Die Rote Bete schälen und auf einer groben Raspel reiben, den Apfel ebenfalls reiben. Die Zutaten in eine Schüssel geben und mit Zitronensaft, Öl, Salz und Pfeffer abschmecken und mit den weiteren Zutaten garnieren.

Rot gefärbte Hände lassen sich recht gut mit Zitronensaft wieder entfärben.

HANDELSPRÄPARATE

Schoenenberger Rote Bete Bio-Saft (Salus Pharma), Rote Beete Pulver (PlantaVis)

SCHWARZWURZEL

SCORZONERA HISPANICA

Es gibt einige alte Wurzelgemüse, die fast völlig in Vergessenheit geraten sind. Zu ihnen gehört die Schwarzwurzel. Das feine Wintergemüse ähnelt nicht nur im Aussehen dem Spargel, sondern auch in Geschmack und Zubereitung. Die auch als Winterspargel bekannte Wurzel hat eine braunschwarze, korkartige Rinde und wurde einst nicht nur als Nahrungspflanze, sondern auch für Heilzwecke verwendet.

WERTGEBENDE INHALTSSTOFFE

Das stangenförmige Gemüse liefert etwa 80 kcal pro 100 g, besteht mengenmäßig vor allem aus Wasser und rund 19 % Ballaststoffen (vor allem Inulin). Bei den Vitaminen sind Karotin sowie die Vitamine B_1, E und C zu nennen. Hinzu kommen Mineralstoffe (Kalium, Kalzium, Magnesium, Eisen), Purine, Asparagin und Allantoin.

BENEFITS BEI DIABETES MELLITUS

Inulin hält den Blutzuckerspiegel konstant
Für Personen mit Diabetes mellitus ist die Schwarzwurzel vor allem wegen des enthaltenen Inulins sehr interessant. Der lösliche Ballaststoff wird von den menschlichen Verdauungsenzymen nicht abgebaut, da uns das abbauende Enzym (Inulinase) fehlt, und hat daher keinen Einfluss auf den Blutzuckerspiegel, der entsprechend konstant bleibt (siehe auch Seite 145 Topinambur/Die Diabetiker-Kartoffel).

Geregelte Verdauung, gesunder Darm
Im feuchten Milieu des Magen-Darm-Trakts quellen die Ballaststoffe stark auf, lösen ein Sättigungsgefühl aus und unterstützen damit eine Diät. Gleichzeitig sorgt das vermehrte Volumen für einen Dehnungsreiz im Darm und damit für einen geregelten Stuhlgang.

Zudem gehört Inulin zu den präbiotischen Nahrungsmitteln und dient den Milchsäurebakterien des Darms als Nahrung, fördert deren Vermehrung und schafft dadurch ein saures Milieu, welches das Überleben krankheitserregender Bakterien erschwert, Darminfektionen vorbeugt und vermutlich auch vor der Entstehung von Dickdarmkrebs schützt.

Inulin bindet Gallensäuren
Wasserlösliche Ballaststoffe wie das Inulin können im Darm Gallensäure binden, die so mit dem Stuhl ausgeschieden wird. Da Gallensäure jedoch für die Fettverdauung benötigt wird, muss sie neu in der Leber gebildet werden. Zur Neubildung entzieht die Leber dem Körper Cholesterin aus dem Blutkreislauf. Somit kann Inulin auf natürliche Weise den Cholesterinspiegel senken und so Herz-Kreislauf-Erkrankungen vorbeugen.

HINWEISE

Frische Schwarzwurzeln am besten mit einer Bürste putzen, um anhaftende Erde zu entfernen. Schwarzwurzeln lassen sich vor und nach dem Kochen schälen. Hierzu empfiehlt es sich, Gummihandschuhe anzuziehen, denn beim Schälen und Schneiden sondern die Wurzeln einen milchigen Saft ab, der die Hände und die Kleidung verfärbt.

Beim Abbau inulinhaltiger Pflanzenteile entstehen im Darm Gase, die bei empfindlichen Menschen zu unangenehmen Blähungen führen können.

REZEPT

Schwarzwurzeln in Zitronenrahm

Zutaten für 2–3 Personen
500 g Schwarzwurzeln
1–2 EL Essig
1 EL Mehl
1 EL Butter
100 ml Gemüsebrühe
50 ml Milch
100 g Sahne (Rahm)
1 Zitrone
Salz, Pfeffer, Muskat
Schnittlauch

Zubereitung
Schwarzwurzeln mit einem Sparschäler schälen, in ca. 4 cm lange Stücke schneiden und in eine Schüssel mit 1 l Wasser und dem Saft einer halben Zitrone legen, damit sie sich nicht verfärben.

Für die Soße Butter in einem Topf schmelzen, Mehl darüber stäuben und unter Rühren kurz anschwitzen. Die Gemüsebrühe hinzugießen und gründlich mit dem Schneebesen verrühren. Dann Milch und Sahne gut unterrühren und die Soße offen bei kleiner Hitze 10 min köcheln lassen.

Inzwischen in einem zweiten Topf reichlich Wasser zum Kochen bringen, salzen. Die Schwarzwurzeln abgießen, in das kochende Salzwasser geben und bei mittlerer Hitze 10–12 min zugedeckt garen.

Die Zitrone heiß waschen und abtrocknen, ½ TL Schale fein abreiben und 2 TL Saft auspressen. Schnittlauch in Röllchen schneiden. Die Soße mit Salz, Pfeffer, Muskat, Zitronensaft und -schale würzen.

Gegarte Schwarzwurzeln abgießen, gut abtropfen lassen, dann in die Soße geben. Mit dem Schnittlauch bestreuen und als Gemüse zu Tafelspitz oder als Gemüsehauptmahlzeit servieren.

SELLERIE

APIUM GRAVEOLENS

Das Doldenblütengewächs stammt aus den warmen Regionen des Mittelmeergebiets und wurde schon während der Hochkultur im antiken Ägypten kultiviert. Die ätherischen Öle verleihen dem Gemüse den intensiven Geschmack. Ob Staude oder Knolle: Sellerie schmeckt nicht nur, sondern heilt auch. Sellerie fördert den Stoffwechsel, wirkt harntreibend und unterstützt den Körper so bei der Ausscheidung wasserlöslicher Abbauprodukte.

WERTGEBENDE INHALTSSTOFFE

Sellerieknollen enthalten Kohlenhydrate und Ballaststoffe, etwas Eiweiß, kaum Fett, dafür Mineralstoffe und Spurenelemente (Kalium, Natrium, Kalzium, Eisen, Zink), Karotinoide, B-Vitamine (einschließlich Folsäure)

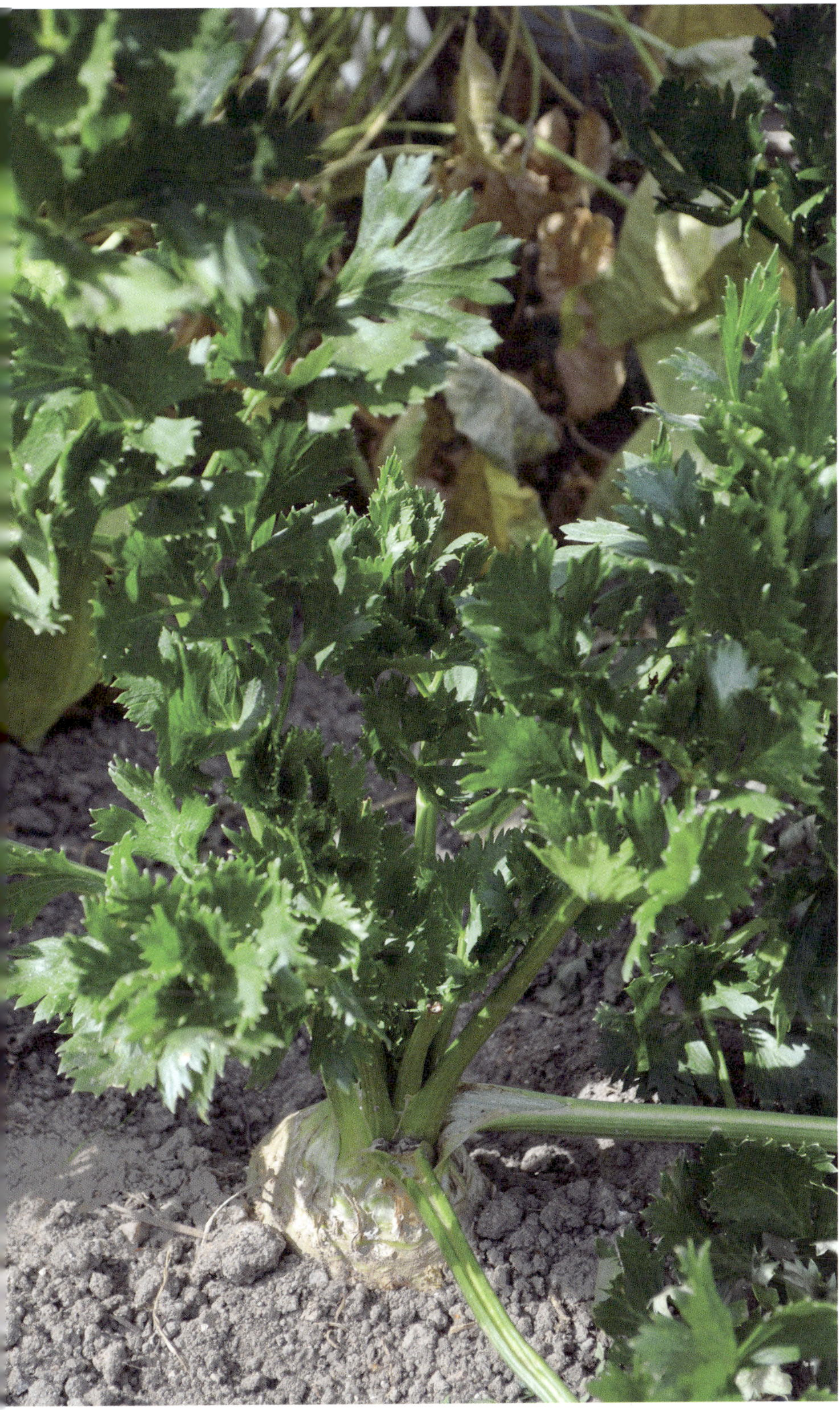

sowie die Vitamine A, C, E und K, etwas ätherisches Öl (Limonen, Myrcen, Karyophyllen), Flavonoide (Apigenin, Luteolin) und Steroide.

Staudensellerie punktet mit nur 15 kcal pro 100 g, ätherischem Öl, bestehend aus Limonen, Beta-Selinen und den geruchsbestimmenden Phthaliden, kaum Eiweiß, Fett und Kohlenhydraten, jedoch viel Provitamin A, Vitamin B_1, B_2, B_6, Folsäure, Vitamin C, E und K, Mineralstoffen und Spurenelementen (Kalium, Magnesium, Eisen, Selen), Flavonoiden, Phenolsäuren und Steroiden.

BENEFITS BEI DIABETES MELLITUS

Ideal für Personen mit Diabetes mellitus und Prädiabetes
Sowohl Sellerieknollen als auch Staudensellerie haben eine positive Wirkung auf den Blutzuckerspiegel. Der glykämische Index von Sellerieblättern liegt bei 15, der von Stängeln bei 43 und der von gekochten Wurzelteilen bei 85.

Die Knollen sind reich an Apigenin. Dieser Pflanzenfarbstoff verbessert die Insulinwirkung und senkt so den Blutzuckerspiegel auf ein gesundes Niveau. Trotz des relativ hohen glykämischen Index ist daher vor allem gekochtes oder gedünstetes Wurzelgemüse für die Ernährung im Rahmen einer Diabeteserkrankung empfehlenswert.

Blutdrucksenkend durch Erweiterung der Gefäße
Bei chronisch erhöhtem Blutdruck können Zubereitungen aus Sellerie eine leichte Blutdrucksenkung bewirken und zudem die Wirkung schulmedizinischer Arzneien verbessern. Vermutlich sind einige Bestandteile des ätherischen Öls und verschiedene Mineralstoffe für die blutdrucksenkende Wirkung verantwortlich.

Die Kombination aus Magnesium und Kalium und das günstige Verhältnis zu Natrium ist besonders vorteilhaft, da die Mineralstoffe die Blutgefäße entspannen beziehungsweise einen hohen Blutdruck verhindern. Zudem weiten die sekundären Pflanzenstoffe Apigenin und Phthalide die Blutgefäße. Es wirken hier also verschiedene Stoffe in Synergie.

Auch in der Traditionellen Chinesischen Medizin und im Ayurveda werden Selleriezubereitungen als Mittel bei Bluthochdruck empfohlen.

Unterstützung der Leberfunktion
Selleriesaft weist ein beachtliches Potenzial auf, um den Entgiftungsprozess in der Leber anzukurbeln, ohne sie dabei zu überlasten. Zu den natürlichen »Leberschutzmitteln« zählen die im Sellerie enthaltenen ätherischen Öle, Karotinoide, Flavonoide oder Phenole. Die im Selleriesaft reichlich vorhandenen Bitterstoffe sind für die Leber der Startschuss, um mehr Gallenflüssigkeit zu produzieren, die anderen Stoffe wirken im Dünndarm. Fette Speisen können somit leichter verdaut und damit der Bildung einer Fettleber vorgebeugt werden – ein Völlegefühl im Bauch entsteht erst gar nicht.

HINWEISE

Sellerie aus konventionellem Anbau ist oft recht nitratreich, auch wenn es im Vergleich zu anderen Gemüsen im mittleren Bereich liegt.

In Einzelfällen können sowohl Sellerie als auch Selleriegewürz schwere allergische Reaktionen hervorrufen. Da ein Teil der Allergene hitzestabil ist, werden selbst kleine Selleriemengen auf Fertigerzeugnissen deklariert.

Wegen der harntreibenden und damit leicht nierenreizenden Wirkung sollten Sie Selleriesaft bei akuten Nierenentzündungen nur verdünnt und nur gelegentlich trinken. Bei einer leichten Insuffizienz der Nieren können Sie den Selleriesaft jedoch ohne Bedenken genießen.

REZEPTE

Apfel-Sellerie-Püree

Zutaten
1 Sellerieknolle
1 säuerlicher Apfel
4 EL Sojacreme
1 EL Butter
Salz, Pfeffer

Zubereitung
Die Sellerieknolle schälen und in 2 cm große Würfel schneiden. Den Apfel schälen, vierteln, entkernen und ebenfalls in Würfel schneiden. Apfel und Sellerie mit etwas Salz in einen Topf geben und mit etwas Wasser aufgie-

ßen. Zugedeckt einmal aufkochen, dann etwa 20 min bei geringer Hitze weichkochen. Mit dem Pürierstab oder im Mixer fein pürieren. Sojacreme und Butter mit einem Schneebesen unterschlagen, mit Salz und Pfeffer abschmecken und sofort servieren.

Frisch gepresster Staudenselleriesaft – Energiespender für zwischendurch

Zutaten für 1 Portion
4–6 Selleriestangen
eventuell ½ Apfel

Zubereitung
Am einfachsten ist die Zubereitung mit einem leistungsfähigen Entsafter. Zur Vorbereitung sollten Sie die Stangen lediglich waschen, je nach Modell Ihres Entsafters in 4–10 cm lange Stücke schneiden, mitsamt Blättern in den Einfüllschacht des Entsafters geben und dann mit dem dazugehörigen Stopfer nach unten drücken. Binnen weniger Sekunden fließt bereits der grasgrüne Saft in den Auffangbehälter. Je nach Größe und Dicke ergeben 4–6 Selleriestangen 1 Glas/1 Portion Selleriesaft. Der Saft kann bei Verträglichkeit kurmäßig über mehre Wochen täglich getrunken werden, danach pausieren.

Sollte der Geschmack von Selleriesaft anfangs für Sie ungewohnt sein, dann geben Sie am besten einen halben säuerlichen Apfel (z. B. Boskop) mit dazu und erhöhen Sie schrittweise den Sellerieanteil.

TOPINAMBUR

HELIANTHUS TUBEROSUS

Topinambur ist auch als »Diabetiker-Kartoffel« bekannt, da in der Knolle Inulin vorkommt, das den Blutzuckerspiegel nicht in die Höhe schnellen lässt. Ihre ursprüngliche Heimat wird in Mittelamerika vermutet. Topinambur ist eng mit der Sonnenblume verwandt. Anders als bei dieser bilden sich aber keine riesigen Samenstände in den Blüten, stattdessen geht die Kraft in die unterirdischen Knollen. Diese sind essbar und werden etwa 4–10 cm groß. Das Fruchtfleisch ist weiß, die Schale gelb-bräunlich.

WERTGEBENDE INHALTSSTOFFE

Die Knollen des Topinamburs sind vitamin- und mineralstoffreich. Sie beinhalten vor allem Provitamin A, die Vitamine B_1, B_2, B_6, Niacin und Vitamin C. Topinambur hat einen höheren Kaliumgehalt als Bananen und enthält Kalzium, Eisen sowie Kupfer. Hinzu kommen Ballaststoffe (Inulin), mehrkettige Zucker (Oligofruktose) und zahlreiche Polyphenole.

BENEFITS BEI DIABETES MELLITUS

Die »Diabetiker-Kartoffel«

Inulin gehört zu den löslichen Ballaststoffen. Es bindet in Magen und Darm Wasser und quillt auf. Das hat gleich mehrere Vorteile: Inulin liefert kaum Kalorien, es regt durch einen Dehnungsreiz im Darm die Verdauung an und bewirkt ein längeres Sättigungsgefühl. Das führt wiederum dazu, dass andere Kohlenhydrate aus der Nahrung langsamer ins Blut übergehen. Diese Eigenschaft hat der Topinamburknolle den Namen »Diabetiker-Kartoffel« eingebracht, da sie für Menschen mit Diabetes eine gute Alternative zu Kartoffeln darstellt.

In Untersuchungen zeigte sich, dass Topinambur außerdem den Gesamtcholesterin- und Triglyzeridspiegel senkt.

Tipp: Neben Topinambur enthalten beispielsweise auch Artischocken, Spargel, Lauch, Löwenzahnwurzel, Schwarzwurzel oder Wegwarte (Zichorie) den Ballaststoff Inulin.

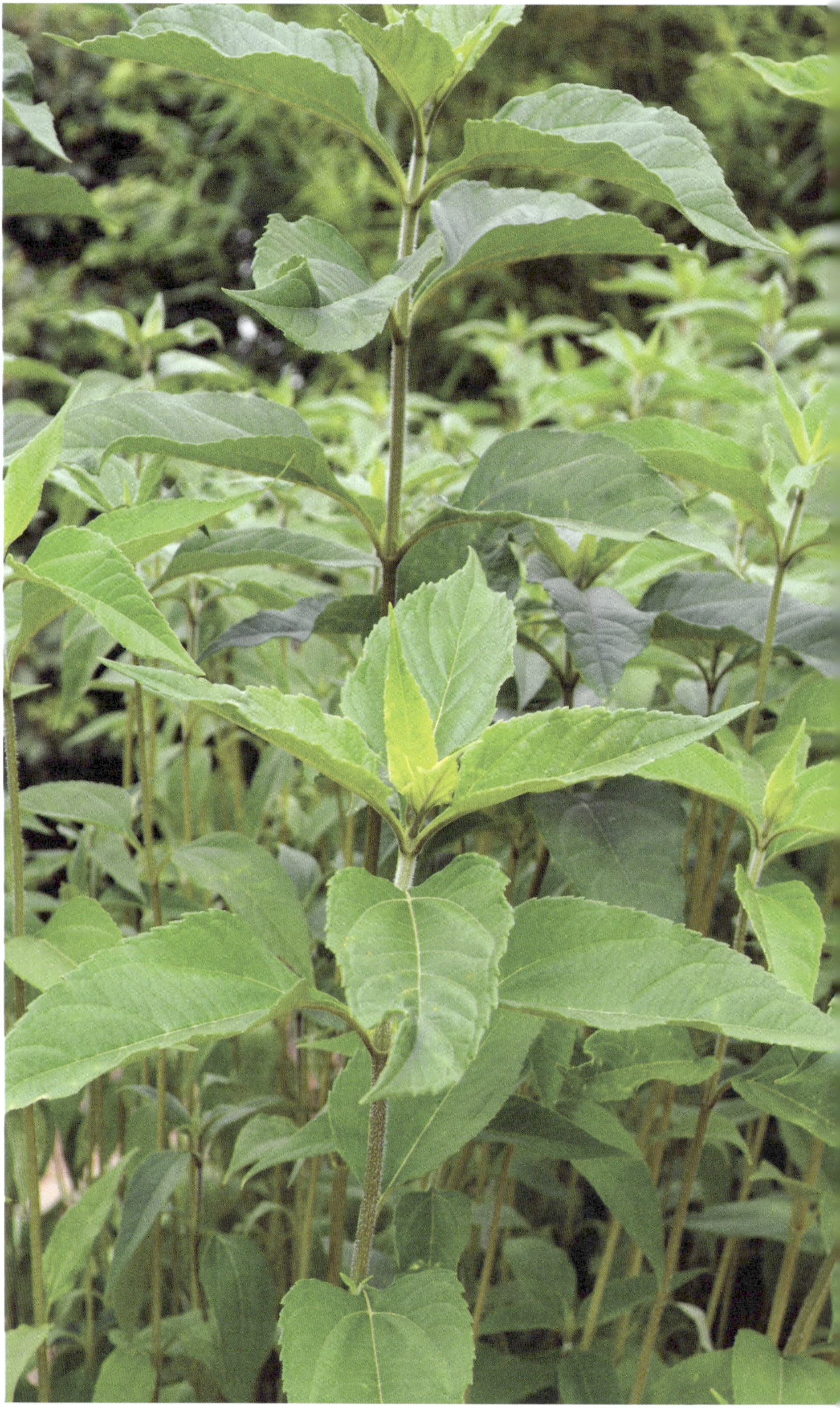

Präbiotisches Wintergemüse

Präbiotika sind für den Menschen unverdauliche Nahrungsbestandteile, die durch bestimmte Bakterien im Darm verstoffwechselt werden. Topinambur zeichnet sich durch einen hohen Gehalt an Oligofruktose, ein unverdaulicher Ballaststoff, bestehend aus mehreren verketteten Fruktosemolekülen, und Inulin aus. Beide werden im Dünndarm kaum resorbiert, unter anderem, da uns Menschen das abbauende Enzym (Inulinase) fehlt.

Der Ballaststoff Inulin fördert das Wachstum und die Vermehrung von gesunden Darmbakterien (Laktobazillen, Bifidobakterien) und somit die Entstehung einer gesunden Darmflora. Die Darmbakterien verstoffwechseln (fermentieren) das Inulin, wobei Milchsäure und kurzkettige Fettsäuren entstehen wie Butter-, Propion- und Essigsäure, die wiederum krankmachende Keime in Schach halten.

Geeignet bei Glutenunverträglichkeit

Eine Unverträglichkeit von Gluten kann sowohl begleitend zu Typ-1- als auch Typ-2-Diabetes bestehen, wobei tendenziell häufiger Personen mit Typ-1-Diabetes die Diagnose Zöliakie erhalten. Die Zusammenhänge sind bislang nicht bekannt. Gluten (Klebereiweiß) führt hierbei zu einer Entzündung der Dünndarmschleimhaut mit teils massiven Verdauungsstörungen. In diesem Fall müssen glutenhaltige Getreide lebenslang gemieden und auf Ersatzprodukte wie Pseudogetreide oder eben Topinambur ausgewichen werden.

Viele Menschen mit Typ-2-Diabetes weisen eine Permeabilitätsstörung des Darms auf, anders ausgedrückt ist ihre Darmwand durchlässiger oder »undicht«, was auch als Leaky-Gut-Syndrom bekannt ist. Zwar vertragen sie Gluten in kleinen Mengen, profitieren aber von glutenfreien Produkten.

Nur wenige Betroffene wissen von dieser Unverträglichkeit, da die Untersuchung von Zonulin im Stuhl zum Nachweis einer relativen Glutenunverträglichkeit in der Regel nicht in den Arztpraxen getestet wird.

Mein Tipp: Betroffene mit Typ-2-Diabetes sollten in einer naturheilkundlichen Praxis den Status ihrer Darmflora (Darmmikrobiom) testen lassen. Eine Fehlbesiedelung im Darm ist häufig Mitverursacher von Stoffwechselentgleisungen wie Diabetes mellitus (siehe auch Seite 22).

Hilfe beim Abnehmen

Aufgrund der geringen Kalorienmenge (73 kcal pro 100 g) eignet sich die Knolle auch zum Abnehmen. Heißhungerattacken bleiben Dank des guten

Sättigungsgefühls aus. Die gewichtsreduzierende Wirkung ist insbesondere bei Typ-2-Diabetes von Bedeutung, da hier oftmals Fehlernährung und Übergewicht eine Rolle spielen.

HINWEISE

Ein übermäßiger Genuss von Topinambur kann zu Verdauungsbeschwerden wie Blähungen oder Durchfall führen. Das liegt an den vielen Ballaststoffen, an deren Verdauung sich die Darmflora erst gewöhnen muss. Am besten tasten Sie sich langsam an die verträgliche Menge heran.

REZEPT

Gebratener Topinambur

Zutaten für 2 Personen
500 g Topinambur
1 kleine Zwiebel
2 EL Olivenöl
½ Bund Kräuter (Petersilie, Schnittlauch)
Salz, Pfeffer

Zubereitung
Den Topinambur gut waschen, schälen und in Scheiben schneiden. Die Zwiebel schälen, kleinhacken. Öl in einer Pfanne erhitzen, die Zwiebelstücke unter Rühren andünsten. Die Topinamburscheiben dazugeben, beidseitig anbraten, dabei mehrmals wenden. Die Kräuter waschen und fein hacken. Sobald der Topinambur gar ist, mit Salz, Pfeffer und den Kräutern würzen und als Hauptmahlzeit servieren.

HANDELSPRÄPARATE

Schoenenberger Topinambur Bio-Saft (Salus Pharma), Bio Topinamburpulver (Echt Vital)

WALNÜSSE UND WALNUSS-BLÄTTER/ WALNUSSBAUM

JUGLANS REGIA

Walnussbäume wachsen bis zu einer Größe von 20 m heran und können pro Jahr bis zu 150 kg Ertrag bringen. Beinahe alle Teile des Baums sind für die menschliche Gesundheit nützlich. Wenn man gelegentlich eine Walnuss isst, tut das den Blutgefäßen und dem Stoffwechsel gut. Aber nicht nur die Früchte, auch Blätter und Knospen enthalten bioaktive Substanzen, die uns fit halten. Die empfohlene Tagesmenge für einen gesunden und ausgewogenen Stoffwechsel sind 5–7 Walnusskerne, was rund 30 g entspricht.

WERTGEBENDE INHALTSSTOFFE

Walnüsse enthalten bis zu 60% fettes Öl (Linol-, Öl-, Linolensäure) und fettähnliche Substanzen wie Lezithin sowie rund 15% Eiweiße, weitere 10% entfallen auf Kohlenhydrate. Außerdem beinhalten sie Ballaststoffe, Mineralstoffe (Kalium, Magnesium, Kalzium, Zink, Eisen, Mangan, Fluorid) sowie die Vitamine E, B_1, B_2, B_3, B_5, B_6, Biotin und Folsäure.

Walnussblätter punkten mit einem hohen Gerbstoffanteil (Ellagitannine, Katechine), der bis zu 10% betragen kann. Hinzu kommen radikalfangende Flavonoide (Querzetin, Kaempferol), antimikrobiell wirkendes ätherisches Öl, Bitterstoffe, Vitamin C und Phenolcarbonsäuren (Kaffee-, Vanillin-, Salizylsäure) und färbendes Juglon im Blattwachs.

BENEFITS BEI DIABETES MELLITUS

Nüsse und Blätter verringern das Diabetesrisiko
Regelmäßiger Genuss von Walnüssen kann der Entwicklung eines Typ-2-Diabetes entgegenwirken. Selbst wer gerade eine Diät macht, braucht sich vor der energiereichen Nuss nicht zu fürchten, denn sie versorgt den Körper nicht nur mit lebensnotwendigen Stoffen, sondern verhindert auch ein Absinken des Blutzuckerspiegels und damit ein unangenehmes Hungergefühl. In Studien, in denen der Nüchtern- und der Langzeitblutzucker

bestimmt wurden, zeigte sich durch Walnusskonsum ein geringeres Diabetesrisiko als in der Kontrollgruppe ohne Konsum von Walnüssen.

Zu nennen ist auch die traditionelle Anwendung von Walnussblättern bei Blutzuckerentgleisungen (Hyperglykämien). Forschende konnten nun bestätigen, dass durch eine dreimonatige Anwendung eines Walnussblätterextrakts (100 mg) in Kapselform die antidiabetische Standardtherapie mit Metformin effizienter war. Negative Auswirkungen auf Leber und Nieren wurden keine beobachtet, allerdings kam es in einigen Fällen zu Magen-Darm-Beschwerden.

Walnusskerne für die Herzgesundheit

Zahlreiche Studien belegen, dass sich die Nährstoffzusammensetzung von Walnüssen günstig auf das Herz-Kreislauf-System auswirkt. Die Baumfrucht beugt nachweislich Krankheiten vor, die durch Bluthochdruck begünstigt werden, weil sie den Blutdruck regulieren. Durch den hohen Anteil an mehrfach ungesättigten Fettsäuren ist die Walnuss praktisch cholesterinfrei. Die synergetisch wirkende Kombination aus Antioxidanzien und Omega-3-Fettsäuren beugt der Entstehung einer Arteriosklerose vor und minimiert damit das Risiko, einen Herzinfarkt zu erleiden.

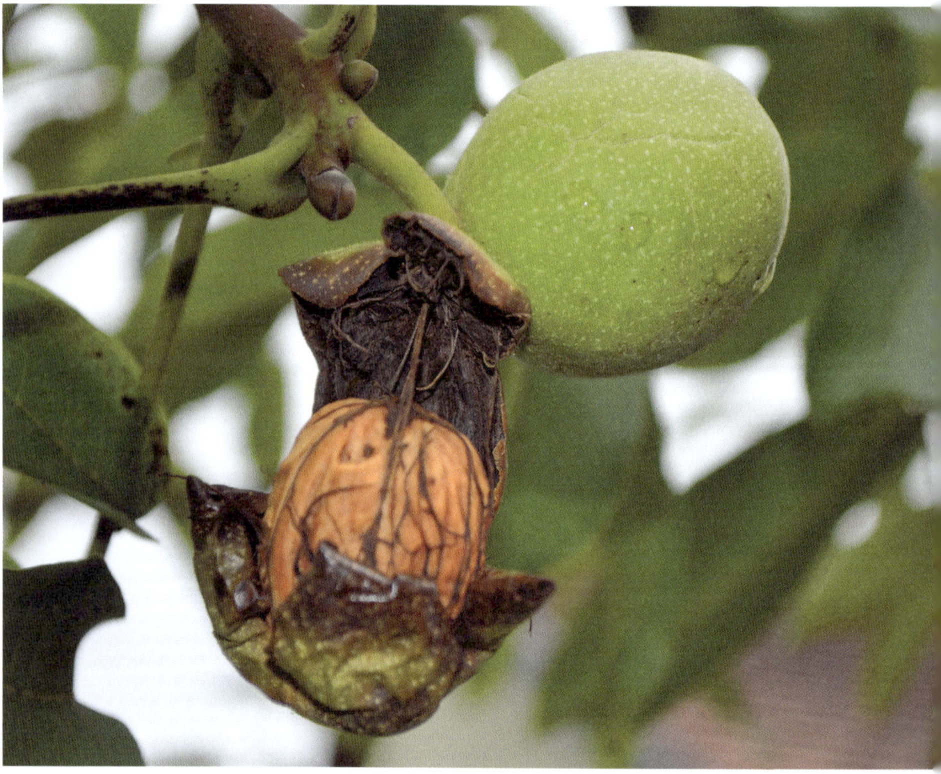

Erhalt der Gehirnfunktion
Menschen mit Diabetes mellitus leiden häufiger unter Beeinträchtigungen der kognitiven Funktionen und sind stärker demenzgefährdet als Stoffwechselgesunde. Es ist bekannt, dass Betroffene mit Diabetes mellitus im Laufe ihres Lebens etwa doppelt so häufig an einer Demenzerkrankung leiden als diejenigen ohne Diabetes mellitus. Die in Walnüssen enthaltenen bioaktiven Verbindungen können Eiweißablagerungen im Gehirn verhindern und auf diese Weise einer Demenz vorbeugen oder das Fortschreiten einer bereits bestehenden Erkrankung verlangsamen.

Zudem kann die Walnuss Depressionen vorbeugen und die Stresstoleranz des Gehirns erhöhen. Walnüsse sind nicht zufällig Bestandteil im Studentenfutter, wirken sie sich doch positiv auf die Gehirnleistung aus. Verantwortlich dafür sind unter anderem Lezithin und verschiedene Vitamine aus der B-Gruppe. Diese sind in größeren Mengen vor allem in Walnüssen, aber auch in Haselnüssen enthalten.

Was nun wissenschaftlich bestätigt ist, ahnten bereits unsere Vorfahren: Sie bemerkten, dass die Walnuss wie das menschliche Gehirn in zwei Hälften unterteilt ist, die den Gehirnhälften ähnlich sehen, und schlussfolgerten daraus, dass die Walnuss gut für die Gehirnfunktion ist.

HINWEISE

Ohne Zweifel: Walnüsse sind gesund. Der Energiegehalt der Nüsse ist jedoch hoch (654 kcal pro 100 g), sodass eine Handvoll davon schon ein ganzes Abendbrot ersetzen kann.

Walnüsse zählen zu den potenziellen Allergieauslösern und fördern die Histaminfreisetzung, was zu Verengungen von Blutgefäßen oder auch Kopfschmerzen führen kann. Allergiker sollten entsprechend Vorsicht walten lassen.

Importware aus konventionellem Anbau ist häufiger mit Pestiziden belastet oder wird zum Schutz vor Schädlingsbefall begast. Sehr helle Nussschalen in den handelsüblichen Produkten sehen zwar appetitlich aus, wurden jedoch wahrscheinlich durch Schwefel aufgehellt. Möchten Sie auf Nummer sicher gehen, empfiehlt es sich, auf Produkte aus biologischem Anbau zurückzugreifen.

Zubereitungen und Extrakte der gerbstoffreichen Blätter können bei Überdosierung zu Magenreizungen führen.

WEGWARTE

CICHORIUM INTYBUS

Wegwarten, auch Zichorien genannt, sind Wildstauden aus der Familie der Korbblütler. Weitverbreitet gedeihen sie in ganz Mitteleuropa vorzugsweise an Weg- und Ackerrändern sowie auf Brach- und Ödland. Kennzeichen sind ihre himmelblauen Blüten, eine tief reichende Pfahlwurzel und Blätter, die im Jugendstadium dem Löwenzahn ähnlich sehen. In der Naturheilkunde fristen sie eher ein Schattendasein. Damit soll jetzt Schluss sein, denn das natürliche Kraftpaket ist eine vielseitige Küchen- und Heilpflanze.

WERTGEBENDE INHALTSSTOFFE

In Blättern und Wurzeln finden sich Bitterstoffe, vor allem Lactucin und Lactucopikrin, daneben Phenolcarbonsäuren (Kaffeesäure), Flavonoide, Cumarin, Cholin (ein vitaminähnlicher Stoff), Gerbstoffe, etwas ätherisches Öl und bis zu 60 % Inulin in den Wurzeln.

BENEFITS BEI DIABETES MELLITUS

Regulation des Kohlenhydratstoffwechsels
Der unverdauliche Ballaststoff Inulin hat viele positive Eigenschaften, die besonders für Menschen mit Diabetes mellitus von Vorteil sind: Inulin ist kalorienarm und sättigend. Aus diesem Grund kann es gezielt bei der Gewichtsabnahme eingesetzt werden. Auch der Blutzuckerspiegel bleibt durch Inulin konstanter, da durch seine Unverdaulichkeit auch andere Nährstoffe langsamer aufgenommen werden (siehe auch Seite 145).

Kräftigung von Milz und Verdauungsdrüsen
Die Milz wird in der Schulmedizin meist wenig beachtet. Dabei ist sie eine »Mitarbeiterin des Immunsystems« und entsorgt zudem verbrauchte rote Blutkörperchen. Eine gut funktionierende Milz erhöht also die Abwehrkraft.

Für Diabeteserkrankte ist es wichtig zu wissen, dass nicht nur eine Unterzuckerung, sondern auch eine geschwächte Milz bei vielen Menschen starken Süßhunger hervorrufen kann. Um die Milz zu stärken, können Sie die verdauungsanregende Wirkung milder Bitterpflanzen wie der Wegwarte nutzen. Die in allen Teilen der Wegwarte enthaltenen Bitterstoffe regen die Drüsen des Verdauungstrakts, einschließlich der Drüsen in der Magenschleimhaut und der Bauchspeicheldrüse, sowie das immunologische Organ Milz an.

Besonders der frisch gepresste Saft der Wegwarte empfiehlt sich zur Verbesserung der Milzfunktion. Im Rahmen einer ausleitenden Frühjahrskur können auch Wegwartenblätter über den Salat gestreut hilfreich sein.

Detox für die Leber

Die Wegwarte gehört zu den Bitterpflanzen. Ihr Gehalt an Bitterstoffen ist jedoch moderat, sodass sie selbst für Kinder geeignet ist. Die Bitterstoffe regen den Gallenfluss an und helfen der Leber, Giftstoffe auszuschwemmen. Bei einer Fettleber (siehe auch Seite 26) kann die Wegwarte zusammen mit Mariendistelanwendungen (200–400 mg Silymarin pro Tag) gute Dienste tun.

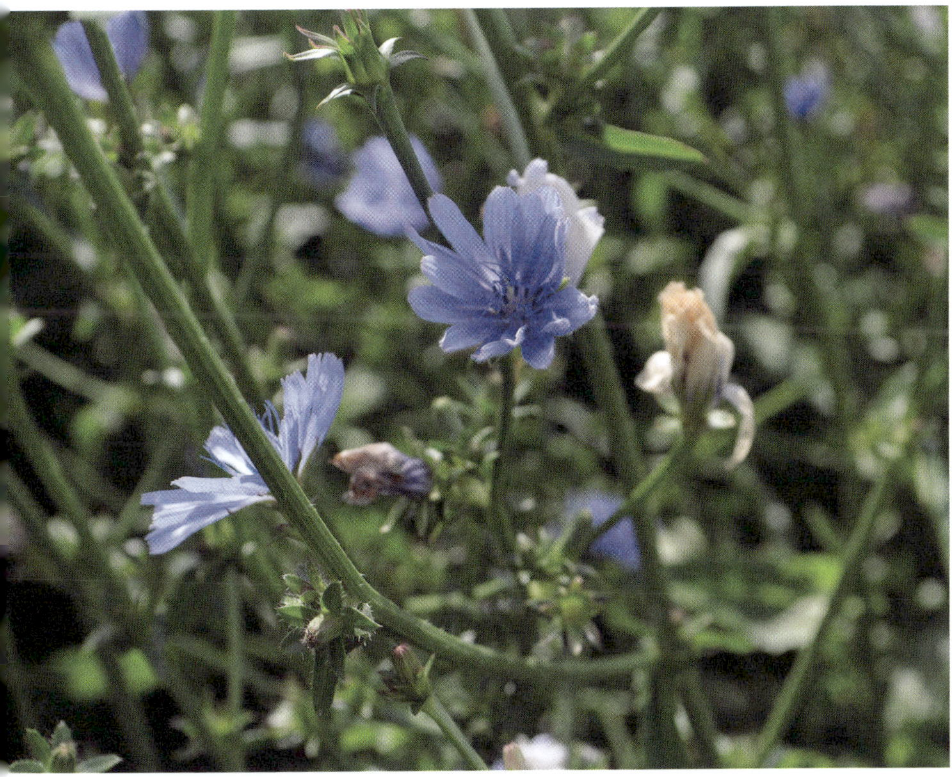

Frische Wegwartenblätter können als Salat zubereitet werden, die getrocknete Wurzel wird als Tee aufgegossen, und auch alkoholische Tinkturen oder Frischpflanzensaft kommen für therapeutische Zwecke infrage.

Inulin für die Darmflora
Als wichtigsten Inhaltsstoff speichert die Pfahlwurzel Inulin. Inulin ist ein langkettiges Kohlenhydrat, das Pflanzen bilden. Sie nutzen es als Energiespeicher, der bei Bedarf wiederverwertet wird. Wir Menschen gewinnen aus Inulin kaum Energie, da uns das passende Enzym zum Abbau, die Inulinase, fehlt. Jedoch verwerten die nützlichen Darmbakterien (insbesondere Bifidobakterien) den Ballaststoff, was wiederum zu einer ausgewogenen Darmflora und einem stabilen Immunsystem beiträgt.

HINWEISE

Wegwartenzubereitungen sind in der Regel gut verträglich und haben nur selten Nebenwirkungen. In seltenen Fällen können allergische Hautreaktionen auftreten, vor allem bei Überempfindlichkeit auf Korbblütler.

Bei Gallensteinleiden und Magen-Darm-Geschwüren sollten Wegwartenanwendungen aufgrund der Anregung des Gallenflusses und der stimulierenden Wirkung auf die Drüsen der Magenschleimhaut nur nach ärztlicher Rücksprache erfolgen.

REZEPTE

Wegwartenwurzel gekocht als Gemüse – stärkt die Darmgesundheit

Zutaten
500 g junge Wegwartenwurzeln
½ l Wasser
4 EL Apfelessig
2 EL Mehl
2 EL Butter
Salz
Saft aus ½ Zitrone
einige Stängel Petersilie

Zubereitung

Wasser mit Salz, Essig und 2 TL Zitronensaft in einem Topf mischen. In einer Pfanne Butter schmelzen und Mehl einrühren, sodass eine helle Einbrenne entsteht.

Wegwartenwurzeln gründlich waschen, gegebenenfalls mit dem Sparschäler schälen und in 0,5 cm dicke Scheiben schneiden. Geschnittene Wegwarte sogleich in das Essigwasser geben, um Verfärbungen zu vermeiden.

Die Wurzelstücke in dem Essigwasser einige Minuten kochen, bis sie weich werden. Mit einer Schöpfkelle herausnehmen. Sogleich in die heiße Pfanne geben und in der Mehlschwitze etwas anrösten. Zum Schluss mit Zitronensaft abschmecken und mit Petersilie bestreuen.

Tee aus Wegwartenkraut und -wurzel – bei erhöhten Leberwerten, zur Stärkung der Milz

Zutaten für 1 Tasse

1 TL Wegwartenwurzel und/oder -kraut, getrocknet

250 ml Wasser

Zubereitung

1 TL Wurzel und/oder Kraut mit 250 ml kaltem Wasser übergießen, bis zum Sieden erhitzen, 2–3 min kochen, vom Herd nehmen, 3–7 min ziehen lassen, dann abseihen. Davon 2–3 Tassen täglich trinken.

Möglich ist auch eine Mischung aus gleichen Teilen Wegwarten- und Löwenzahnwurzeln.

ZWIEBEL

ALLIUM CEPA

»Knoblauch und Zwiebel vertreiben alles Übel«, heißt es im Volksmund. Ihren Ursprung hat das Lauchgewächs in Mittelasien. Dort wird die Speisezwiebel bereits seit mehr als 5000 Jahren kultiviert. Zwiebeln sind Speicherorgane, bestehend aus fleischig verdickten Blättern, in denen Wasser und Nährstoffe gespeichert werden.

Die Zwiebel ist nicht nur ein unverzichtbares Gemüse und Gewürz in der Küche, sondern wird seit Jahrhunderten auch für arzneiliche Zwecke verwendet. Ihre Schutzwirkung ist vielfältig und nicht nur bei Diabetes mellitus von Nutzen. So kann sie zähen Schleim in den Atemwegen verdünnen, Husten, Schnupfen und eine Halsentzündung lindern und bei der Wundheilung von Vorteil sein.

WERTGEBENDE INHALTSSTOFFE

Alliin und andere schwefelhaltige Verbindungen, ätherisches Öl, Flavonoide wie Querzetin und Rutin, Phenole, Kohlenhydrate (Zucker), Saponine, Sterole, Mineralstoffe und Vitamin C sind die Hauptwirkstoffe der Zwiebel. Nicht zu vergessen ist außerdem das zu Tränen reizende Propanthialoxid.

BENEFITS BEI DIABETES MELLITUS

Antidiabetische Wirkung
Personen mit Diabetes mellitus profitieren von dem Genuss roher Zwiebeln (empfohlen werden 100 g täglich) beziehungsweise von Zwiebelsaft. Die tägliche Zufuhr von 50 ml Zwiebelsaft kann zu einer so deutlichen Verringerung der Blutzuckerwerte führen, dass Betroffene mit ihrer Ärztin oder ihrem Arzt über eine Reduzierung der Medikamente sprechen sollten. Erfreulicherweise gilt das sowohl bei Typ-1- als auch bei Typ-2-Diabetes.

In einer Studie konnte gezeigt werden, dass die Zwiebel eine signifikante antidiabetische Wirkung hat. Mehrere bioaktive Stoffe der Zwiebel

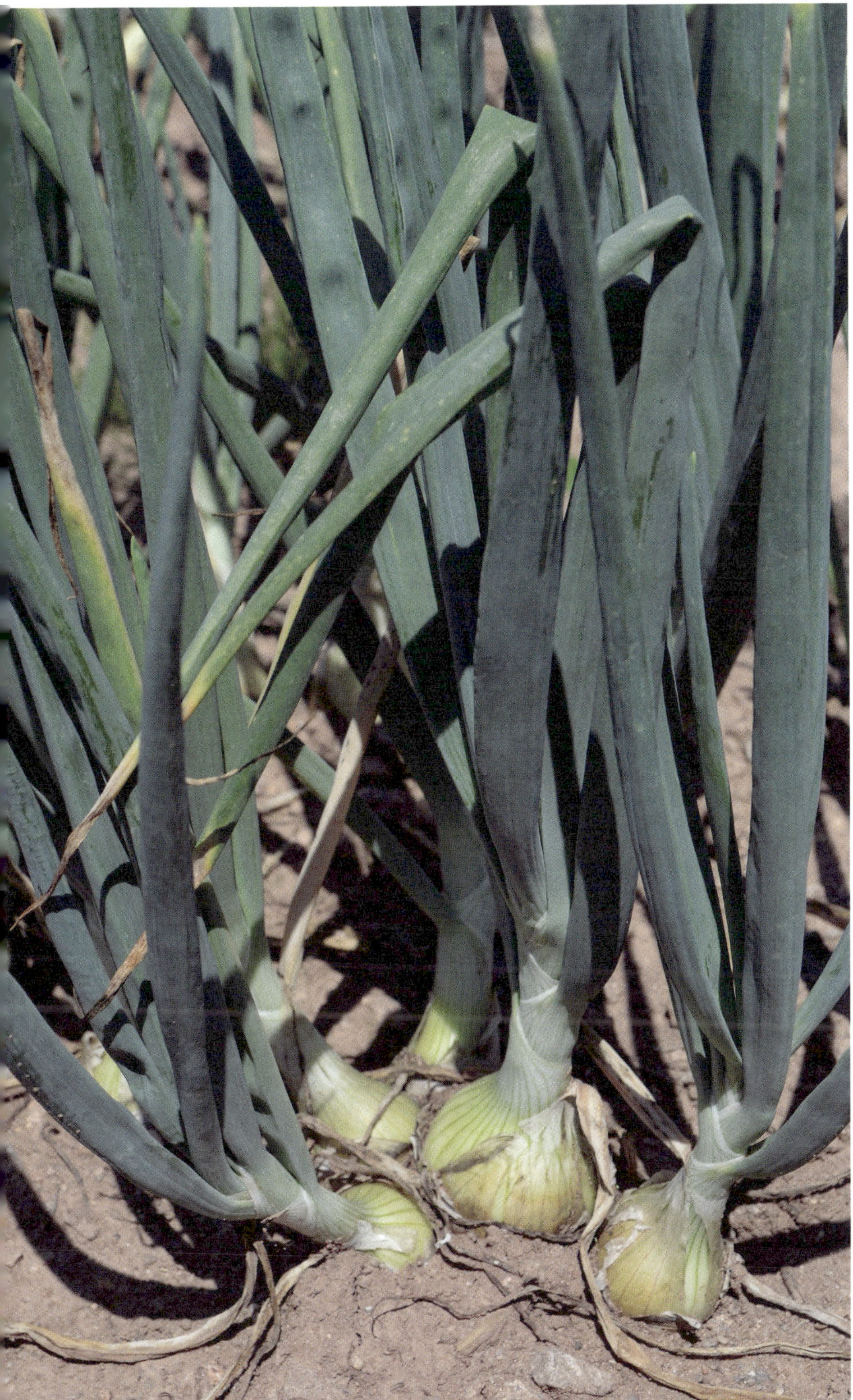

werden dafür verantwortlich gemacht. Dazu gehören Querzetin, Rutin, Vitamin C sowie die enthaltenen Schwefelverbindungen.

Schutz vor Gefäßerkrankungen
Ein Heilaspekt der Zwiebel ist ihre Wirkung auf das Blut und die Gefäße. Zwiebeln beziehungsweise deren bioaktive Substanzen verbessern die vaskuläre Funktion, indem sie die Blutfettwerte (Serumcholesterin, Triglyzeride, LDL-Cholesterin) senken, die Fließfähigkeit des Blutes verbessern und somit Thrombosen verhindern. Das HDL-Cholesterin bleibt unverändert.

Zudem wirkt ein regelmäßiger Zwiebelkonsum leicht harntreibend, sodass vermehrt wasserlösliche Giftstoffe ausgeschieden werden.

Zur Vorbeugung und Begleittherapie von Gefäßerkrankungen wie Herzinfarkten und Schlaganfällen sollten Sie täglich eine halbe rohe Zwiebel essen. Je schärfer die Zwiebel ist, desto stärker ist die Wirkung.

Starkes Immunsystem
Doch das preiswerte Nahrungsmittel kann noch mehr: Schwefelhaltige Inhaltsstoffe, die für den typischen, starken Geruch verantwortlich sind, haben antimikrobielle, antivirale und immunstärkende Eigenschaften, die durch den Vitamin-C-Gehalt der Zwiebel noch verstärkt werden.

Da alle Diabetesformen das Immunsystem schwächen, erkranken Menschen mit Diabetes mellitus nicht nur häufiger an bakteriellen und viralen Infekten, sie haben auch ein erhöhtes Risiko für infektionsbedingte Komplikationen. Eine umso größere Bedeutung kommt also auch der Stärkung des Immunsystems zu.

Da durch Erhitzen der Zwiebel die antimikrobielle Eigenschaft weitgehend verloren geht, sollten Sie Zwiebeln vorzugsweise roh verzehren.

HINWEISE

Bei Menschen mit Erkrankungen im Magen-Darm-Trakt sowie bei Kindern und Senioren können Zwiebeln, besonders wenn sie roh verzehrt werden, zu Blähungen führen oder die Schleimhäute reizen. Milde Gemüsezwiebeln sind dann die bessere Wahl als scharfe Sorten.

Rotwein-Balsamico-Zwiebeln – schmeckt und tut gut

Zutaten für 4 Personen
500 g kleine Zwiebeln
200 ml Rotwein
50 ml Balsamico-Essig
1 Prise Zucker
1 EL Butter
Salz, Pfeffer, Gewürze nach Wahl

Zubereitung
Die Zwiebeln schälen und halbieren und mit Butter in einer Pfanne anschwitzen. Zwiebeln mit Salz, Pfeffer und Zucker bestreuen. Wenn die Zwiebeln eine goldgelbe Farbe haben, mit Rotwein und Balsamico-Essig aufgießen. Zum Abschmecken können Sie wahlweise einen Zweig Rosmarin, Thymian oder ein Lorbeerblatt oder auch einige Wacholderbeeren dazugeben. Das Ganze etwa 30 min bei geringer Hitze köcheln lassen, dann vom Herd nehmen und abkühlen lassen. In eine Schüssel füllen und über Nacht durchziehen lassen. Am nächsten Tag als Antipasti servieren.

Zwiebeltinktur – zum Schutz der Gefäße

Zutaten
4 mittelgroße Zwiebeln
500 ml Wodka

Zubereitung
Am besten biologisch angebaute und scharf schmeckende Zwiebeln schälen, klein hacken, in ein ausgekochtes Schraubglas geben und mit hochprozentigem Alkohol (Wodka) übergießen. Das Ganze mindestens 1, besser 2 Wochen durchziehen lassen. Danach die festen Zwiebelanteile abseihen und die Flüssigkeit in Braunglasflaschen füllen. Von der Tinktur täglich 20–30 Tropfen zwischen den Mahlzeiten einnehmen.

Zwiebelwein – hält die Blutfettwerte und den Blutzucker stabil

Zutaten
4 mittelgroße Zwiebeln
25 g Imkerhonig
750 ml (1 Flasche) trockenen Rotwein

Zubereitung
Die Zwiebeln klein schneiden und zusammen mit dem Honig und dem trockenen Rotwein in eine Weithalsflasche geben. Das Gemisch 1 Woche durchziehen lassen und öfters umschütteln. Durch ein Sieb abfiltern und kühl aufbewahren. Ein kleines Gläschen am Abend davon trinken.

HANDELSPRÄPARAT

Schoenenberger naturreiner Pflanzensaft Zwiebel (Salus Pharma)

DAS BESTE AUS DER HEILPFLANZENWELT

Auch im Zeitalter der hoch entwickelten Antidiabetika stehen traditionelle Heilpflanzen als Ergänzung/Alternative zu modernen Arzneimitteln im Fokus von Forschenden auf der ganzen Welt. Von A wie Artischocke über H wie Heidelbeeren bis Z wie Zimt: Auf den folgenden Seiten stelle ich Ihnen Heilpflanzen und Pflanzenanwendungen vor, mit denen der Blutzuckerspiegel auf natürliche Weise reguliert oder die als Ersatz für eine medikamentöse Diabetestherapie (z. B. mit Metformin) dienen können. »Diabeteskräuter« können eine Insulintherapie bei Typ-1-Diabetes allerdings keinesfalls ersetzen! Die im Folgenden vorgestellten Pflanzen haben ein breites Anwendungsspektrum, wirken also nicht nur antidiabetisch, sondern schützen auch vor Folgeerkrankungen oder verbessern bereits entstandene Folgeschäden wie Gefäßerkrankungen.

Ein Gespräch mit Ihrer behandelnden Ärztin oder Ihrem behandelnden Arzt ist unabdingbare Voraussetzung für eine Therapie mit Heilpflanzen. Die Heilpflanzenpräparate erhalten Sie in Apotheken, einige können Sie auch selbst zubereiten. Meist werden sie in Form von Tees, Tinkturen oder Extrakten (z. B. als Kapseln) eingenommen. Lesen Sie bitte immer die Anwendungshinweise, da nicht jede Heilpflanze für jeden Menschen geeignet ist und unerwünschte Neben- und Wechselwirkungen vermieden werden müssen.

Für die Eigentherapie gilt: Suchen Sie sich zwei bis maximal drei Heilpflanzen heraus, die zu Ihrem Beschwerdebild passen und wenden Sie diese kurmäßig an. Danach beginnen Sie mit einer anderen Heilpflanzenrezeptur. Fragen Sie im Zweifel eine Ärztin, eine Apothekerin oder einen Heilpraktiker mit Schwerpunkt Heilpflanzen-/Kräuterkunde um Rat.

APFELESSIG/KULTURAPFEL

MALUS PUMILA

Essig ist ein fermentiertes Lebensmittel. Essig, insbesondere Apfelessig, gehört in jede Küche und ist sehr gesund. Apfelessig mit einem Säuregehalt zwischen 5 und 6 % ist ein uraltes Hausmittel, das zum allgemeinen Wohlbefinden beiträgt und eine Reihe von Vorteilen für die Gesundheit aufweist.

Auch wenn Apfelessig nicht sehr teuer ist, können Sie ihn selbst herstellen. Möchten Sie ihn doch kaufen, verwenden Sie vorzugsweise nicht pasteurisierten Apfelessig in Bio-Qualität mit natürlichen Trübstoffen. Er enthält mehr Vitamine und sekundäre Pflanzenstoffe als Essig ohne Trübstoffe.

WERTGEBENDE INHALTSSTOFFE

Durch den Fermentationsprozess enthält Apfelessig wertvolle Inhaltsstoffe wie Enzyme. Er punktet außerdem mit seinem Gehalt an Provitamin A, Vitamin B_1, B_2, B_6, Folsäure, Mineralstoffen (Kalium, Magnesium), Spurenelementen (Eisen, Zink und Selen), Polyphenolen und organischen Säuren (Essigsäure).

BENEFITS BEI DIABETES MELLITUS

Anregung von Stoffwechselprozessen
Regelmäßiges Trinken von verdünntem Apfelessig kann beim Abnehmen helfen. Apfelessig hilft bei der Entgiftung, reguliert den Blutdruck und

Cholesterinspiegel und stärkt die Leber. Die Essigsäure regt den Speichelfluss, die Bildung von Magensäure und die Produktion von Verdauungssäften im Darm an. Bei einer verlangsamten Verdauung oder einem Blähbauch ist dieses Mittel also sehr empfehlenswert.

Auch wenn Apfelessig sauer schmeckt, handelt es sich um ein leicht basisch wirkendes Lebensmittel. Somit kann Apfelessig eingenommen werden, um eine Übersäuerung des Körpers zu verhindern.

Kleiner Wermutstropfen: Es gibt Hinweise dafür, dass der Konsum von Apfelessig bei Menschen mit Typ-1-Diabetes die Magenentleerung verzögern kann, was sich möglicherweise nachteilig auf die Blutzuckerkontrolle auswirkt. Weitere Studien dazu stehen noch aus.

Insulinanstieg nach dem Essen bremsen

Personen mit Diabetes mellitus können mit Apfelessig zu hohen Blutzuckerwerten entgegenwirken. Studien deuten darauf hin, dass Essig den postprandialen Glukosespiegel, also Blutzuckerspitzen nach dem Essen, bei insulinresistenten Personen deutlich verbessern kann. Schon zwei Esslöffel Apfelessig können bei kohlenhydratreichen Mahlzeiten dazu beitragen, direkt nach dem Essen entstehende Blutzuckerspitzen auszugleichen.

Hohe Blutzuckerspitzen nach dem Essen schädigen die Beta-Zellen der Bauchspeicheldrüse und die Gefäßwände. Die Essigsäure unterdrückt ähnlich wie das Medikament Metformin Darmenzyme, die Kohlenhydrate in Zucker umwandeln.

Ein stabiler Blutzucker führt außerdem zur Vermeidung von Müdigkeit nach dem Essen, die bei einigen Betroffenen einige Stunden anhalten kann.

Gesunder Darm

Apfelessig enthält Essigsäure und wirkt dadurch antibakteriell und antimykotisch. Er verhindert also die Vermehrung krankmachender Bakterien und Pilze (insbesondere von Candida-Pilzen) im Darm.

Die probiotischen Eigenschaften von Apfelessig schaffen ein für nützliche Bakterien günstiges Milieu und beugen so insbesondere einer Fehlbesiedelung durch Fäulnisbakterien vor. Eine gesunde Darmflora senkt auf natürliche Weise Ihr Diabetesrisiko (siehe auch Seite 22).

HINWEISE

Nebenwirkungen beim Trinken von Apfelessig können vor allem aufgrund der enthaltenen Säure entstehen. Bei Sodbrennen, empfindlichem Magen oder geschädigter Darmschleimhaut sollten Sie Apfelessig stark verdünnen (im Verhältnis 1:10). Da Essig den Zahnschmelz angreifen kann, sollten Sie mit dem Zähneputzen eine halbe Stunde warten.

REZEPT

Naturtrüber Apfelessig – selbst gemacht

Zutaten
1–1,5 kg Äpfel
Wasser
1 EL Zucker

Nützliches Zubehör
1 großes Ansatzglas ohne Deckel, sterilisiert
Flaschen mit Deckel zum Abfüllen

Zubereitung
Äpfel waschen, samt Schale in mittelgroße Stücke schneiden. Die Apfelstücke in das Glas füllen, Zucker zum Wasser hinzufügen und die Äpfel mit Wasser übergießen, bis sie bedeckt sind. Die Apfelstücke schwimmen obenauf. Diese täglich mit einem Löffel nach unten drücken und den Inhalt durchrühren. Eine Schaumbildung ist unbedenklich. Das Glas mit einem Küchenkrepp und einem Haushaltsgummi verschließen, damit keine Essigfliegen hineingelangen.

Nach etwa 2 Wochen beginnen sich die Äpfel im Glas abzusetzen. Das ist ein Zeichen dafür, dass die Gärung so gut wie beendet ist. Essigsäurebakterien fühlen sich zwischen 25 und 29 °C sehr wohl. Die Umgebungstemperatur hat also einen Einfluss auf das Gelingen.

Nun die Apfelstücke durch ein Sieb passieren und die Flüssigkeit erneut in das Ansatzglas füllen. Nochmals 4 Wochen durchziehen lassen. Dann ist der Apfelessig fertig für den Gebrauch und kann in kleine saubere Fläschchen mit Deckel umgefüllt werden.

Die sich bildende Essigmutter enthält nicht nur darmfreundliche Bakterien, sondern kann auch als Starterkultur für ein neuen Apfelessig und andere Essigsorten verwendet werden.

HANDELSPRÄPARAT

Naturtrüber Apfelsaft (Beutelsbacher)

ARTISCHOCKE

CYNARA CARDUNCULUS

Die Artischocke stammt aus der Familie der Korbblütler, ist mehrjährig, distelartig und hat sehr große, graugrüne und bestachelte Blätter. Sie ist eine reine Kulturpflanze und hat ihren Weg von Ostafrika nach Sizilien und schließlich in das gesamte Mittelmeergebiet gefunden.

In der Heilkunde werden jedoch nicht die Blütenknospen und -böden (oftmals als Herzen bezeichnet), sondern die Blätter der Artischocke verwendet, die vorzugsweise vor dem Blütenaustrieb geerntet werden. An geschützten, vollsonnigen Standorten im Garten ohne Staunässe lassen sich Artischocken auch hierzulande im heimischen Garten ziehen.

WERTGEBENDE INHALTSSTOFFE

Die heilenden Eigenschaften der Artischockenblätter sind auf den hohen Gehalt an Bitterstoffen (bis zu 6%, vorwiegend Cynarin, Cynaropikrin, Cholorogensäure) und Polyphenolen zurückzuführen. Hinzu kommen Vitamine (Vitamin B_1, B_6, C und E), Mineralstoffe und Spurenelemente (Magnesium, Kalium, Kalzium), sekundäre Pflanzenstoffe, Ballaststoffe (insbesondere Inulin), Antioxidanzien wie Querzetin und weitere Flavonoide.

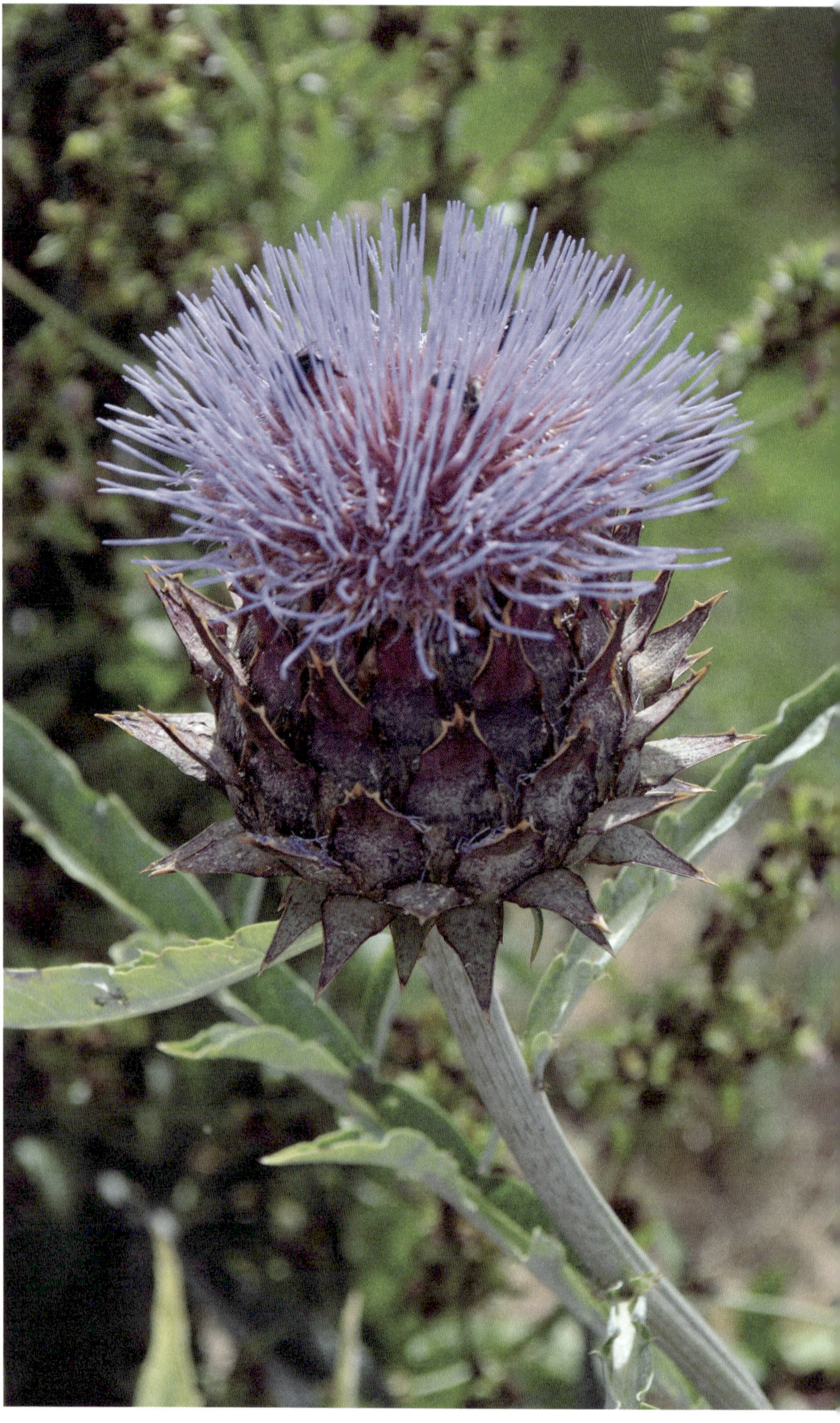

Regulierung von Verdauung und Blutzucker
Während die Vorzüge der Artischocke auf das Verdauungssystem schon länger bekannt sind, beschäftigen sich Forschende zunehmend mit dem Wirkspektrum bei erhöhten Blutzuckerwerten.

Kleinere Studien zeigten, dass Artischockenpresssaft sowohl die Werte für den Nüchtern- als auch den Langzeitblutzucker (HbA_{1c}) signifikant verbessert. Bei Studienteilnehmenden mit Langzeitdiabetes verminderten sich nach 12-wöchiger Anwendungsdauer von 3-mal 10 ml Artischockenpresssaft der Nüchternblutzucker- um 8 % und der HbA_{1c}-Wert um durchschnittlich 5 %. Dieser Effekt könnte unter anderem darauf zurückzuführen sein, dass der Frischpflanzenpresssaft das Enzym Alpha-Amylase hemmt, das Nahrungskohlenhydrate in Glukose aufspaltet, wie Laborstudien zeigten. Insgesamt steht dem Körper damit weniger Glukose zur Verfügung.

Das traditionell bei Verdauungsbeschwerden verwendete pflanzliche Arzneimittel könnte somit für Personen mit Diabetes mellitus und insbesondere mit metabolischem Syndrom von Nutzen sein.

Bessere Fettverdauung
Anwendungen aus Artischockenblättern zählen zu den Choleretika, einer Gruppe von Arzneimitteln, welche die Leberzellen zu vermehrter Sekretion von Galle anregen. Deshalb können die bitteren Artischockenzubereitungen bei erhöhten Blutfettwerten (Cholesterin, Triglyzeride) nützlich sein.

Zubereitungen aus Artischockenblättern haben sich bewährt bei Funktionsstörungen von Leber und Galle wie einer Fettleber, Völlegefühl und Verdauungsstörungen, trägem Stoffwechsel (Unterstützung der Gewichtsabnahme), erhöhten Blutfettwerten und Arteriosklerose.

Linderung von Beschwerden des Reizdarmsyndroms
Menschen mit Diabetes mellitus leiden häufiger unter Verdauungsbeschwerden, die unter dem Begriff »Reizdarmsyndrom« zusammengefasst werden. Die Artischocke gehört zu den Lebensmitteln mit einem besonders hohen Gehalt des unverdaulichen Ballaststoffs Inulin, einem Präbiotikum, das für die Verdauung und Darmgesundheit wichtig und hilfreich, aber auch zur Regulierung des Blutzuckerspiegels geeignet ist (siehe auch Seite 145).

Insbesondere beschleunigen Präbiotika die Passagezeit des Verdauungsbreis im Darm, was besonders für Betroffene mit Reizdarm und Verstopfung sehr hilfreich sein kann. Verdauungsbeschwerden wie Blähungen und Völlegefühl lassen sich durch den regelmäßigen Verzehr von Artischockenzubereitungen deutlich lindern.

Darüber hinaus helfen sie bei der Entsorgung von Stoffwechselendprodukten und Giften über den Stuhl, indem sie diese an sich binden. Besonders effektiv ist hier eine Kombination aus Frischsaftzufuhr und dem regelmäßigen Verzehr des ballaststoffreichen Gemüses.

HINWEISE

Bei den zahlreichen Arznei- und Nahrungsergänzungsmitteln gibt es Qualitätsunterschiede. Arzneimittel aus getrockneten Artischockenblättern haben eine deutlich geringere Wirksamkeit (bis zu 40%) als Frischpflanzenzubereitungen.

Bei Allergien gegen Korbblütler und bei Verschluss der Gallenwege sollten Sie keine Artischockenpräparate anwenden, bei Gallensteinleiden ist vorher ärztlicher Rat einzuholen.

Artischockenpräparate können die Wirkung gerinnungshemmender Medikamente (z. B. von Warfarin) verringern.

REZEPTE

Artischocken-Antipasti

Zutaten
6 kleine frische Artischockenblüten mit Stiel
150 ml Weißweinessig
500 ml Wasser
1 kleiner Zweig Rosmarin, 1 Lorbeerblatt
Meersalz, Pfeffer
einige Stängel glatte Petersilie
50 ml Olivenöl
1 Knoblauchzehe
Saft aus 2 Bio-Zitronen

Zubereitung
Den Stiel von den Artischocken abbrechen. Die äußeren harten und derben Blätter entfernen. Gut ⅔ des oberen Teils der Artischocke abschneiden und nur das untere Drittel, den Boden, verwenden. Mit einem Sägemesser grüne Blattreste entfernen. Im Boden befindet sich das ungenießbare Heu: Kratzen Sie es mit einem Teelöffel vorsichtig heraus. Die Artischockenböden mit einem kleinen Messer nachsäubern, vierteln und sofort in Zitronenwasser (1 l Wasser mit 4 EL Zitronensaft mischen) einlegen.

Weinessig, Wasser, Lorbeer und Rosmarin in einen Topf geben und den Sud zum Köcheln bringen. Die geputzten Artischocken hineingeben und 8–10 min bei niedriger Temperatur köcheln lassen. Mit einer Schöpfkelle herausnehmen und auf einem Geschirrtuch abtropfen lassen.

Die abgetropften Artischockenviertel in eine Schale geben, gehackte Petersilie und Knoblauch, Olivenöl, einige Spritzer Zitronensaft sowie Salz und Pfeffer hinzugeben. Alles gut vermengen und über Nacht durchmarinieren lassen. Am nächsten Tag als Antipasti servieren.

Tee aus Artischockenblättern

Zutaten
1 TL getrocknete Artischockenblätter
150 ml Wasser

Zubereitung
Die getrockneten Artischockenblätter mit 150 ml siedendem Wasser übergießen, 7–10 min abgedeckt ziehen lassen, danach abseihen. Für eine gute Verdauung und Blutzuckerkontrolle nach der Mahlzeit jeweils eine Tasse trinken.

Artischocken-Frischpflanzensaft

Er hat eine stärkere Wirkung als die Teezubereitung, da der Bitterstoff Cynarin nur teilweise wasserlöslich ist. Die Blätter lassen sich nur in einem leistungsstarken Entsafter selbst entsaften, daher ist es empfehlenswert, auf fertige Heilpflanzensäfte zurückzugreifen. Es werden 3-mal täglich 10 ml eingenommen.

HANDELSPRÄPARATE

Schoenenberger naturreiner Heilpflanzensaft Artischocke (Salus Pharma), Artischockenkraut geschnitten (Apotheke, Herbathek), Hepar-SL (Klosterfrau), Nemacynar Artischockenblätter-Dickextrakt (Nestmann)

BITTERMELONE

MOMORDICA CHARANTIA

Die Bittermelone oder Bittergurke ist eine tropische Pflanzenart aus der Familie der Kürbisgewächse. In manchen Ländern steht die Gemüsefrucht fast täglich auf dem Speiseplan und wird meist unreif zubereitet. Wie der Name verrät, schmeckt die Frucht pikant-bitter. Sie wird rund 10 cm lang, ihre Schale ist essbar. Das Fruchtfleisch der Bittermelone ist knackig und wässrig – vergleichbar mit dem einer grünen Paprika.

In der traditionellen Medizin spielt die Bittergurke jedoch auch als blutzuckersenkendes Mittel bei der Behandlung und Prävention von Diabetes mellitus eine Rolle.

WERTGEBENDE INHALTSSTOFFE

Hauptbestandteile reifer Früchte sind Proteine (unter anderem Charantin, Momordin), Vitamine (Provitamin A, Vitamin C und B-Vitamine wie Vitamin B_2), Mineralstoffe und Spurenelemente (Kalzium, Kalium, Magnesium und Eisen), verschiedene Bitterstoffe und Beta-Sitosterol.

BENEFITS BEI DIABETES MELLITUS

Insulinähnliche Eiweißstoffe

Neben der Verwendung als Lebens- und Genussmittel wird die Bittermelone traditionell zu Heilzwecken verwendet, etwa bei Verstopfung, Magen- und Leberbeschwerden. Mehrere Studien belegen die Wirkung der Bittermelone bei der Blutzuckerregulation.

Neben Vitaminen und Mineralstoffen enthält die Bittermelone die wertvollen Eiweißsubstanzen Charantin und Momordin. Beiden wird eine insulinähnliche Wirkung zugeschrieben, die erhöhte Blutzuckerspiegel günstig beeinflussen kann. Durch Anwendung von Bittermelone zeigte sich nach einem halben Jahr eine Verringerung der HbA_{1c}-Werte um etwa 0,5 %. Daneben wurden geschädigte Langerhans-Inseln in der Bauchspeicheldrüse reguliert und die Insulinresistenz an den Muskelzellen herabgesetzt.

Gewichtsregulierende Substanzen
Gleichzeitig wirkt die Bittermelone auch gewichtsreduzierend, was gerade beim metabolischen Syndrom (einer Kombination aus erhöhtem Blutzucker, erhöhten Blutfettwerten, Übergewicht und Bluthochdruck) zum Tragen kommt. Die Bittergurke ist in der Lage, die Aufnahme von Kohlenhydraten im Darm zu verzögern und dadurch den Anstieg des Blutzuckerwerts nach den Mahlzeiten zu verlangsamen.

HINWEISE

Die blutzuckersenkende Wirkung der Bittermelone wurde überwiegend in tierexperimentellen Untersuchungen und kleinen Humanstudien beschrieben. Wenngleich es eine traditionelle Anwendung zur Behandlung von Diabetes mellitus gibt, sind umfangreichere Daten und größere Humanstudien nötig, um Empfehlungen zu Dosierung und Anwendungsdauer zu geben.

Überdosierungen können Magenschmerzen, Durchfälle, Unterzuckerungen und Fruchtschädigungen bewirken. Deshalb sind die Präparate nicht für Schwangere und Stillende geeignet.

FERTIGPRÄPARATE

Bittermelone Extrakt + Chrom + Zimt (Dr. med. Ehrenberger), Momordica Bittermelone Vitalstoff-Kapseln (The Nutri Store), Salus Momordica Tabletten (Salus Pharma)

BOCKSHORNKLEE

TRIGONELLA FOENUM-GRAECUM

Bockshornklee, auch »Griechisch Heu« genannt, ist eine Kleepflanze, die im östlichen Mittelmeergebiet heimisch ist. Seit der Antike wird sie in Kultur gezogen. Die krautige Pflanze wächst einjährig, wird bis zu 65 cm hoch und entwickelt gelbliche Samen mit einer höckerigen Gestalt und einem starken charakteristischen Geruch, der an einen Ziegenbock erinnert – daher auch der Name.

In vergangenen Zeiten war das aus den Samen gewonnene Mehl ein weitverbreitetes Heilmittel und hatte vermutlich wegen der kräftigenden Wirkung den Ruf eines Aphrodisiakums. Innerlich eingenommen ist Bockshornklee ein hervorragendes Stärkungs- und Diabetesmittel, während Breiumschläge Hautkrankheiten heilen.

WERTGEBENDE INHALTSSTOFFE

Reife Früchte haben einen hohen Schleimgehalt (bis zu 45 %) und enthalten Eiweiße (bis zu 30 %) und fette Öle (bis zu 10 %). Daneben hat man mehrere Saponine, Sterole, Flavonoide und etwas ätherisches Öl mit über 40 Einzelkomponenten, Provitamin A und B-Vitamine sowie Mineralstoffe gefunden. Die aromabestimmende Komponente ist Sotolon, das einen würzigen Geschmack hat und sich auch im Liebstöckel findet.

BENEFITS BEI DIABETES MELLITUS

Natürliches Antidiabetikum
Zahlreiche Forschungsergebnisse der letzten Jahre zeigen, dass Bockshornkleesamen zur Verbesserung hoher Blutzuckerwerte und einer verbesserten Glukosetoleranz beiträgt. Davon profitieren sowohl Menschen mit Typ-1- als auch Typ-2-Diabetes. Eine spezifische Aminosäure mit dem Namen 4-Hydroxy-L-Isoleucin scheint die Beta-Zellen der Bauchspeicheldrüse anzuregen, womit Blutzuckerschwankungen vermieden werden können.

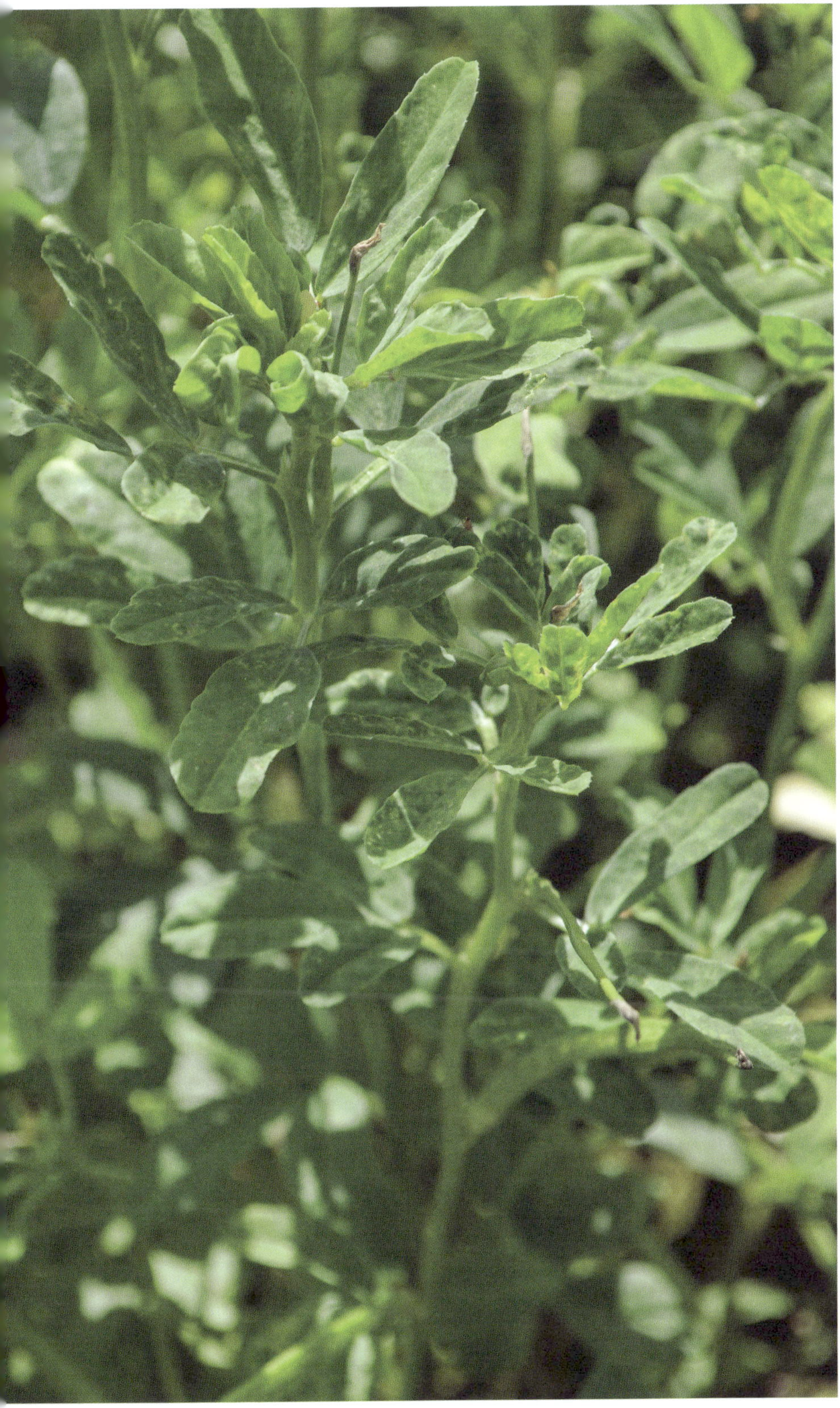

Auch der hohe Schleimanteil der Samen trägt zur Blutzuckerkontrolle bei. Diese Schleime bilden eine gelatineartige Struktur, wodurch sich die Aufnahme von Nährstoffen aus dem Dünndarm verlangsamt, was wiederum einen langsameren Anstieg des Blutzuckerspiegels bewirkt.

Bessere Blutfettwerte
Eine weitere gesundheitsfördernde Eigenschaft zeichnet die Samen aus: Sie wirken gegen zu hohe und schädliche Fettwerte im Blut. Vor allem an Diabetes mellitus Erkrankte müssen sich vor hohen Cholesterin- und Triglyzeridwerten in Acht nehmen, da sonst Herz und Gefäße Schaden nehmen. Bockshornkleesamen enthalten sogenannte Saponine, die schädliches LDL-Cholesterin binden und zu hohe Triglyzeridwerte senken.

Schutz vor Folgeerkrankungen
Bei Diabetes mellitus muss damit gerechnet werden, dass Gefäße, Nerven, Augen, Leber und Herz durch die Erkrankung mit der Zeit in Mitleidenschaft gezogen werden. Entsprechend können Bockshornkleesamen aufgrund ihrer antidiabetischen Wirkung bei Typ-2-Diabetes und durch die Verringerung der Blutfettwerte dem Schutz dieser Organe und Strukturen dienen.

HINWEISE

In seltenen Fällen können bei innerer Anwendung von Zubereitungen aus Bockshornkleesamen allergische Reaktionen auftreten. Durch Überdosierung von mehr als 100 g täglich kann es zu Magen-Darm-Beschwerden wie Durchfall und Blähungen kommen.

REZEPT

Bockshornklee-Samenpulver – zur Cholesterin- und Blutzuckersenkung

Bei der Einnahme von Bockshornkleesamen sollte man eine Dosierung von 6 g pro Tag nicht überschreiten. Das Samenpulver auf 2 oder 3 Portionen verteilen und über Salate und in Suppen streuen.

Für Personen mit Diabetes mellitus gilt: In regelmäßigen Abständen den HbA_{1c}-Wert überprüfen und die Medikamente ärztlich unterstützt anpassen lassen.

HANDELSPRÄPARATE

Bio Bockshornklee (Unimedica), Bockhornklee ganz (Sonnentor), Bockshornkleesamen ganz (Vom Achterhof)

GINKGO

GINKGO BILOBA

Ginkgobäume sind robust und widerstandsfähig und können ein ehrwürdiges Alter von mehr als 1000 Jahren erreichen. Die einzigartige zweilappige Blattform mit den strahlig verlaufenden und gabelig verzweigten Blattnerven kennzeichnet den Baum.

Ginkgoblattextrakte werden aus vielerlei Gründen eingenommen: zur Verbesserung der Durchblutung der Unterschenkel bei atherosklerotischer Gefäßerkrankung der Beinarterien (periphere arterielle Verschlusskrankheit), bei gefäßbedingten Seh- und Hörstörungen, bei Gedächtnis- und Konzentrationsstörungen sowie zur Unterstützung der Behandlung bei Typ-2-Diabetes.

WERTGEBENDE INHALTSSTOFFE

Die pharmakologischen Eigenschaften der Blätter sind gut erforscht. Diese beinhalten wirksame sekundäre Pflanzenstoffe wie Proanthozyanidine, komplexe Diterpenlaktone (sogenannte Ginkgolide) und Sesquiterpene (Bilobalide). Man geht davon aus, dass einige Wirkstoffe wie die Flavonoide und die Terpenlaktone (Ginkgoloide und Bilobalide) ihre Wirkung nur durch einen synergetischen Effekt erreichen.

Verbesserte Wirkung von Metformin

Es gibt zunehmend Hinweise, dass Präparate aus Ginkgoblättern bei der Behandlung von Typ-2-Diabetes von Vorteil sind. In Studien verringerte Ginkgo in Kombination mit dem Arzneimittel Metformin den Nüchtern- und den Langzeitblutzucker (HbA_{1c}) erheblich. Unerwünschte Nebenwirkungen wie eine Verschlechterung von Leber- oder Nierenwerten sind durch diese Kombination nicht bekannt. Im Gegenteil: Aus der Erfahrungsheilkunde der Traditionellen Chinesischen Medizin weiß man, dass Ginkgo-Anwendungen diabetesspezifische Komplikationen an den Nieren (diabetische Nephropathie) sogar verbessern können.

Bessere Blutzirkulation

In Bezug auf das Gefäßsystem können Ginkgopräparate die Zirkulation verbessern, kalte Hände und Füße wärmen und die Gefahr von Gefäßverschlüssen reduzieren. Es gibt zahlreiche Studienergebnisse zu ihrer durchblutungsfördernden und gefäßerweiternden Wirkung, die beispiels-

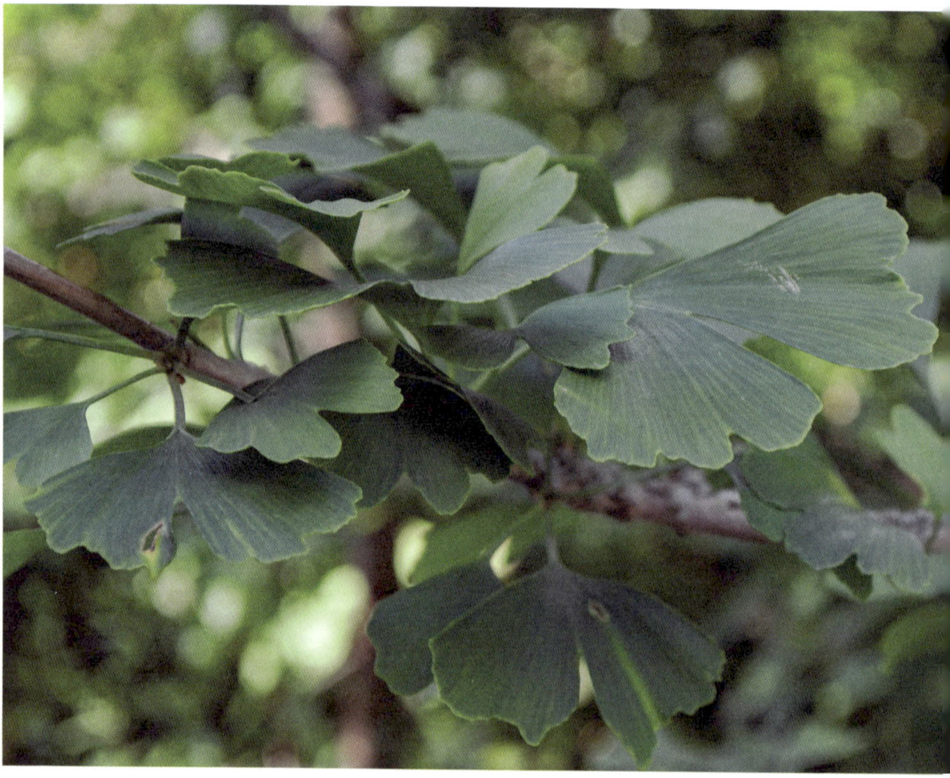

weise bei peripherer arterieller Verschlusskrankheit von Nutzen ist. Dabei konnte eine Verbesserung der schmerzfreien Gehstrecke bei Claudicatio intermittens im Stadium II dokumentiert werden. Eine Verbesserung der Beschwerden wird meist nach einer Behandlungsdauer von mehreren Wochen erreicht.

Stärkung der Konzentration
Die Einnahme von Ginkgo-Extrakten verbessert auch die Sauerstoffversorgung des Gehirns und hilft hauptsächlich bei Störungen des Kurzzeitgedächtnisses. Flavonoide und Terpenoide sorgen dafür, dass das Blut wieder besser fließen kann. Durch die bessere Blutversorgung des Gehirns wird das Gedächtnis gesteigert, die Kommunikation verbessert sich, und insgesamt findet der Geist wieder Klarheit.

Betroffene mit eingeschränkter Merk- und Konzentrationsfähigkeit berichten, dass sie durch Ginkgo ausgeglichener, konzentrierter und belastbarer geworden sind und den Alltag besser meistern können.

In der Frühphase von Alzheimer und seniler Demenz können Ginkgopräparate durch die bessere Versorgung der Nervenzellen die hirnorganisch bedingten Leistungsstörungen abmildern und eine Steigerung der Gedächtnisleistung und des Lernvermögens bewirken.

HINWEISE

Wegen der allergenen und toxischen Eigenschaften der Ginkolsäuren und der schlechten Löslichkeit der Wirkstoffe in Wasser kommen heute fast nur noch Fertigarzneimittel zur Anwendung. Wissenschaftliche Kommissionen für pflanzliche Arzneimittel raten von selbst hergestellten Tees aus Ginkgoblättern ab und geben für standardisierte Trockenextrakte den Gehalt an Wirkstoffen vor. Die Dosierung ist der Packungsbeilage zu entnehmen.

In der Regel sind Fertigpräparate aus Ginkgo gut verträglich. Gegenanzeigen bestehen bei einer bekannten Überempfindlichkeit gegen Ginkgo biloba und deren Zubereitungen. Sehr selten können Nebenwirkungen wie leichte Kopfschmerzen, Magen-Darm-Beschwerden oder allergische Hautreaktionen auftreten. Zur Anwendung von Fertigpräparaten bei Kindern, Schwangeren und Stillenden liegen keine ausreichenden Daten vor, sodass von einer Anwendung derzeit abzuraten ist.

Ginkgo kann möglicherweise die Wirkung von gerinnungshemmenden Medikamenten (z. B. Warfarin), Aspirin und anderen nichtsteroidalen Antirheumatika (NSAR) beeinflussen – die Studienlage hierzu ist nicht klar.

Blätterextrakte aus Ginkgo biloba eignen sich zur Langzeitanwendung und sollten mindestens 6–8 Wochen angewendet werden.

HANDELSPRÄPARATE

Tebonin konzent 240 mg (Schwabe), Gingium 120 mg (Hexal)

GRÜNER TEE/TEEPFLANZE

CAMELLIA SINENSIS

Die Teepflanze wird in den Subtropen und in den Tropen, insbesondere in Hochlagen, kultiviert. Sie ist eine Kamelienart, deren frische Blätter und Triebe für grünen, weißen, gelben und schwarzen Tee gewonnen werden. Grüner Tee ist eine etwas bittere Teesorte, die nicht fermentiert wurde. Dadurch behält sie nicht nur die typische Farbe, auch die wichtigen Polyphenole bleiben erhalten.

Insbesondere die Sorten Sencha und Bancha sind gut untersucht. Ihre Inhaltsstoffe hemmen Entzündungen, senken den Blutdruck, regen den Stoffwechsel an und verbessern die Insulinsensitivität, wenn der Tee über mehrere Monate getrunken wird.

WERTGEBENDE INHALTSSTOFFE

Grüner Tee enthält einige Bitterstoffe, Gerbstoffe (Katechine), Zellulose, Chlorophyll, Mineralstoffe und Spurenelemente (Kalium, Kalzium, Eisen), Aminosäuren wie Theanin, Theogallin, Saponine, die Vitamine B_1, B_2, B_3, C, E und K, bis zu 400 oder mehr weitgehend unerforschte ätherische Öle, Koffein (Thein), Karotinoide, Anthozyane und weitere Polyphenole wie Epigallocatechingallat (EGCG).

Senkung der Insulinresistenz
Forschende haben einen Zusammenhang zwischen dem Grüntee-Inhaltsstoff EGCG und Diabetes mellitus entdeckt. EGCG hemmt im Körper die Aktivität eines Enzyms, das eine wichtige Rolle bei der Entstehung von Kortisol und damit indirekt auch für die Entstehung von Insulinresistenz, Typ-2-Diabetes, Bluthochduck und Übergewicht spielt. Dieser neue Aspekt könnte die bei Diabeteserkrankung schon seit Langem beobachteten positiven Effekte von grünem Tee erklären.

Hemmung der Spaltung von Stärke
Amerikanische Wissenschaftler kamen zu einem interessanten Ergebnis: Der Grüntee-Inhaltsstoff EGCG hemmt die Stärkespaltung, wenn man Grüntee zum Essen trinkt. Die Versuchsreihe mit einer relativ niedrig wirksamen Dosis von EGCG zeigte, dass Stärke aus kohlenhydratreicher Nahrung langsamer abgebaut wird. Das bedeutet für den Blutzuckerspiegel, dass dieser langsamer ansteigt und so Blutzuckerspitzen vermieden werden. Somit wird weniger Insulin benötigt und der Krankheitsverlauf insgesamt positiv beeinflusst.

Stoffwechselanregung
Spanische Forschende haben die Wirksamkeit von Grüntee-Extrakt zur Reduktion von Körperfett und Körpergewicht getestet. Das Ergebnis war beeindruckend: Die Gewichtszunahme und Glukoseintoleranz der Teilnehmenden verringerten sich erheblich bei einer Anwendungsdauer von 12 Wochen oder mehr. Die Inhaltsstoffe von grünem Tee können demnach zur Prophylaxe und als Therapiebaustein bei der Behandlung von Übergewicht und Typ-2-Diabetes nützlich sein.

Senkung des Blutdrucks und der Cholesterinwerte
Studien zeigen, dass grüner Tee Ablagerungen in den Gefäßen reduziert, die Elastizität der Blutgefäße verbessert und die Pumpleistung des Herzens verbessert. Durch den Teegenuss bessern sich nicht nur die Blutdruck-, sondern auch die Cholesterinwerte (Gesamt- und LDL-Cholesterin). Grund für diese positive Wirkung ist vor allem der Wirkstoff EGCG, ein Polyphenol und sekundärer Pflanzenstoff mit hohem antioxidativem Potenzial.

HINWEISE

Die meisten Grünteesorten haben auch einen relativ hohen Gehalt an anregendem Koffein, weshalb der Genuss in den Abendstunden zu Schlafstörungen führen kann.

Am besten trinken Sie den Tee 1–2 h zeitversetzt zur Einnahme Ihrer Medikamente, da die enthaltenen Gerbstoffe deren Wirkung etwas abschwächen können.

Pestizidrückstände finden sich gelegentlich in Chargen aus konventionellem Anbau, für die getesteten Bio-Sorten gibt es in der Regel eine Entwarnung.

Bei Überdosierung von grünem Tee können Wechselwirkungen mit Arzneimitteln bestehen, welche die Blutgerinnung beeinflussen, beispielsweise mit Azetylsalizylsäure (ASS, z. B. Aspirin).

REZEPT

Grünteezubereitung

Zutaten

2 gehäufte TL grüner Tee
500 ml Wasser

Zubereitung

Bei der Zubereitung von Grüntee sollte man einige Regeln beachten. Die Temperatur des Wassers darf nicht zu heiß sein, etwa 80 °C sind optimal. Pro 0,5 l Wasser sollten Sie 2 gehäufte TL grünen Tee verwenden. Die Ziehzeit beträgt zumeist exakt 2 min. Dann sollte der Tee zügig getrunken werden, da einige der wertvollen Inhaltsstoffe im heißen Wasser und an der Luft schon nach etwa 10 min zu zerfallen beginnen.

Ein weiteres Erhitzen oder Warmhalten über mehrere Stunden zerstört einige wichtige Inhaltsstoffe. Für eine optimale gesundheitliche Wirkung den Tee am besten nur einmal aufgießen. Bei hochwertigen Tees sind auch mehrere Aufgüsse möglich, wobei hier der gesundheitliche Nutzen in den Hintergrund tritt.

Bis zu 3 Tassen täglich sind die empfohlene Menge.

HEIDELBEERE

VACCINIUM MYRTILLUS

In den heimischen Laub- und Nadelwäldern wachsen auf sauren und feuchten Böden bis in Höhen von 1500 Metern Heidelbeersträucher. Die kugelrunden, dunkelblauen Früchte kann man getrost als heimisches Superfood bezeichnen. Sie sind nicht nur gesünder, sondern auch geschmacksintensiver als Kulturheidelbeeren.

Es lohnt sich also, im Hochsommer mit dem Sammelkörbchen in die Wälder zu ziehen, um die Früchte zu sammeln. Die Beeren sind reif, wenn sie eine dunkelblaue Farbe haben und der Stielansatz nicht mehr rötlich ist. Für ein perfektes Aroma und eine maximal hohe Konzentration an Inhaltsstoffen sollten Sie zum Sammeln am besten trockene und sonnige Tage am Vormittag wählen.

WERTGEBENDE INHALTSSTOFFE

Wildwachsende Heidelbeeren enthalten etwa 8-mal so viele farbgebende Anthozyane wie die modernen Zuchtformen. Wertgebend sind zudem Mineralstoffe und Spurenelemente (Kalium, Kalzium, Magnesium, Mangan, Eisen, Zink, Kupfer), das Provitamin A, B-Vitamine, reichlich Vitamin C und E, organische Säuren (Salizylsäure), Gerb- und Ballaststoffe.

Heidelbeerblätter werden vor der Fruchtreife gesammelt. Günstig sind die Monate April bis Juni. Sie punkten mit ihrem Gehalt an Gerbstoffen, Flavonoiden, Arbutin, Alkaloiden und Phenolcarbonsäuren, viel Mangan und Chrom. Bei zu hoher Dosierung oder zu langer Anwendung (siehe Hinweise) können jedoch bei innerlicher Anwendung Unverträglichkeiten auftreten.

BENEFITS BEI DIABETES MELLITUS

Genuss frischer Heidelbeeren
Nach dem Genuss von frischen, reifen Heidelbeeren berichten Menschen mit Diabetes mellitus immer wieder von dem Phänomen, dass ihr Blutzucker kaum ansteigt (auch ohne oder mit wenig Insulin) – und das,

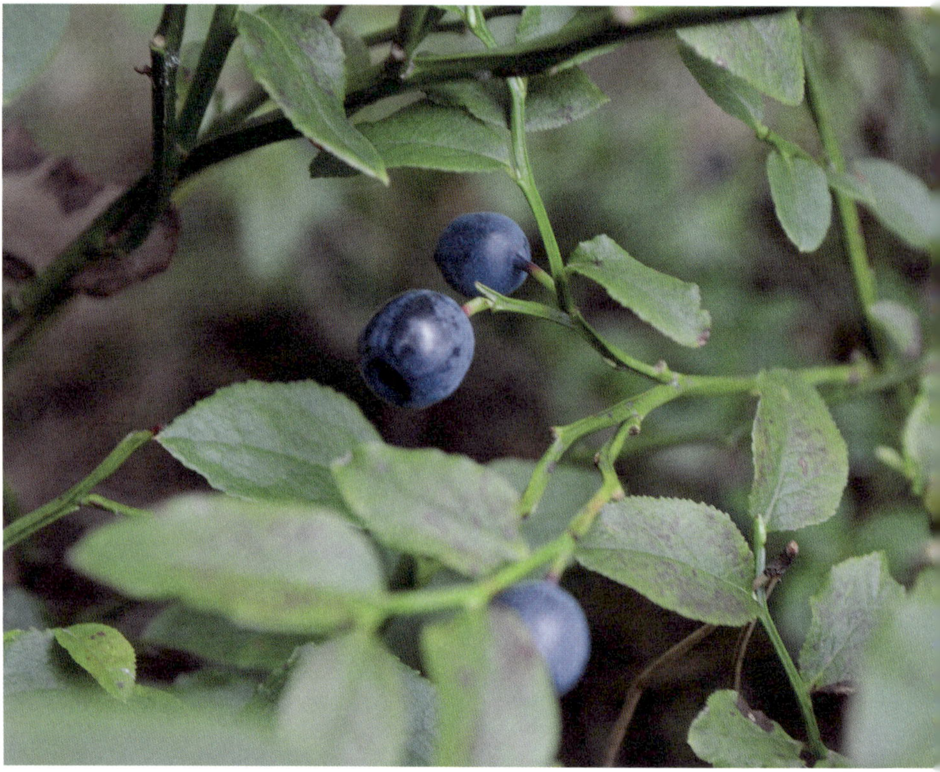

obwohl die Beeren Fruchtzucker enthalten. Darüber, welche Wirkstoffe für diesen bemerkenswerten Umstand verantwortlich sind, kann derzeit nur spekuliert werden. Vermutlich ist es das Zusammenspiel mehrerer Inhaltsstoffe (farbgebende Anthozyane, Kalium und Ballaststoffe). Rund 100 g frische Heidelbeeren täglich werden derzeit empfohlen, sofern keine weiteren kohlenhydratreichen Lebensmittel verzehrt werden.

Forschende untersuchten die Wirkung von Heidelbeerextrakt in Kombination mit dem Arzneimittel Glibenclamid bei älteren Personen mit Typ-2-Diabetes. Schon nach 4 Wochen wurde bei diesen eine Reduzierung des Glukosespiegels bei gleichzeitiger Erhöhung des Insulinspiegels gemessen. Auch in Bezug auf die Bauchspeicheldrüse gab es bemerkenswerte Veränderungen: Die Langerhans-Inseln, die für den Zuckerstoffwechsel so wichtig sind, vergrößerten sich in diesem Zeitraum und wurden dadurch leistungsfähiger.

Heidelbeerblätter – Mittel aus der Erfahrungsheilkunde
Heidelbeerblätter sind ein Mittel der Erfahrungsheilkunde, um Diabeteserkrankungen besser in den Griff zu bekommen. Vor allem im Anfangsstadium der Erkrankung kann eine Anwendung mit Blättern den Verlauf positiv beeinflussen, da Heidelbeerblätter die kohlenhydratabbauenden Alpha-Amylasen hemmen und so die Aufnahme von Glukose verzögern. Vermutlich spielt hier das Spurenelement Chrom eine Rolle.

HINWEISE

Eine dauerhafte Anwendung von Heidelbeerblättern und zu hohe Dosierung kann aufgrund der enthaltenen Alkaloide zu Vergiftungserscheinungen führen. Als Einzelgabe gilt deshalb eine Dosierungsempfehlung von 1 g getrockneter Heidelbeerblätter pro Tasse über wenige Wochen im Jahr.

REZEPT

Heidelbeerblättertee – verbessert die Insulinsensibilität

Zutaten für 1 Tasse
1 g getrocknete Heidelbeerblätter
250 ml Wasser

Zubereitung
1 g getrocknete Heidelbeerblätter mit einer Feinwaage abwiegen und mit 250 ml siedendem Wasser übergießen, 10 min ziehen lassen. Die Blätterzubereitung nicht mehr als 8 Tage hintereinander und maximal 5-mal pro Jahr anwenden.

HANDELSPRÄPARATE

Heidelbeerblätter (Bombastus), Heidelbeer Extrakt (Sunday Natural), Heidelbeer Extrakt (Pure Encapsulations)

INGWER

ZINGIBER OFFICINALE

Ingwer wächst in den Tropen und Subtropen und wird in großen Mengen in Indien, Indonesien, Vietnam und China angebaut. Von dem schilfartigen Gewächs wird die unterirdisch, meist waagerecht verlaufende Sprossachse verwendet, die als Rhizom bezeichnet wird.

Sicher wissen Sie bereits, dass das Ingwerrhizom eine wahre Wunderknolle ist, die zudem Speisen die nötige Schärfe und Würze verleiht. Sie ist seit etwa 5000 Jahren eine Säule der asiatischen Kochkunst sowie der traditionellen asiatischen Medizin und hat unzählige Heileigenschaften.

Wenn es darum geht, das Immunsystem zu stärken, gegen Bakterien und Viren vorzugehen oder die Kälte aus dem Körper zu vertreiben, dann ist Ingwer genau die richtige Zutat. Immer mehr Studien bestätigen die gute Wirkung von Ingwer bei Diabeteserkrankung.

WERTGEBENDE INHALTSSTOFFE

Das Ingwerrhizom verbirgt in seinem Inneren mehr als 160 biologisch aktive Inhaltsstoffe. Die ätherischen Öle Zingiberen und Zingiberol sind die Hauptgeruchsträger neben Borneol, Cineol und anderen ätherischen Ölkomponenten. Die Scharfstoffe Gingerol und Shogaol sind für das Aroma verantwortlich. Außerdem enthält das Rhizom viel Stärke, Schleimstoffe, Antioxidanzien wie Vitamin C, Vitamin B_6 und Spurenelemente (Eisen, Magnesium, Kalzium, Kalium, Natrium und Phosphor).

BENEFITS BEI DIABETES MELLITUS

Erhöhung der Aufnahme von Blutzucker

Je nachdem in welchem Stadium sich die Diabeteserkrankung befindet, kann Ingwer zur Vorbeugung oder als unterstützende Behandlungsmethode bei Typ-2-Diabetes eingesetzt werden. Der positive Einfluss des Ingwers besteht darin, dass er die Aufnahmefähigkeit von Blutzucker in den Muskeln erhöht und damit den Blutzuckerspiegel senkt. Einer Untersuchung zufolge beruht dieser Effekt vor allem auf den im Ingwer enthaltenen Gingerolen. Bereits eine Einnahme von 2 g Ingwerpulver pro Tag über einen Zeitraum von 2 Monaten führt zu spürbaren Erfolgen.

Spannend sind auch experimentelle Untersuchungen zum Typ-1-Diabetes. Der wässrige Ingwerextrakt führte dabei zu einer erheblichen Senkung des Blutzuckerspiegels. Es ist jedoch noch nicht geklärt, welcher Bestandteil des Ingwers hierfür verantwortlich ist.

Schutz vor Langzeitschäden

Damit nicht genug: Ingwer beeinflusst auch die Blutfettwerte, den Nüchtern- und den Langzeitblutzucker (HbA_{1c}) positiv. Ein gut eingestellter Blutzuckerspiegel reduziert das Risiko für Diabetesspätfolgen. Demzufolge können sich Ingwerextrakte positiv auf die Funktion von Herz, Leber, Nieren, Augen sowie das Zentralnervensystem auswirken.

Verwenden Sie Ingwer in Form von Ingwertee, Ingwerpulver oder regelmäßig als Würze für Speisen. In kandierter oder schokolierter Form ist Ingwer wegen des hohen Zuckeranteils nicht für Menschen mit Diabetes mellitus geeignet.

Durchblutungsfördernde Wirkung

Ingwer regt die Durchblutung an und sorgt so für einen stabilen Kreislauf. Er ist besonders für diejenigen von Vorteil, die unter Durchblutungsstörungen oder einer Neigung zu kalten Händen und Füßen neigen. Daher liegt es nahe, dass auch die schon seit dem Mittelalter postulierte aphrodisierende Wirkung ihre Berechtigung hat.

Zudem wird durch Ingwer das Blut etwas verdünnt, es kann weniger stark verklumpen, wodurch Herzinfarkten oder Schlaganfällen vorgebeugt wird. Ebenfalls für die Gefäßgesundheit wichtig ist die Wirkung des Ingwers auf die Blutfette: Die Werte für das »schlechte« LDL-Cholesterin sinken, während gleichzeitig die HDL-Cholesterinwerte etwas ansteigen.

HINWEISE

Ingwer ist in der Regel gut verträglich. Nebenwirkungen treten erst bei Dosierungen über 50 g frischem Ingwer beziehungsweise 5 g Ingwerpulver auf. Menschen, die an Sodbrennen, Durchfall, Hitzewallungen, starkem Fieber oder Bluthochdruck leiden, sollten jedoch vorsichtig mit dem scharfen Gewürz umgehen.

Falls bei Ihnen Gallensteine diagnostiziert wurden, sollten Sie vor der regelmäßigen Einnahme von Ingwer ärztlichen Rat einholen. Das gilt auch, wenn Sie blutverdünnende Medikamente wie Warfarin oder Azetylsalizylsäure (ASS, z. B. Aspirin) einnehmen, denn Ingwer kann den blutverdünnenden Effekt verstärken.

REZEPTE

Ingwertee

Zutaten
5 Scheiben Ingwer
500–750 ml Wasser
etwas Zitronensaft

Zubereitung
Den Ingwer im Wasser etwa 15 min köcheln lassen. Den Tee in einer Thermoskanne bevorraten und möglichst warm über den Tag verteilt trinken. Zur Geschmacksverbesserung und Anregung der Verdauung etwas Zitronensaft hinzugeben.

Ingwertinktur – wirkt schneller und effektiver als die Teezubereitung

Zutaten
1 Ingwerstück, etwa 5 cm lang
200 ml 40%iger Alkohol

Zubereitung
Das Ingwerstück mit einer Ingwer- oder Muskatreibe zerreiben. Den Wurzelbrei in ein ausgekochtes Schraubglas füllen und mit der 5-fachen Menge an 40%igem Alkohol übergießen. Das Glas an einem warmen Ort gut 2 Wochen durchziehen lassen, danach die Pflanzenteile abseihen und die fertige Tinktur in Braunglasflaschen umfüllen. Erwachsene nehmen 2- bis 3-mal täglich 10–30 Tropfen in etwas Wasser verdünnt ein.

Ingwerbrühe – vertreibt Kälte und Frösteln

Zutaten für 2 Personen
1 Möhre
1 Pastinake
1 Zwiebel
200 g Knollensellerie
1 kleine Stange Lauch
mehrere Stängel Petersilie, gehackt
2 EL Olivenöl
Salz
½–1 TL frisch geriebenen Ingwer

Zubereitung
Gemüse und Kräuter waschen, schälen/putzen, in Würfel oder Ringe schneiden. Öl in einem Topf erhitzen, das Gemüse bei starker Hitze 4–5 min andünsten, mit 750 ml Wasser auffüllen, Ingwer und Salz untermengen. Alles aufkochen und bei kleiner Hitze zugedeckt 1 h köcheln lassen. Die Flüssigkeit durch ein Sieb gießen, mit Petersilie bestreuen und servieren.

Die Brühe möglichst warm trinken. Nach dem Genuss der Brühe werden Sie alsbald eine angenehme Wärme im ganzen Körper fühlen. Statt einer Gemüsebrühe können Sie auch eine Hühner- oder Markknochenbrühe verwenden.

HANDELSPRÄPARATE

Bio Ingwer (Unimedica), Bio Ingwer Tabletten (Allpharm)

KAKTUSFEIGE/FEIGENKAKTUS

OPUNTIA FICUS INDICA

Kaktusarten wie der Feigenkaktus, auch Nopal-Kaktus genannt, gedeihen nur unter extrem starker Sonneneinstrahlung. Die Pflanzen sind optimal an Trockenheit angepasst. Sie bilden keine Blätter, sondern wasserspeichernde, blattartig verbreiterte Sprossachsen (Kladodien). Aus den Blüten entwickeln sich prächtig gefärbte, mit Dornen und Widerhaken besetzte Beerenfrüchte mit einem saftigen Fruchtfleisch, das süß-säuerlich schmeckt.

Schon lange vor der spanischen Eroberung wurden diese in Mexiko als Obst und Durstlöscher genossen. Dort sind Kaktusfeigen aber auch in der Volksmedizin etabliert, beispielsweise als Bestandteil der Diabetestherapie.

WERTGEBENDE INHALTSSTOFFE

Die Früchte des Feigenkaktus liefern 3,6 g Ballaststoffe (Faserstoffe) und Mineralstoffe wie Kalzium und Magnesium sowie Vitamin C. Hinzu kommen Flavonoide und Pflanzensterine (Beta-Sitosterol), Fruchtsäuren, Oxalsäure, Pektin, Flavonoide sowie der Farbstoff Betain.

Hauptbestandteile der Kladodien sind Kohlenhydrate, Wasser, Proteine, Schleimstoffe und sekundäre Pflanzenstoffe (Polyphenole, Phenolsäuren).

BENEFITS BEI DIABETES MELLITUS

Experimentelle Untersuchungen
In Tierversuchen stellten Forschende blutzuckersenkende Wirkungen fest. Beispielsweise konnten sowohl der postprandiale Blutzuckerspiegel – also der Blutzuckerwert nach dem Essen – als auch der HbA_{1c}-Wert gesenkt werden. Auch bei Menschen soll der Kladodienextrakt aus dem Feigenkaktus den postprandialen Blutzuckerwert ohne Risiko für eine Unterzuckerung senken.

Der zugrunde liegende Wirkmechanismus ist noch nicht abschließend geklärt. Jedoch wird vermutet, dass sowohl die Faserstoffe des Feigenkaktus als auch seine gelbildenden Eigenschaften die Aufnahme von Fett und Zucker im Dünndarm verringern.

HINWEISE

Zwar ist ein blutzuckersenkender Effekt von Kaktusfeigen durch verschiedene Studienergebnisse belegt, und viele sehen darin auch das Potenzial, das Risiko für Typ-2-Diabetes zu senken oder eine bestehende Erkrankung zu bessern. Allerdings fehlen derzeit noch aussagekräftige Studienergebnisse, sodass keine Anwendungs- und Dosierungsempfehlungen gegeben werden können.

KNOBLAUCH

ALLIUM SATIVUM

Knoblauch ist eine sehr alte Kulturpflanze, die wahrscheinlich aus Zentral- oder Ostasien stammt. Sie wächst mehrjährig, bildet flache, graugrüne Blätter und eine Knoblauchknolle, die bis zu 20 Zehen ausbilden kann.

Keine andere Gewürzpflanze spaltet die Genießer so wie Knoblauch, denn er sorgt für einen strengen Atem. Es sind jedoch genau jene geruchsintensiven Verbindungen, die einen gesundheitlichen Wert haben.

Die große therapeutische Breite macht Knoblauch zu einem Naturheilmittel, das bei Gefäßerkrankungen, nachlassender Potenz, Diabetes mellitus, zur Abwehr von Bakterien und Viren sowie für ein starkes Immunsystem gute Dienste leisten kann.

Achten Sie beim Kauf von Knoblauch auf eine gute Qualität. Sorten mit violetter Haut haben meist ein feineres Aroma als die reinweißen Knollen.

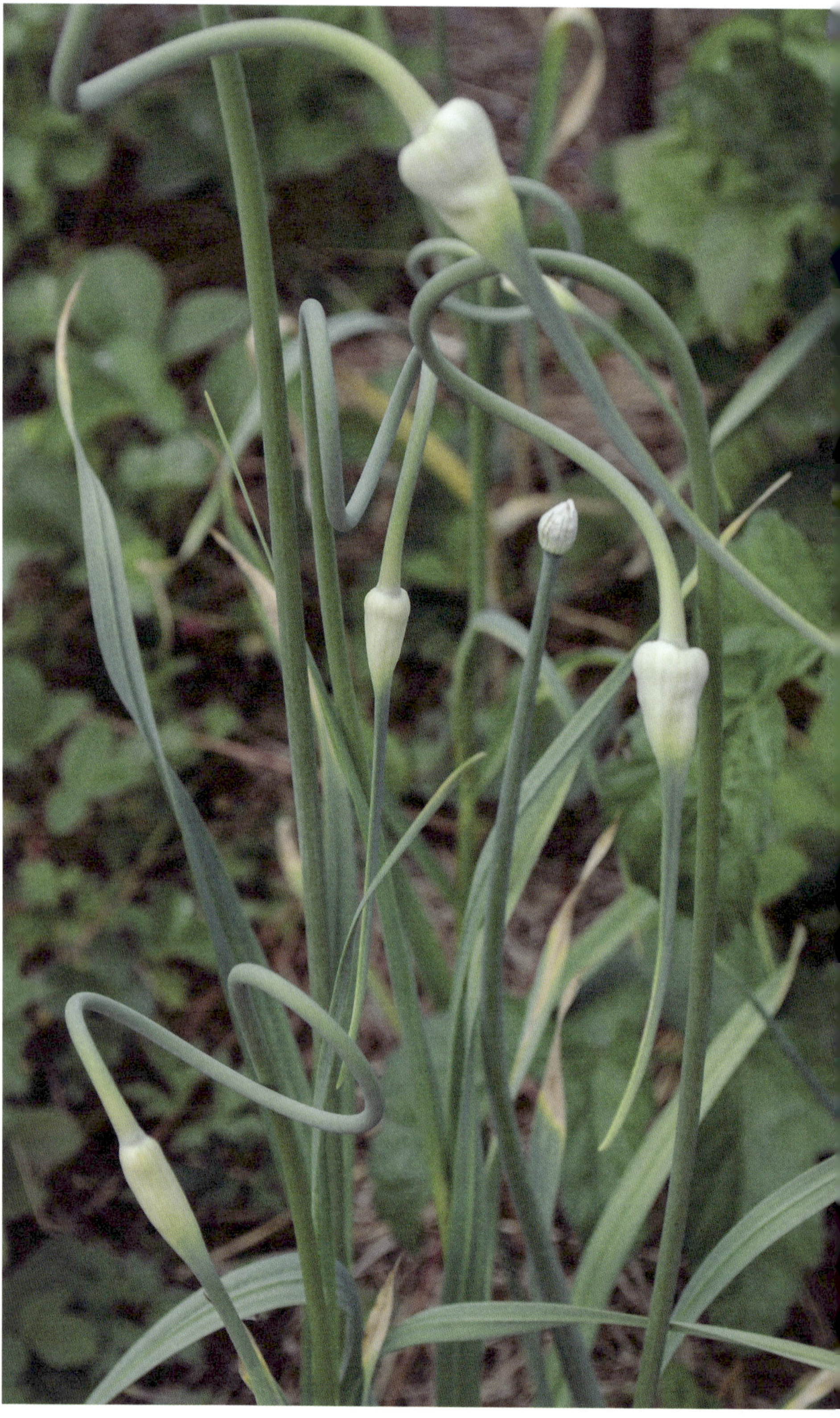

WERTGEBENDE INHALTSSTOFFE

Knoblauchwiebeln enthalten Speicherkohlenhydrate (insbesondere Fruktane) und Lauchöle mit der Schwefelverbindung Alliin, die beim Zerkleinern der Knolle durch Alliinase in Allicin und weiter in dessen Abbauprodukte Ajoene, Trisulfide und Vinyldithiine umgewandelt wird. Diese verursachen den typischen Knoblauchgeruch. Weiterhin beinhaltet Knoblauch Spurenelemente (Kalium, Kalzium, Magnesium, Eisen, Zink, Kupfer, Jod, reichlich Selen) und B-Vitamine sowie Vitamin C, Flavonoide, Adenosin und Saponine.

BENEFITS BEI DIABETES MELLITUS

Schutz der Gefäße

In einigen traditionellen Medizinsystemen werden schon lange Knoblauchzubereitungen zum Schutz der Gefäße verwendet. Daneben gibt es auch aus neuerer Zeit eine Fülle wissenschaftlicher Literatur. Zusammengefasst kann Knoblauch zur Vermeidung von Arteriosklerose, zur Senkung des Gesamtcholesterins (um rund 8 %) und der Triglyzeride, bei erhöhtem HDL-Cholesterin, zur Hemmung der Verklebung von Blutplättchen, zur Verringerung des Risikos einer peripheren arteriellen Verschlusskrankheit und bei gefäßbedingten Erektionsstörungen empfohlen werden.

Sollen Verbesserungen der Symptome einer peripheren arteriellen Verschlusskrankheit wie die Erhöhung der schmerzfreien Gehstrecke erreicht werden, ist eine längerfristige Anwendung von etwa 12 Wochen angebracht.

Blutdrucksenkung

Knoblauchanwendungen haben sich zur Behandlung von Bluthochdruck bewährt. Therapiebegleitend können Knoblauchpräparate bei allen Bluthochdruckformen eingesetzt werden. Durch längere Anwendung ist eine Senkung des systolischen Blutdrucks von rund 12 mmHg und des diastolischen Blutdrucks von rund 9 mmHg möglich.

Blutzuckersenkung

Die antidiabetische Wirkung von Knoblauch wurde bereits in einigen alten medizinischen Quellen beschrieben. Deshalb wurde Knoblauch in den letzten Jahren mehrfach auf sein antidiabetisches Potenzial hin untersucht. Vermutlich wirken die flüchtigen Schwefelverbindungen (Alliin, Allicin, Ajoen und andere Allylsulfide) antidiabetisch.

Forschende fanden heraus, dass die Kombination von Metformin und Knoblauch, über einen Zeitraum von 12 Wochen eingenommen, zu einer stärkeren Reduzierung des Nüchternblutzuckers führt als die alleinige Gabe von Metformin.

In Absprache mit dem behandelnden Arzt oder der Ärztin kann möglichweise die Dosis der Antidiabetika reduziert werden. Auch wurde von einer Verringerung der Insulinresistenz berichtet.

Verhinderung von Nierenschäden

Aufgrund von Untersuchungen kann auch von einer schützenden Wirkung auf die Nieren ausgegangen werden – insbesondere einer präventiven Wirkung vor einer diabetischen Nephropathie.

Damit eine spürbare Wirkung eintritt, sollte die Tagesdosis etwa 4 g betragen. Das entspricht dem Verzehr von 2 bis 3 kleinen Zehen oder entsprechender Zubereitungen täglich.

Stärkung des Immunsystems

Knoblauch wird in der Erfahrungsheilkunde als universelles und vitalisierendes Heilmittel gebraucht. Heute wissen wir, dass Knoblauch viele bioaktive Verbindungen enthält, die für das Immunsystem von Vorteil sind, stark antibakteriell wirken und pilzhemmende Eigenschaften haben.

Forschende fanden heraus, dass regelmäßiger Knoblauchverzehr das Auftreten und die Schwere von Erkältungen und Grippe verringert, die Funktionen des Immunsystems beim Menschen verbessert und auch das Wachstum von Hefepilzen wie *Candida albicans* behindert, der bei Personen mit Diabetes mellitus gerne Haut, Schleimhäute, Fuß- und Fingernägel und sogar innere Organe befällt und zu schweren chronischen Beschwerden führen kann.

Polysaccharide scheinen die wichtigsten immunmodulierenden Komponenten in Knoblauch zu sein.

HINWEISE

Verwenden Sie Knoblauch für Heilzwecke stets frisch oder als Frischpflanzensaft, da durch Hitzeeinwirkung das Enzym Alliinase inaktiviert wird. Im Handel gibt es einige geruchsfreie oder -arme Präparate, die sich jedoch in der Praxis als weniger wirksam erwiesen haben. Die unangenehme Seite des Knoblauchs: Durch die Einnahme von frischem Knoblauch verändert sich der Geruch des Atems und der Haut. Das Kauen von Kardamomsamen oder einiger Petersilienstängel kann hier Abhilfe schaffen.

Bei vorgeschädigter Schleimhaut im Magen-Darm-Trakt sind nach dem Verzehr von Knoblauch Beschwerden wie Sodbrennen möglich. Falls Sie blutdrucksenkende oder gerinnungshemmende Medikamente einnehmen, kann deren Wirkung durch den regelmäßigen Verzehr von Knoblauch verstärkt werden und einen Blutdruckabfall mit Schwindel auslösen. Wegen der blutverdünnenden Wirkung sollte bei Langzeitanwendung von Knoblauch vor Operationen die Einnahme abgesetzt werden. Einige Menschen reagieren allergisch auf Knoblauch beziehungsweise entsprechende Zubereitungen.

REZEPTE

Knoblauchbrot – schmeckt und stärkt die Abwehrkräfte

Zutaten für 1 Portion
2–3 rohe Knoblauchzehen
1 Scheibe Sauerteigbrot
etwas Butter
gehackte Petersilie

Zubereitung
Die Knoblauchzehen zerdrücken. Eine Scheibe Sauerteigbrot rösten und mit Butter bestreichen. Die Brotscheibe mit den zerdrückten Knoblauchzehen belegen; wahlweise zusätzlich gehackte Petersilie darüber streuen. Das mindert etwas den Knoblauchgeruch.

Da Knoblauch sowohl durch Erhitzen als auch in Knoblauchpräparaten weniger wirksam ist als in seiner frischen Form, ist die therapeutische Anwendung hier zugleich Genussmittel. Allerdings darf man ihn nicht zu sparsam verwenden. 2–3 rohe Knoblauchzehen täglich sollten es schon sein.

Knoblauchwein – bei gefäßbedingter Impotenz des Mannes

Zutaten
1 Knoblauchzwiebel
1 l trockener Rotwein

Zubereitung
Eine Handvoll Knoblauchzehen schälen und kleinschneiden. Mit dem trockenen Rotwein übergießen und den Ansatz an einem kühlen Ort 10 Tage durchziehen lassen. Knoblauchstücke abseihen und den Wein in eine saubere Flasche füllen. Davon täglich ein Likörglas trinken.

Der Knoblauchwein fördert die Durchblutung des gesamten Organismus und schützt die Gefäße vor Ablagerungen. Seine aphrodisische Wirkung entfaltet Knoblauch auch, wenn er roh unter das Essen gemischt wird. Vermutlich kommt aber nur dann eine romantische Stimmung auf, wenn beide Partner das Gericht verspeisen.

Knoblauchtinktur – für ein starkes Immunsystem und Schutz der Gefäße

Zutaten
1 Knoblauchzwiebel
etwa 125 ml 50%iger Alkohol

Zubereitung
Eine Hand voll Knoblauch schälen, kleinhacken und in einem sauberen Schraubglas mit 50%igem Alkohol übergießen. Den Ansatz möglichst 2 Wochen an einem warmen Ort ruhen lassen. Dann den Knoblauch absieben und die Tinktur in Braunglasflaschen umfüllen. Davon 3-mal täglich 20–25 Tropfen einnehmen.

HANDELSPRÄPARATE

Knoblauch-Kapseln 500 mg (Kräuterhaus Sanct Bernhard), Schoenenberger naturreiner Pflanzentrunk Knoblauch (Salus Pharma), KnoCit Knoblauch-Zitrone-Trunk (AGEV Gesundheitsmittel), Kwai duo (Klosterfrau, Kombipräparat mit Zwiebel und Vitamin B_1).

KURKUMA
CURCUMA LONGA

Kurkuma, auch Gelbwurz oder indischer Safran genannt, gehört zur Familie der Ingwergewächse und stammt ursprünglich aus Südasien, wird aber auch im übrigen tropischen Raum kultiviert. Seine getrockneten und gepulverten Wurzeln sind Hauptbestandteil von Currymischungen. Wer jetzt nur an die profane Currywurst denkt, sollte wissen, dass Kurkuma in Asien seit mehr als 4000 Jahren als Würzmittel, Farbstoff für Textilien und Lebensmittel, Glücksbringer und für Religionsbräuche verwendet wird.

Vor allem ist Kurkuma jedoch eine wirksame Naturarznei mit zahlreichen gesundheitlichen Facetten. Die Heilpflanze ist hilfreich bei Entzündungsprozessen, zum Schutz der Leber, zur Regelung der Verdauung sowie bei zahlreichen degenerativen Erkrankungen.

WERTGEBENDE INHALTSSTOFFE

Die Kurkumawurzel enthält zwischen 3 und 8 % farbgebende, scharfe und bittere Kurkumine, ätherische Öle (darunter Zingiberol, Kurkumol, Terpene), Bitterstoffe, Mineralstoffe (Zink, Selen, Kalium Mangan), Vitamine (Vitamin A, B-Vitamine, Vitamin C) und bis zu 60 % Stärke.

BENEFITS BEI DIABETES MELLITUS

Diabetesvorbeugung
Kurkumin wurde in den letzten Jahren so intensiv wie kaum ein anderer Naturstoff untersucht. Das Polyphenol ist der wichtigste bioaktive Pflanzenstoff des Kurkumarhizoms. Die verschiedenen pharmakologischen und biologischen Wirkungen deuten auch auf eine präventive Wirkung bei der Entstehung von Typ-2-Diabetes hin.

Sowohl die Ergebnisse aus Tierstudien als auch aus einer randomisierten, placebo-kontrollierten Doppelblindstudie über einen Zeitraum von 9 Monaten kamen zu dem gleichen Ergebnis: Kurkuminhaltige Extrakte verzögern die Entwicklung von Diabetes mellitus, verbessern die

Beta-Zellfunktionen der Bauchspeicheldrüse und verringern die Insulinresistenz. Die Forschenden kommen zu dem Schluss, dass die Einnahme eines Extrakts mit Kurkumin insbesondere bei einer prädiabetischen Stoffwechsellage von Vorteil sein kann.

Bessere Fettverdauung

Durch eine regelmäße Anwendung von Kurkuma werden die Funktion und der Stoffwechsel der Leber verbessert und mehr Gallenflüssigkeit ausgeschüttet. Somit werden fettreiche Mahlzeiten leichter verdaut, Völlegefühl, Übelkeit, Reizdarmsymptome, Blähungen und Verstopfung reduziert sowie Gallensteinleiden und entzündlichen Magen-Darm-Erkrankungen vorgebeugt.

Kurkuma-Extrakte können zudem regenerierend auf geschädigte Leberzellen wirken. Aufgrund seiner zahlreichen positiven Wirkungen wird Kurkuma als eine ernstzunehmende Heilpflanze für die Prävention und die Behandlung der nichtalkoholischen Fettleber betrachtet. Der therapeutische Nutzen wurde bereits durch mehrere Studien bestätigt.

Um aus den zahlreichen positiven Wirkungen von Kurkuma Nutzen zu ziehen, ist es ratsam, Fertigpräparate zu wählen. Bei diesen ist die Bioverfügbarkeit deutlich höher, da sie zumeist mithilfe der Mizellentechnologie hergestellt werden. Die unten aufgeführten Rezepte aus der Küche haben eher einen präventiven Charakter.

Weniger Ablagerungen in den Gefäßen

Kurkuma schützt die Gefäßwände, senkt erhöhte Blutfett- und Cholesterinwerte, beugt so Herzinfarkten sowie Schlaganfällen vor und verhindert zudem ein Verklumpen von Blutplättchen.

Eine signifikante Senkung des LDL-Cholesterins bei gleichzeitiger Erhöhung des HDL-Cholesterins ist durch entsprechende Studien belegt (die Teilnehmenden erhielten 20 mg Kurkumin über 60 Tage).

Zudem ergaben aufschlussreiche Studien hinsichtlich altersbedingter Erkrankungen wie Arteriosklerose, dass sich Ablagerungen in den Gefäßen durch die regelmäßige Gabe von Kurkumin reduzieren ließen.

HINWEISE

Kurkuma darf in therapeutischen Dosierungen nicht bei einem Verschluss der Gallenwege eingenommen werden. Bei Gallensteinleiden sollte zuerst eine ärztliche Konsultation erfolgen. Gleiches gilt auch für Schwangere und Stillende. Für Kinder unter 12 Jahren liegen noch keine ausreichenden Untersuchungen vor.

Besonders bei Übersäuerung können sich die Beschwerden durch Reizung der Magenschleimhaut verstärken. Sodbrennen, Übelkeit, Brechreiz und Magen-Darm-Beschwerden könnten in seltenen Fällen die Folge sein.

REZEPTE

Kurkuma-Energydrink – für zwischendurch

Zutaten für 1 Portion
250 ml milchsauer vergorener Gemüsesaft
1 TL Olivenöl
½ TL Kurkumapulver

Zubereitung
Zu einem Gläschen milchsauer vergorenen Gemüsesaft 1 TL Olivenöl zugeben, durchrühren und mit ½ TL Kurkumapulver abschmecken. Als Gemüsesaft eignet sich z. B. Beutelsbacher Demeter Gemüsecocktail, milchsauer vergoren mit Roter Bete, Karotten, Pastinaken, Rettich.

Goldene Kurkuma-Milch – zur Prävention und Begleittherapie

Zutaten für 1 Portion
1 TL Kurkuma-Pulver (wenn möglich Bio-Qualität)
60 ml Wasser
1 Messerspitze Honig
½ TL Zimt
je 1 Prise Muskat und Ingwer
1 TL Kokosöl
350 ml Milch oder Pflanzenmilch

Zubereitung

Kurkumapulver mit dem Wasser in einem kleinen Topf erhitzen. Ingwer und Muskat hinzugeben, alles verrühren und zu einer Paste einkochen. Die Milch in einem weiteren Topf erhitzen und die Paste hinzufügen. Mit Honig, Zimt und Kokosöl abschmecken und noch warm genießen.

Gemüsesuppe mit Kurkuma – wärmend und nährend

Zutaten für 2–4 Personen

2 TL Kurkumapulver
½ Knollensellerie
6 mittelgroße Karotten
2 mittelgroße Zwiebeln
Salz und Pfeffer aus der Mühle
1 l Wasser
1 EL Kokosöl oder Butterschmalz
Petersilie zum Bestreuen

Zubereitung

Die Gemüse putzen, schälen, fein würfeln und im Fett glasig andünsten. Mit 1 l Wasser aufgießen und 20 min köcheln lassen. Die Suppe pürieren, mit Kurkuma, Salz und Pfeffer abschmecken und mit Petersilie garniert servieren.

HANDELSPRÄPARATE

Kurkuma Konzentrat (Bärbel Drechsel), curcumin-Loges Kapseln (Dr. Loges), Curcuma forte mit NovaSol Curcumin (Botanicy), Cefacur (Cefak), Curcusol (Köhler Pharma)

LÖWENZAHN

TARAXACUM SECT. RUDERALIA

Von April bis Mai, vereinzelt auch im Spätsommer, verwandeln sich plötzlich grüne Wiesen in goldgelbe Felder. Pfahlwurzeln mit einer Länge bis zu 30 cm, Blätter, die den Regen in die Mitte der Blattrosette leiten, und eine große Anzahl an Samen mit eingebauter Flugsicherung garantieren sein Überleben. Löwenzahn liebt fette und stickstoffreiche Böden, die durch Jauchedüngung in Menschennähe entstehen.

Für die einen ist Löwenzahn ein lästiges und zähes Unkraut, Heilkundige schätzen sein umfangreiches Wirkspektrum. Löwenzahn dient als Diätbegleiter für Fastenkuren und bereichert zahlreiche Speisen. Genießen Sie ihn als Salat, Tee oder Tinktur.

WERTGEBENDE INHALTSSTOFFE

Kraut und Wurzeln enthalten verdauungsanregende Bitterstoffe (Sesquiterpenlactone) und sekundäre Pflanzenstoffe wie Triterpene (Taraxasterol), Flavonoide, Polyphenole (Chicoinsäure, Chlorogensäure) oder Karotine, außerdem Vitamine (Vitamin A, C und E), Mineralstoffe (Kalium, Kalzium) sowie Spurenelemente (Eisen, Mangan, Zink), in den Wurzeln auch schmerzlindernde Schleimstoffe und Inulin.

BENEFITS BEI DIABETES MELLITUS

Regulation des Blutzuckerspiegels
Löwenzahn wird in der Erfahrungsheilkunde unter anderem als natürliches Mittel zur Kontrolle von Typ-2-Diabetes verwendet. Erste Studien deuten darauf hin, dass bestimmte Verbindungen im Löwenzahn dazu beitragen könnten, den Blutzuckerspiegel bei Menschen mit Diabetes mellitus zu senken. Dazu gehören unter anderem Chicorinsäure, Taraxasterol, Chlorogensäure und Sesquiterpenlactone.

Senkend auf den Blutzuckerspiegel kann sich auswirken, wenn Sie 1 Tasse Löwenzahntee pro Tag trinken. Die Vitamine A, C und E sowie Kalzium, Magnesium und Eisen liefert uns der Löwenzahn frei Haus.

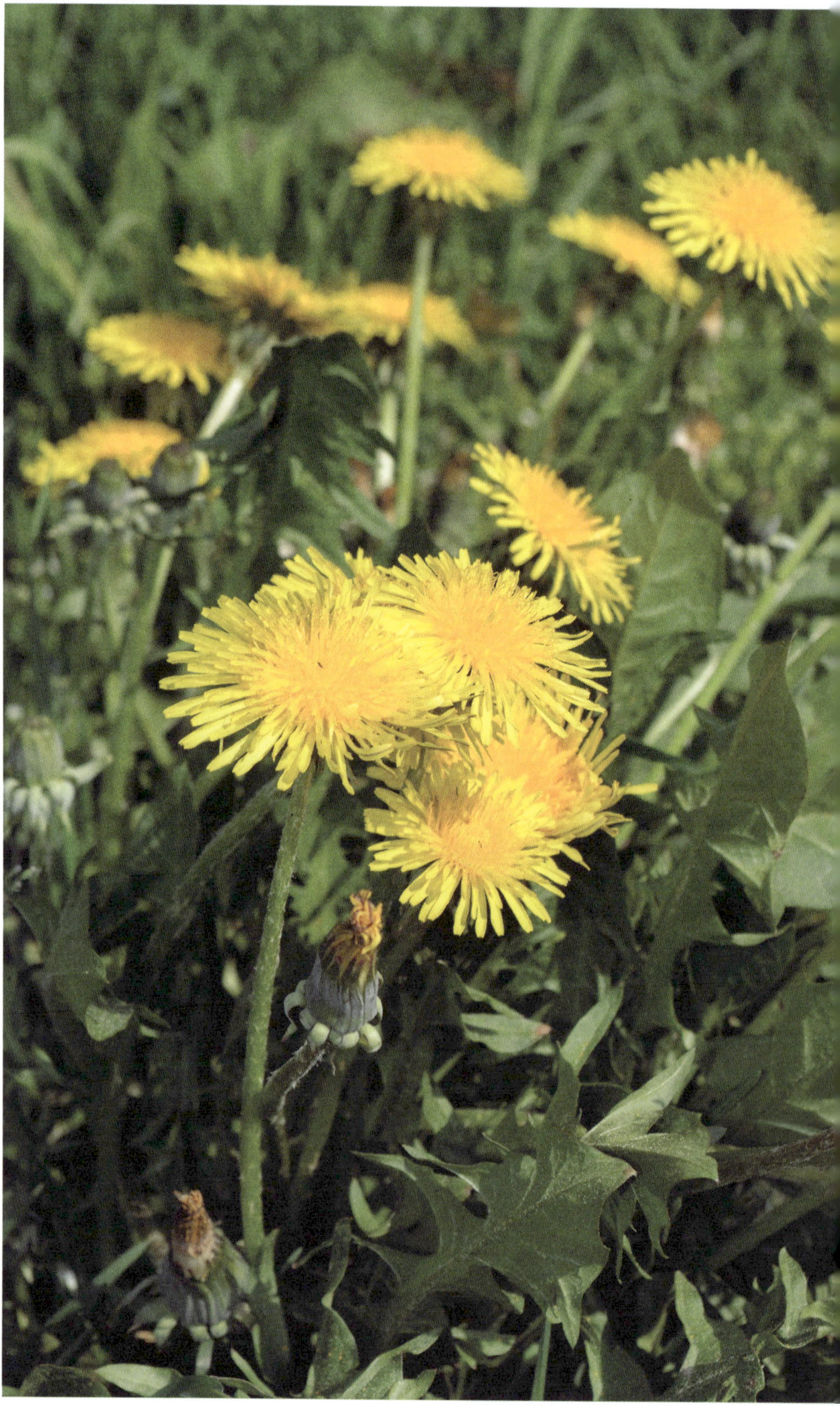

Unterstützung von Leber und Nieren
Egal ob in Form von Tee, Salat oder Löwenzahnwurzelextrakt – Löwenzahn sollte regelmäßig den Speiseplan ergänzen, damit Sie von seinen positiven Wirkungen profitieren können. Vor allem die Bitterstoffe tragen zu einer verbesserten Leberfunktion bei, sie sind aber auch hilfreich bei einer Überlastung des Köpers mit Giftstoffen. Löwenzahn fördert nicht nur die Produktion von Gallenflüssigkeit, sondern auch die Urinbildung in den Nieren und hilft damit bei der Ausscheidung sowohl fettlöslicher als auch wasserlöslicher Giftstoffe (Toxine).

Management des Blutdrucks
Löwenzahn ist reich an Kalium, was ihn zu einem natürlichen Aquaretikum macht. Er fördert also die Harnausscheidung, ohne das wichtige Mineralstoffe über den Urin verloren gehen, wie dies bei handelsüblichen Diuretika üblich ist. Harntreibende Mittel, oft »Wassertabletten« genannt, sind Standardmedikamente zur Blutdrucksenkung.

Übrigens gebrauchten unsere Vorfahren wegen seiner harntreibenden Wirkung für den Löwenzahn die bildhafte Bezeichnung »Bettseicher«.

Cholesterinsenkung
Die Senkung des Cholesterinspiegels ist ein wichtiger Schritt zur Verringerung des Risikos von Herzerkrankungen. Aus der Naturheilpraxis weiß man, dass sowohl die Tinktur, Extrakte und der Tee aus Löwenzahnwurzeln und -blättern das Cholesterin auf natürliche Weise senken können. Denn Löwenzahn enthält Sterole, Cumarine, Flavonoide und Sitosterol, die dazu beitragen können, einen erhöhten Cholesterinspiegel in den Griff zu bekommen.

HINWEISE

Vor allem Löwenzahnwurzeln können wegen des höheren Bittergehalts Gallensteine in Bewegung bringen oder Magenbeschwerden hervorrufen. Eventuell kann es zu Magenbeschwerden aufgrund einer Übersäuerung durch die Bitterstoffe kommen.

Allergische Reaktionen sind nach dem Kontakt mit dem weißen Milchsaft möglich.

Löwenzahntee aus Blättern und Wurzel

Zutaten für 1 Tasse
1–2 TL Löwenzahnblätter und -wurzel
250 ml Wasser

Zubereitung
1–2 TL Löwenzahnblätter und -wurzeln mit dem Wasser kurz aufkochen und dann bei geringer Hitze ziehen lassen, nach 10 min abgießen. 3–4 Tassen täglich über einen Zeitraum von 4 bis 6 Wochen trinken.

Löwenzahn – Frischpflanzensaft aus Blättern und Wurzel

Zutaten
je 1 Handvoll Löwenzahnblätter und -wurzel

Zubereitung
Löwenzahnblätter waschen, die Wurzeln bürsten, waschen und in Stücke schneiden. Blätter und Wurzelstücke in den Entsafter geben und den Frischsaft auffangen. 3-mal täglich 20 ml nach den Mahlzeiten zur besseren Fettverdauung und Entgiftung trinken.

Löwenzahnblätter und -wurzeln für Säfte sollten vorzugsweise im Frühjahr geerntet werden.

Wegen der Gefahr einer Keimbelastung nur kleine Frischsaftmengen herstellen und diese wenige Tage im Kühlschrank lagern. Alternativ gibt es den Saft auch im Reformhaus, Naturkostläden oder in Apotheken zu kaufen (siehe folgende Handelpräparate).

Löwenzahntinktur aus der Wurzel – zur Anregung der Leber- und Nierenfunktion

Zutaten
2 Handvoll Löwenzahnwurzel
etwa 250 ml hochprozentiger Alkohol (Wodka, Doppelkorn)

Zubereitung
Die Löwenzahnwurzeln bürsten, waschen und klein schneiden. 1 Teil Löwenzahnwurzel mit 5 Teilen hochprozentigem Alkohol in ein Glas füllen und 2 Wochen unter täglichem Wenden ausziehen lassen, anschließend in Braunglasflaschen abfiltrieren. 3-mal täglich 10–15 Tropfen einnehmen.

Löwenzahnwurzeln für Tinkturen sollten vorzugsweise im Frühjahr oder im Herbst geerntet werden.

Löwenzahnsalat

Zutaten für 1–2 Personen
200 g zarte Löwenzahnblätter, gewaschen und trocken geschleudert
1 EL Apfelessig oder Zitronensaft
2 EL Olivenöl
Salz, Pfeffer
wahlweise Petersilie, Schnittlauch, oder geraspelter Apfel

Zubereitung
Löwenzahnblätter schmecken angenehm bitter-aromatisch. Aus den jungen Blättern können Sie einen verdauungsfördernden Salat zubereiten. Die Löwenzahnblätter hierfür waschen und trocken schleudern, dann mit Apfelessig, gutem Olivenöl, Salz und Pfeffer abschmecken und nach Belieben mit Obststücken oder Kräutern verfeinern.

HANDELSPRÄPARATE

Schoenenberger naturreiner Heilpflanzensaft Löwenzahn (Salus Pharma), Löwenzahnwurzel Extrakt Kapseln (Sunday Natural), Löwenzahn Kräuteressenz (Sanatur)

OLIVENBLATT/OLIVENBAUM

OLEA EUROPAEA

Der immergrüne Olivenbaum (siehe auch Seite 204) trägt das ganze Jahr über Blätter. Die Arzneidroge aus den Olivenbaumblättern wird Oleae folium genannt. Seine Blätter haben im Sommer den höchsten Gehalt an Polyphenolen.

Für die Teezubereitung werden Olivenblätter meist in speziellen Vorrichtungen gedämpft und gerollt. Olivenblättertee hat ein angenehm würziges und leicht süßliches Aroma. Sein Geschmack erinnert an den von grünem Tee. Nach längerer Ziehzeit wird der Tee leicht bitter. Zur Herstellung von Olivenblattextrakt werden die Blätter der Olivenbäume nach dem Sammeln gepresst, um den Extrakt zu gewinnen.

Auch seine Früchte und das daraus gewonnene Olivenöl (siehe Seite 121) sind Bausteine einer gesunden Ernährung bei Diabetes mellitus.

WERTGEBENDE INHALTSSTOFFE

Wirksamkeitsbestimmende Inhaltsstoffe der Blätter sind das natürliche Antioxidans Oleuropein, Chlorophyll, gefäßschützende und -weitende Flavonoide (Olivin, Rutin, Hesperidin), Phenole (Kaffeesäure) und Triterpene (z. B. Oleanolsäure).

BENEFITS BEI DIABETES MELLITUS

Senkung des Blutzuckerspiegels

Forschende untersuchten bioaktive Verbindungen im Olivenblattextrakt unter dem Aspekt der blutzuckersenkenden Eigenschaften. Die Teilnehmenden erhielten einmal täglich 500 mg Olivenblattextrakt in Tablettenform zur oralen Einnahme. Die Studiendauer betrug 14 Wochen. Sowohl der Langzeitblutzucker- (HbA_{1c}-Wert) als auch der Nüchtern-Plasmainsulinspiegel lagen nach dem Behandlungszeitraum deutlich unter den Ausgangswerten. Allerdings unterschieden sich die postprandialen (nach dem Essen gemessenen) Plasmainsulinspiegel in der Behandlungsgruppe nicht wesentlich. Trotzdem kamen die Forschenden zu dem Ergebnis, dass Oli-

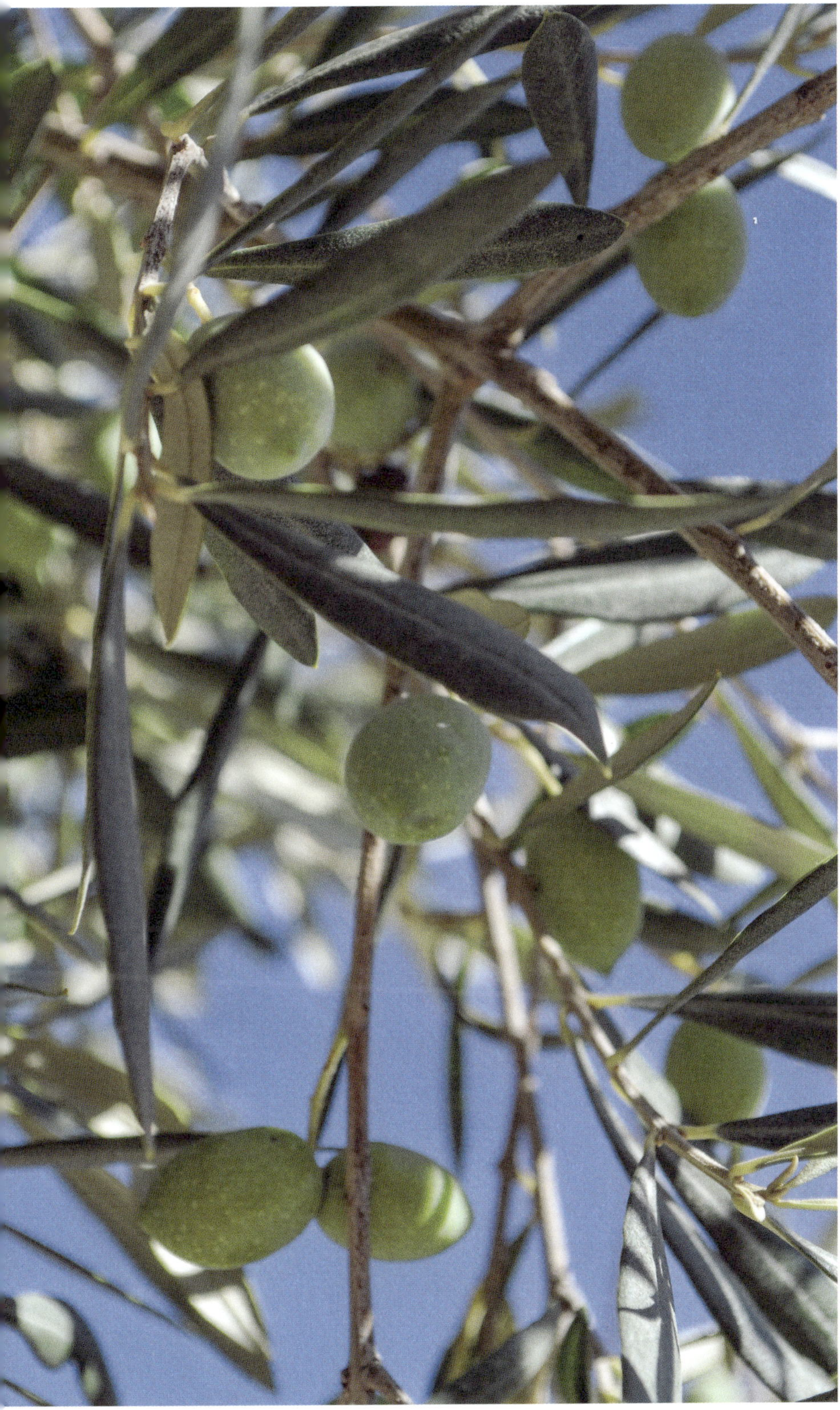

venblattextrakt eine wirksame Zusatztherapie bei Diabetes mellitus darstellt und den gestörten Glukosestoffwechsel normalisieren kann.

Bessere Blutdruckwerte
Olivenblätter wirken durch eine Verbesserung der Elastizität und eine leichte Erweiterung der Gefäße blutdrucksenkend. Das beugt Arteriosklerose vor.

Eine Studie zeigte, dass Olivenblattextrakt bei der Behandlung von moderatem Bluthochdruck nahezu dieselbe Effektivität aufweist wie der ACE-Hemmer Captopril. Der blutdrucksenkende Effekt entsteht hauptsächlich durch die Wirkstoffe Oleuropein und Oleacein.

Senkung erhöhter Blutfettwerte
Die polyphenolreichen Olivenblätter wurden schon vielfach auf ihre herz- und gefäßschützenden Eigenschaften hin untersucht.

Mehrere Studien, darunter auch randomisierte Doppelblindstudien, bestätigen, dass sich durch die Einnahme von Olivenblattextrakt die Cholesterinwerte (Gesamt- und LDL-Cholesterin) sowie die Triglyzeridwerte besserten. Erhöhte Werte sind Risikofaktoren für Herz-Kreislauf-Erkrankungen. Zur Erinnerung: Herz-Kreislauf-Erkrankungen sind schwere Folgeerkrankungen bei Diabetes mellitus und stehen an erster Stelle bei den Todesursachen dieser Stoffwechselerkrankung.

HINWEISE

Nebenwirkungen sind bislang nicht bekannt. Olivenblätter sollten bei Gallensteinleiden und Leberentzündung (Hepatitis) nicht angewendet werden.

Wechselwirkungen können wegen des leicht harntreibenden Effekts mit Diuretika, anderen Blutdrucksenkern und Antiarrhythmika möglich sein; deshalb vor einer Anwendung den Arzt oder die Ärztin informieren.

REZEPT

Olivenblatt-Tee

Zutaten für 1 Tasse
1–2 TL getrocknete Olivenblätter
150 ml Wasser
etwas Honig zum Süßen

Zubereitung
Die getrockneten Olivenblätter über Nacht kalt ansetzen, am nächsten Morgen abseihen und nach Geschmack mit ein wenig Honig süßen. Der Tee schmeckt heiß und kalt. 3–4 Tassen täglich trinken.

Olivenblattextrakt hat eine deutlich höhere Wirksamkeit als der Tee, weil die Wirkstoffe konzentrierter sind und nicht alle Bestandteile in Wasser in Lösung gehen. Etwa 7 kg Olivenblätter sind notwendig, um 1 l Olivenblattextrakt herzustellen.

HANDELSPRÄPARATE

Olivenblatt Biotee (Sanitas), Olivenblattextrakt Kapseln, Oleuropein 40 % (Sunday Natural), Olivenblattextrakt flüssig (SinoPlaSan)

ROSMARIN

SALVIA ROSMARINUS

Die an kleine Nadelbäumchen erinnernde immergrüne Staude ist ein Gewächs aus dem warmen Mittelmeergebiet und gehört wie der Salbei zu den Lippenblütlern.

Rosmarin ist mehr als ein Küchenkraut und hat in der Naturheilkunde seit Jahrhunderten einen festen Stellenwert. Stimulierende Öle regen die Kreislauffunktion an, andere Komponenten stärken die Nerven und die Verdauung. Das wärmende Kraut ist für alle geeignet, die leicht frösteln und zu kalten Händen und Füßen neigen.

WERTGEBENDE INHALTSSTOFFE

Rosmarinblätter oder -nadeln enthalten eine komplexe Mischung aus flüchtigen ätherischen Ölen wie beispielsweise der Carnosolsäure. Hinzu kommen Flavonoide (Apigenin, Luteolin, Rutin), Gerbstoffe (vor allem Rosmarinsäure), Bitterstoffe, Saponine, Harze und Triterpene wie Oleanolsäure und Ursolsäure sowie Spuren von Salicylaten.

BENEFITS BEI DIABETES MELLITUS

Antidiabetisch – Verwendung einst und heute
In einigen traditionellen Medizinsystemen wie beispielsweise der Traditionellen Chinesischen Medizin wird Rosmarin schon lange zur Behandlung von Diabetes verwendet. Dort wird Rosmarin bei Nahrungsstagnation verwendet, da er die Umwandlung von Nahrung fördert. Nun beschäftigten sich auch Wissenschaftler mit der Wirkung des Rosmarins. In den Versuchsreihen konnte gezeigt werden, dass einige Bestandteile des Rosmarins – insbesondere die Rosmarinsäure sowie Carnosolsäure – eine insulinähnliche Wirkung haben.

Belebt den Kreislauf
Rosmarinkraut hat eine belebende Wirkung auf den Blutkreislauf und ist die perfekte Pflanze bei schlechter Durchblutung – egal, ob es sich um die

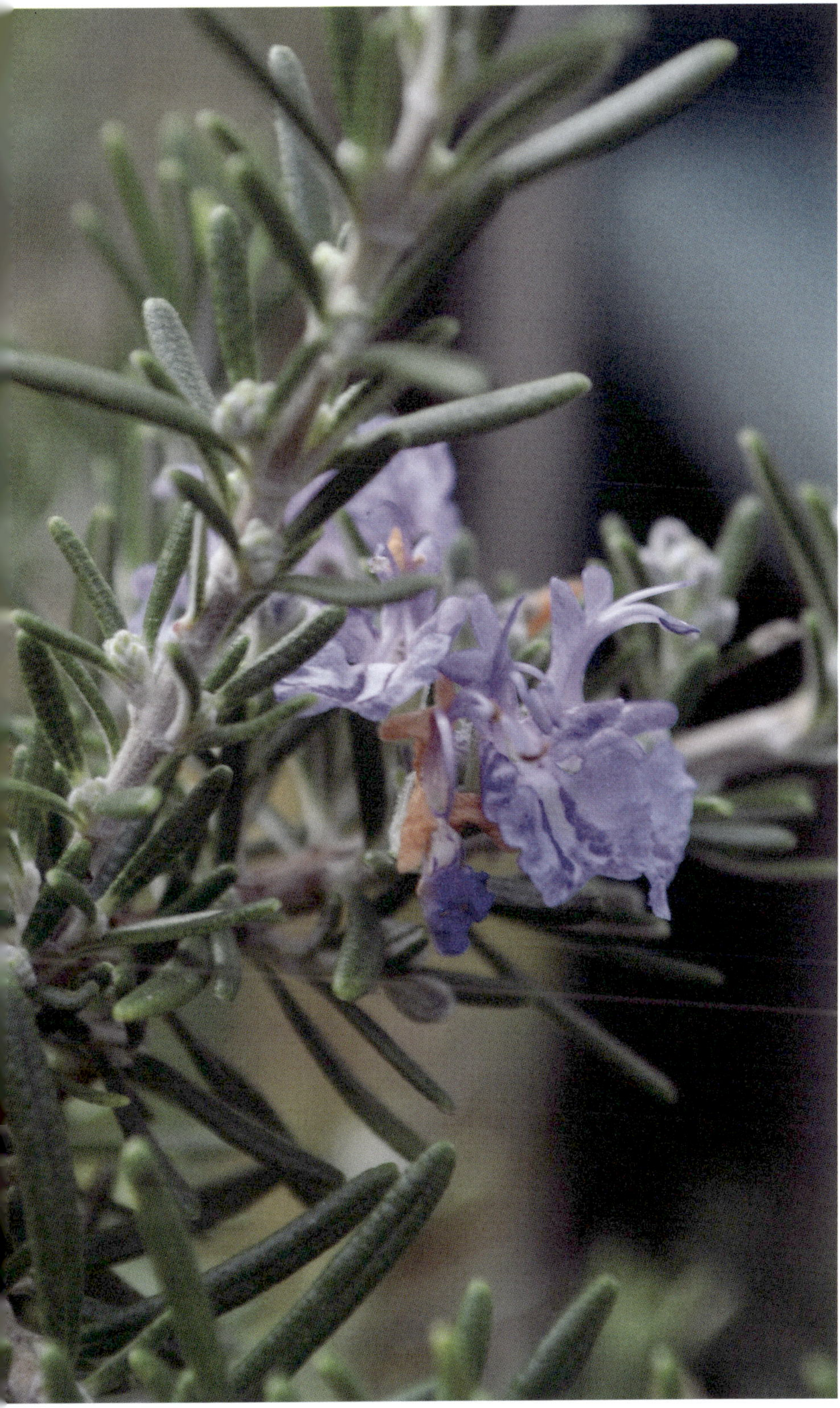

Gefäße im Kopf oder den peripheren Gefäßen der Beine oder Hände handelt. Rosmarin ist für jene Menschen von Vorteil, die schnell erschöpft und/oder ständig verfroren sind. In Form von Tee, einer Tinktur, als Bad oder Einreibung wird Rosmarin von verschiedenen wissenschaftlichen Sachverständigenkommissionen für Pflanzenheilkunde zur Anwendung empfohlen.

Stärkt die Konzentration, hebt die Stimmung

In einigen überlieferten Schriften wird Rosmarin als das »der Erinnerung geweihte Kraut« bezeichnet. Forschende der Neuzeit analysierten das Wirkspektrum von Rosmarin gründlich und konnten nur bestätigen, dass Rosmarin das Erinnerungsvermögen und die Lernfähigkeit steigert, die Konzentration, Wachsamkeit und Müdigkeit verbessert. Bereits eine wenig ausgeprägte Unterzuckerung kann zu Konzentrationsstörungen führen, weshalb dieses Symptom zu den Anfangssymptomen eines Diabetes mellitus zählt.

Durch seine belebende Wirkung auf den Geist ist er auch bei depressiver Verstimmung nützlich. Statistiken zeigen, dass Personen mit Diabetes mellitus etwa doppelt so häufig von einer Depression betroffen sind wie Stoffwechselgesunde.

Unterstützt die Leber und Verdauungsorgane

Rosmarin kurbelt die Leberfunktion an. Erhöhte Leberwerte werden häufig bei Personen mit Diabetes mellitus gemessen. Das führt zu Energieverlust und Erschöpfung, da anfallende Giftstoffe aus der Nahrungsumwandlung, aus Medikamenten oder der Umwelt nur noch ungenügend ausgeschieden werden können. Zudem aktivieren die aromatischen Stoffe des Rosmarins die Verdauung, den Gallenfluss, hemmen Darmbakterien und -pilze im Wachstum. Beschwerden wie Darmträgheit, Blähungen, Völlegefühl, Bauchkrämpfe oder Aufstoßen bessern sich bei Einnahme von Rosmarinzubereitungen.

HINWEISE

Insgesamt sind Rosmarinzubereitungen gut verträglich; abends eingenommen können sie jedoch zu Schlafstörungen führen. Bei stark erhöhtem Blutdruck, starker Menstruation, Schwangerschaft (vor allem mit

Neigung zu Fehlgeburten), bei Hitzewallungen und schweren fiebrigen Erkrankungen sollten Sie Rosmarin nicht anwenden.

REZEPTE

Rosmarintee – verbessert die Stoffwechselleistung und die Leberfunktion

Zutaten für 1 Tasse
1 TL (3 g) Rosmarinblätter
250 ml siedendes Wasser

Zubereitung
1 TL Rosmarinblätter mit 250 ml siedendem Wasser übergießen und zugedeckt 7–10 min ziehen lassen, danach abseihen. Den Tee bis zu 3-mal täglich zwischen den Mahlzeiten trinken.

Rosmarintinktur – bei Herzschwäche, mangelnder Verdauung und Erschöpfung

Zutaten für 1 Tasse
10 g Rosmarinblätter, gehackt
50 ml hochprozentiger Alkohol (Doppelkorn)

Zubereitung
Die Rosmarinblätter mit dem hochprozentigen Alkohol ansetzen, das Gemisch zwei Wochen durchziehen lassen. Die Tinktur durch ein sauberes Tuch abseihen, die aufgefangenen Nadeln nochmals kräftig auswringen und in Braunglasflaschen mit Tropfpipette abfüllen. Dreimal täglich 5–15 Tropfen in etwas warmem Wasser vor den Mahlzeiten einnehmen.

Belebendes Rosmarinbad – bei körperlicher und geistiger Erschöpfung

Zutaten
1 Handvoll Rosmarinblätter
1 l Wasser

Zubereitung

Die Rosmarinblätter in 1 l Wasser im Topf 10 min lang zugedeckt kochen. Den Sud durch ein Sieb abgießen und dem warmen Badewasser zusetzen. Da die Wirkstoffe beleben und den Schlaf stören können, sollte das Bad tagsüber oder in den Morgenstunden erfolgen. Alternative: Mischen Sie 10 Tropfen ätherisches Öl mit 2 EL Sahne (Rahm) und geben es dann dem Badewasser zu.

Rosmarinfußbad – bei »Eiszapfenfüßen«

Zutaten

20–25 g Rosmarinnadeln
oder 5 Tropfen ätherisches Rosmarinöl
1 l Wasser

Zubereitung

Das Fußbad wie zum Rosmarinbad beschrieben vorbereiten. 20–25 g Rosmarinnadeln verwenden bzw. 5 Tropfen ätherisches Rosmarinöl. Nach spätestens 10 min sollten die Füße wohlig warm sein.

Rosmarinsalbe – bei Kältegefühl der Haut, Durchblutungsstörungen

Zutaten

10 g Bienenwachs
10 g Kakaobutter
50 ml Olivenöl
25 Tropfen ätherisches Rosmarinöl

Zubereitung

Das Bienenwachs in einem Töpfchen schmelzen, auf Körpertemperatur abkühlen lassen. Kakaobutter und Olivenöl sowie 25 Tropfen ätherisches Rosmarinöl hinzugeben. Gut durchrühren und die Salbe in kleine Töpfchen abfüllen. Mit dem Spatel eine kirschkerngroße Menge entnehmen und damit die kalten oder kribbelnden Beine einreiben.

Rosmarin-Mischöl als Einreibe- oder Massageöl – vitalisierend und durchblutungsfördernd

Zutaten
100 ml Mandelöl
6–10 Tropfen ätherisches Rosmarinöl

Zubereitung
Das Mandelöl mit dem ätherischen Rosmarinöl mischen und bei Bedarf mit kreisenden Bewegungen in die Haut einreiben.

HANDELSPRÄPARATE

Schoenenberger naturreiner Heilpflanzensaft Rosmarin (Salus Pharma), Rosmarinblätter Tee (Apotheke, Salus Pharma), Rosmarin Aktivierungsbad (Weleda), Rosmarin bio Ätherisches Öl (Primavera)

ROSENWURZ

RHODIOLA ROSEA

Den Namen verdankt der Rosenwurz seinem Wurzelstock, der einen rosenartigen Geruch verströmt. Einst war er wegen seiner stärkenden und aufbauenden Wirkung so geschätzt, dass der chinesische Kaiser Truppen aussandte, um nach der Pflanze zu suchen.

Das Dickblattgewächs wächst im rauen Norden sowie im Altai-Gebirge, vorzugsweise in sonnigen Felsspalten, bis in Höhen von 4000 Metern, hat fleischige blaugrüne Blätter und wird maximal 35 cm hoch. Mittlerweile gibt es in Nordeuropa Anbauprojekte, um die gefährdeten Wildbestände zu schützen. Der heilkräftige Pflanzenteil ist der Wurzelstock.

WERTGEBENDE INHALTSSTOFFE

Folgende charakteristische sekundäre Pflanzenstoffe zeichnen den Rosenwurz aus: Rosavine, Rosine, Rosarine, daher der Rosengeruch. Weiter zu finden sind Tyrosol und Salidrosid, zusätzlich antioxidativ wirkende Flavonoide, Sterole, organische Säuren, Triterpene und B-Vitamine.

BENEFITS BEI DIABETES MELLITUS

Verbesserte Anpassungsfähigkeit
Rosenwurz gehört zu den sogenannten adaptogenen Heilpflanzen. Die gesundheitlichen Wirkungen von Adaptogenen sind in den letzten Jahrzehnten intensiv erforscht worden. Vereinfacht gesagt, verbessert der Rosenwurz die Fähigkeit, sich an veränderte Bedingungen anzupassen (Adaptation) und wirkt regulierend auf das Stresssystem.

Rosenwurz hilft dabei, Kortisol und andere Stresshormone auszubalancieren, eine chronische Erschöpfung zu bessern, die Stimmung zu heben, Nervosität, Reizbarkeit, Ängste und depressive Zustände abzumildern, die körperliche und mentale Leistungsfähigkeit zu steigern, die Rekonvaleszenz nach Operationen und Krankheiten zu verkürzen sowie die sexuelle Kraft und Libido zu verbessern.

Fast alle genannten Symptome und Beschwerden kennen die meisten Menschen mit Diabetes mellitus bei fortgeschrittener Krankheitsdauer, wenn bereits Folgeschäden an mehreren Organsystemen bestehen.

Antioxidative Eigenschaften
Alle Diabetesformen zählen zu den Krankheiten mit hoher oxidativer Aktivität. Was bedeutet das? Aufgrund schädlicher Einflüsse wie Entzündungen oder verminderter Abwehrbereitschaft des Körpers kommt es zu einer über das Normalmaß gesteigerten Bildung freier Sauerstoffradikale, die die Gesundheit ernsthaft beeinträchtigen können. Betroffene leiden unter oxidativem Stress.

Um die wichtigsten Zellstrukturen vor einer Schädigung durch freie Sauerstoffradikale zu bewahren, hat jede Zelle spezifische Schutzmechanismen. Zusätzlich gibt es bestimmte Verbindungen, die hoch reaktive freie Sauerstoffradikale abfangen können. Hierbei handelt es sich um sogenannte Antioxidanzien.

Mehrere Studien haben gezeigt, dass Rosenwurzextrakte die Widerstandsfähigkeit gegen schädliche Einflüsse bessern und oxidative Schäden reduzieren können. Vor allem im Rosenwurzextrakt vorkommendes Salidrosid, Tyrosol und die B-Vitamine können Störungen im Zusammenhang mit oxidativem Stress vorbeugen.

Verminderung chronischer Entzündungen, Regulation des Immunsystems
In den skandinavischen Ländern wird der Rosenwurz seit Jahrhunderten bei einer Vielzahl von Beschwerden und Krankheiten eingesetzt, die mit chronischen Entzündungen und einem schwachen Immunsystem in Zusammenhang stehen.

Im Labor konnte nun bestätigt werden, dass Rosenwurzextrakte die Aktivität von entzündungsrelevanten Enzymen hemmen. Als Zusatzpräparat können Rosenwurzextrakte deshalb bei Arteriosklerose oder zur Herzinfarkt- oder Schlaganfallnachsorge eine Option sein.

Ferner beobachtete man eine moderate LDL-Cholesterin-, blutzucker- und blutdrucksenkende Wirkung, wofür neben einer unzureichenden Ernährung oftmals Dauerstress wesentlich mitverantwortlich ist.

HINWEISE

Im Allgemeinen sind Rosenwurzpräparate gut verträglich. Bei Überdosierung kommt es zu Unruhe, Reizbarkeit oder Schlaflosigkeit.

Wegen mangelnder Studiendaten sollten Schwangere, Stillende und Kinder unter 12 Jahren Rosenwurz nicht einnehmen. Bei Einnahme von 5-Hydroxytryptophan (5-HTP), Antidepressiva oder Psychopharmaka sollten Sie vorab den Arzt oder die Ärztin informieren.

Die Einnahme von Rosenwurzpräparaten erfolgt täglich, vorzugsweise morgens. Sie werden 1–2 Monate lang angewendet, dann wird pausiert.

HANDELSPRÄPARATE

rhodioLoges (Dr. Loges), Rhodiola rosea (Sunday Natural)

SALBEI
SALVIA OFFICINALIS

Salbei stammt aus dem östlichen Mittelmeerraum. Das Gewürzblatt mit der silbrig-filzigen Oberfläche galt im Mittelalter als eine Art Universalheilpflanze. Das drückt sich auch im Gattungsnamen aus, der das lateinische Wort »salvare« für »heilen, gesund sein« enthält.

Zwar stammt der mehrjährige Halbstrauch aus dem Mittelmeerraum, jedoch trotzt er auch der winterlichen Kälte in unseren Gärten. Seine länglich ovalen Blätter mit grau- bis silbergrüner, behaarter Oberfläche, der unverkennbare Salbeiduft zerriebener Blätter und seine hellblauen bis blauvioletten Lippenblüten kennzeichnen das Staudengewächs.

WERTGEBENDE INHALTSSTOFFE

Als Arzneidroge verwendet werden die Blätter. Sie enthalten diterpenoide Bitterstoffe wie Carnosol, Rosmanol, Isorosmanol, Safficinolid und ätherische Öle (bestehend unter anderem aus Kampfer, Pinen, Cineol und Thujon). Hinzu kommen Lamiaceengerbstoffe, Steroide, Flavonoide sowie Mineralstoffe und Spurenelemente wie Eisen, Magnesium oder Zink.

BENEFITS BEI DIABETES MELLITUS

Antidiabetische Wirkung
Mehrere Studien bestätigten die antidiabetische Wirkung des Salbeis. Durch Salbeiextrakte (ätherisches Öl) kommt es sowohl zu einer geringeren Neubildung von Speicherzucker in der Leber als auch zu einer Verringerung der Insulinresistenz. Insgesamt ähneln diese Wirkungen denen des Arzneimittels Metformin, dem Standardmedikament zur Behandlung von Typ-2-Diabetes.

Wenngleich die Studienergebnisse noch sorgfältig wissenschaftlich abgesichert werden müssen, gehen Forschende davon aus, dass Salbei als ergänzende Therapie bei der Prävention und Behandlung von Typ-2-Diabetes nützlich sein kann.

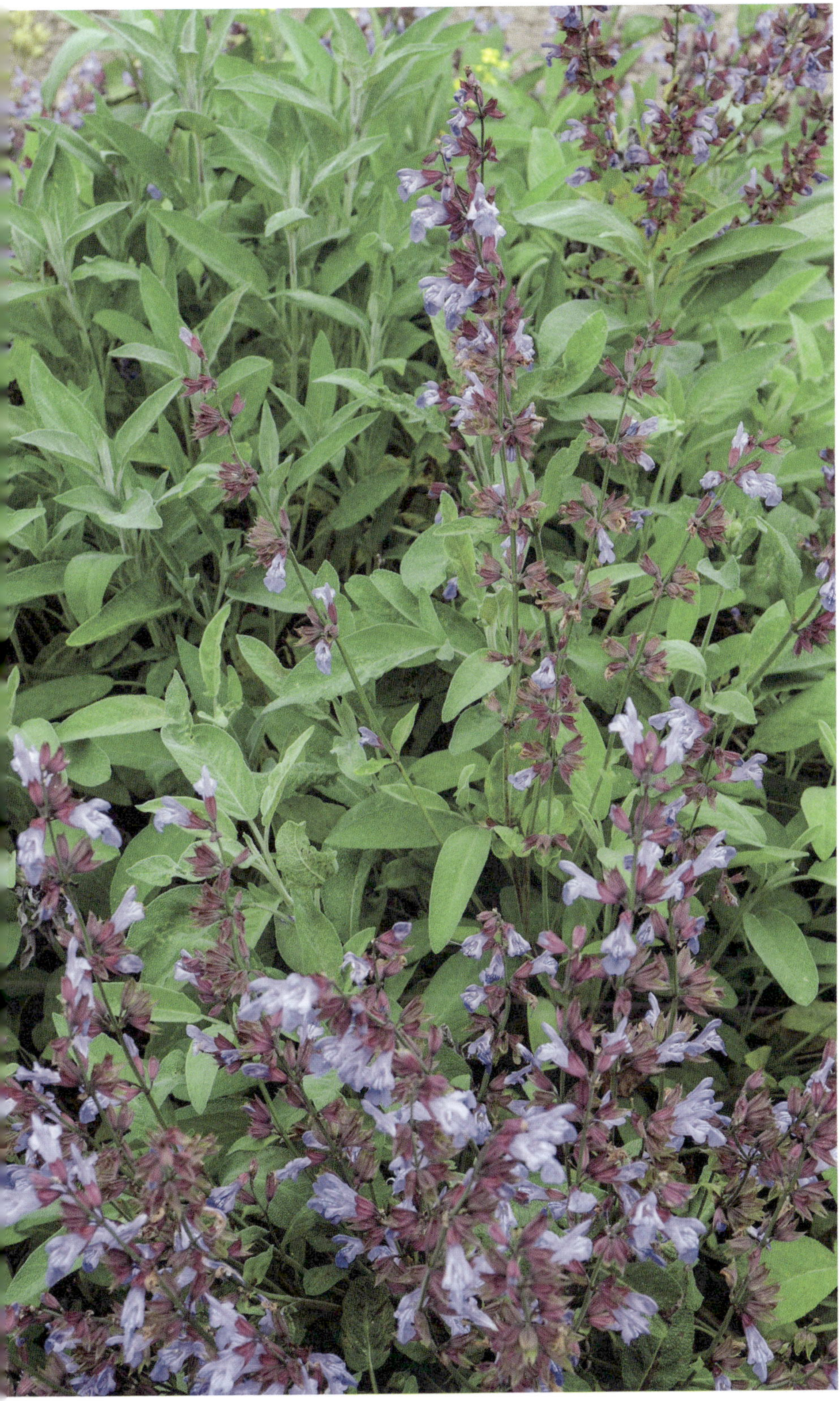

Bessere Fettverdauung
Die im Salbei enthaltenen Gerb- und Bitterstoffe unterstützen die Funktion von Leber und Galle und fördern damit die Fettverdauung. Diese Eigenschaft ist in der Erfahrungsheilkunde schon lange bekannt. Nun bestätigen auch Forschungsergebnisse, dass Salbei die Anreicherung von Triglyzeriden im Fettgewebe hemmt.

Die traditionelle Verwendung, Salbei zu fetten Speisen zu geben, ist deshalb gerechtfertigt, wobei in der Medizin die Anwendung als Teeaufguss oder Tinktur üblich ist.

Antioxidative Eigenschaften
Durch den hohen Gehalt an Phenolsäuren und Flavonoiden kann Salbei als starkes Antioxidans und entzündungshemmendes Kraut bezeichnet werden. Latente, chronische Entzündungen und oxidative Schäden spielen eine wichtige Rolle bei der Entstehung vieler Krankheiten, darunter fällt auch Typ-2-Diabetes, dem Monate oder Jahre vor Ausbruch der Erkrankung nicht nur eine Insulinresistenz, sondern auch oxidative Prozesse vorausgegangen sind.

HINWEISE

Salbeianwendungen sind gut verträglich. Nebenwirkungen sind bei Teezubereitungen oder niedrig dosierten Frischpflanzenextrakten nicht zu erwarten. Alkoholische Tinkturen sollten wegen des Thujongehalts nicht in hoher Dosierung, nicht länger als 2–4 Wochen und generell nicht in der Schwangerschaft verwendet werden.

REZEPT

Salbeiblättertee

Zutaten für 1 Tasse
1 TL geschnittene Salbeiblätter, getrocknet
150 ml Wasser

Zubereitung
Die Salbeiblätter mit dem siedenden Wasser übergießen, abdecken und nach etwa 10 min durch ein Teesieb abseihen. 3 bis 4 Tassen täglich trinken. Der Deckel verhindert, das sich das ätherische Öl mit dem Wasserdampf verflüchtigt.

HANDELSPRÄPARATE

Salbei-Kräutertropfen (Salus Pharma), Salbeitropfen (Hecht Pharma), Salbeiblättertee (Apotheke)

SCHWARZKÜMMEL
NIGELLA SATIVA

Ursprünglich stammt der Schwarzkümmel aus Westasien, Irak und der Türkei und gehört zur Familie der Hahnenfußgewächse. Die Samen des Schwarzkümmels und das daraus gepresste Öl sind im Morgenland, im Reich der Mitte und im Abendland schon lange als Würz- und Heilmittel bekannt. Schwarzkümmelsamen können roh verzehrt werden, gängig ist jedoch das vorherige Rösten, um den nussig-würzigen Geschmack deutlicher hervorzuheben. Schwarzkümmelöl wird aus Schwarzkümmelsamen gewonnen, die kurz getrocknet und in der Ölmühle zu Öl gepresst werden.

Studien aus aller Welt zeigen eine positive Wirkung bei einer Vielzahl von Erkrankungen. Am besten untersucht ist der Schwarzkümmel bei den »Wohlstandskrankheiten« wie Diabetes mellitus, Bluthochdruck und Fettstoffwechselstörungen.

WERTGEBENDE INHALTSSTOFFE

Hauptbestandteil der Schwarzkümmelsamen ist das fette Öl mit seiner hellgelben Farbe. Es enthält bis zu 60% ungesättigte Linolsäure, die einfach ungesättigte Ölsäure, etwas gesättigte Palmitinsäure und Stearinsäure. Weitere Inhaltsstoffe sind acht verschiedene Aminosäuren, Sterole

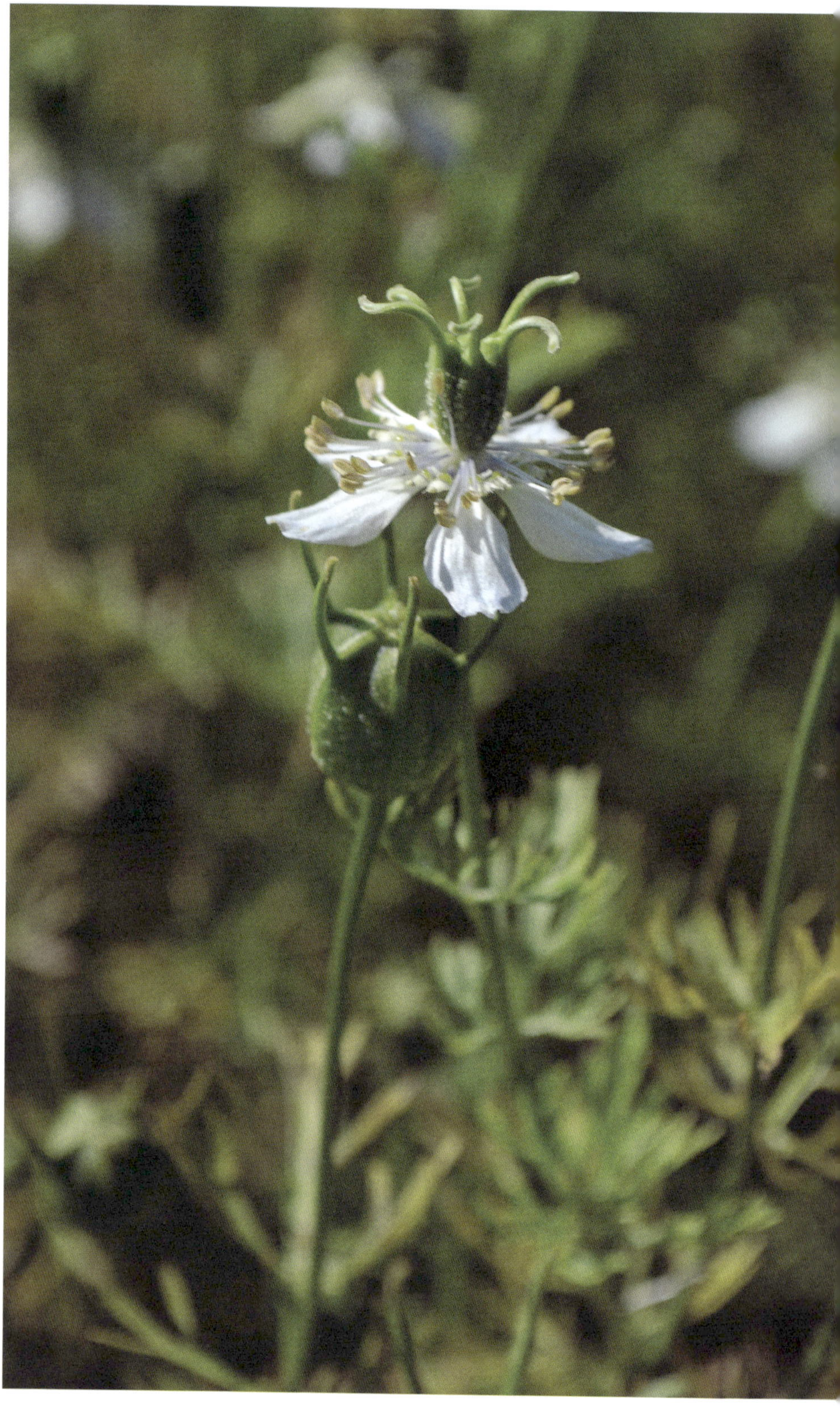

(Sitosterol, Campesterol), Alkaloide, Nigellon, Saponine, die Vitamine C, E und B-Vitamine (Folsäure, Biotin), Beta-Karotin, Mineralstoffe und Spurenelemente (Magnesium, Selen, Zink) sowie ätherische Öle.

BENEFITS BEI DIABETES MELLITUS

Senkung erhöhter Cholesterin- und Blutdruckwerte
Sollten bei Ihnen erhöhte Cholesterin- und Blutzuckerwerte gemessen worden sein, können Sie durch Schwarzkümmelanwendungen eine Besserung erwarten. Durch regelmäßige Einnahme von Schwarzkümmelöl über mehrere Wochen senken sich das Gesamt- und das LDL-Cholesterin bei gleichzeitiger Anhebung des »guten« HDL-Cholesterins. Eine Verringerung des systolischen Blutdrucks bei Bluthochdruck ist nach einer Einnahmedauer von etwa 8 Wochen zu erwarten.

Antidiabetische Wirkung
Alle Betroffenen mit Diabetes mellitus sollten wissen, dass sich bestimmte Blutzuckerparameter nach der Einnahme von Schwarzkümmel bessern.

Beispielsweise verringerten sich bei den Teilnehmenden einer klinischen Studie durch eine Nahrungsergänzung von 2 g Schwarzkümmelöl täglich über einen Zeitraum von 12 Wochen nicht nur der Nüchtern- und der Langzeitblutzucker (HbA_{1c}-Wert) sowie der postprandiale Blutzuckerwert 2 h nach dem Essen, sondern auch die Insulinresistenz.

HINWEISE

Zu Beginn einer Kur mit Schwarzkümmel kann gelegentlich leichtes Aufstoßen auftreten, bei Langzeiteinnahme kann es den Magen reizen.

Schwarzkümmelöl wird in sehr unterschiedlichen Qualitäten angeboten. Produkte aus biologischem Anbau mit Kaltpressung oder GMP-Zertifikat (GMP = Good Manufacturing Practice) sichern höchste Reinheit und therapeutische Qualität.

REZEPTE

Kur mit Schwarzkümmelöl

2- bis 3-mal täglich einen ½ bis 1 TL fettes Schwarzkümmelöl zu den Hauptmahlzeiten über einen Zeitraum von mehreren Wochen einnehmen. Die besten Therapieerfolge lassen sich bei einer Einnahme von 3 bis 6 Monaten erzielen, wobei dann meist 1 TL pro Tag genügt.

Vitamindrink mit Schwarzkümmelöl

Zutaten für 1 Glas
250 ml Orangen- oder Selleriesaft
½ TL Schwarzkümmelöl

Zubereitung
1 Glas frisch gepressten Orangensaft oder wahlweise auch Selleriesaft mit ½ TL fettem Schwarzkümmelöl vermischen. Als Kur den Vitamindrink 2-mal täglich über 4–6 Wochen zwischen den Mahlzeiten genießen.

HANDELSPRÄPARATE

Schwarzkümmel-Öl Bio (Bergland), Schwarzkümmelöl 1000 Kapseln (Biogena)

ZIMT/ZIMTBAUM

CINNAMOMUM VERUM

Aus der Rinde des Echten Zimtbaums wird Zimt hergestellt. Er ist in der kalten Jahreszeit als Gewürz sehr beliebt. Dampfende Bratäpfel, würzige Lebkuchen, heißer Glühwein sind ohne Zimt undenkbar. Das Gewürz hatte bis vor einigen Jahrzehnten noch einen Hauch von Exotik, heute finden wir es in jedem Supermarktregal.

Warnungen wegen gesundheitsschädlicher Inhaltsstoffe in Zimtpulver verunsichern viele Verbraucher. Die Qualität ist entscheidend, damit der Zimt seine heilsamen Kräfte entfalten kann.

WERTGEBENDE INHALTSSTOFFE

Ceylon-Zimtrinde enthält 1–4 % ätherisches Öl, das zu 65–75 % aus dem stark nach Zimt riechenden Zimtaldehyd und zu 4–10 % aus Eugenol, dem Hauptaromastoff von Nelken, besteht. Weitere Bestandteile sind etwa 10 % Stärke, Gerbstoffe, Schleimstoffe und der Bitterstoff Kalziumoxalat.

BENEFITS BEI DIABETES MELLITUS

Stabilisierung des Blutzuckerspiegels
Zimt ist nicht nur schmackhaft, sondern hat auch ernährungsphysiologische Vorteile, denn er hält den Blutzuckerspiegel stabil.

Noch gibt es hierzu kontroverse Diskussionen in der wissenschaftlich orientierten Medizinwelt, aber immer mehr Studien bestätigen, was in der Traditionellen Chinesischen Medizin schon seit vielen Jahrhunderten bekannt ist: Bei Typ-2-Diabetes kann die Einnahme von Zimt zu einer deutlichen Senkung und Stabilisierung des Blutzuckerspiegels führen.

Für einen gut funktionierenden Stoffwechsel ist es wichtig, dass der Glukoseanteil im Blut relativ gleichmäßig bleibt. Zimt kann die Zuckeraufnahme in die Zellen erleichtern und dadurch helfen, den Blutzuckerspiegel zu senken. Dadurch trägt er auch zu einer verringerten Ausschüttung des Hormons Insulin bei. Je niedriger aber der Insulinspiegel im Blut ist, desto eher bauen sich auch Fettreserven im Körper ab.

Am besten würzen Sie Ihre Speisen täglich mit ¼ bis ½ TL Zimt. Im Haferbrei (siehe Seite 103) schmeckt Zimt nicht nur gut; die Kombination von Hafer und Zimt ist auch besonders gut wirksam bei erhöhtem Blutzucker.

Gesundes Gefäß- und Herz-Kreislauf-System
Forschende fanden heraus, dass sich bei regelmäßigem Zimtkonsum auch erhöhte LDL-Cholesterinwerte bessern, die Ursache für verstopfte Gefäße sind und somit Herzinfarkte und Schlaganfälle auslösen können. Das nützliche HDL-Cholesterin, das bereits in der Gefäßwand abgelagertes LDL-Cholesterin aufnehmen und zur Leber transportieren kann, wird durch Zimt kaum beeinflusst.

Bereits aus den alten Schriften wie der von Hildegard von Bingen oder den Aufzeichnungen aus der Traditionellen Chinesischen Medizin und des Ayurveda weiß man, dass Zimt zu den wärmenden Gewürzen zählt. Die würzige Rinde wirkt anregend auf Nerven und Muskeln, erhöht die Kapillardurchlässigkeit und stärkt insgesamt das Herz-Kreislauf-System.

Konkret bedeutet das, dass durch eine Ergänzung des Ernährungsplans mit Zimt das Risiko diabetischer Folgeerkrankungen gesenkt werden kann.

HINWEISE

Qualitätsanforderungen: Zunächst gilt es zu beachten, dass Zimt nicht gleich Zimt ist. Die Unterschiede von Cassia-Zimt und Ceylon-Zimt sind beachtlich. Ceylon-Zimt aus biologischem Anbau ist ein hochwertiges Gewürz und ein traditionelles Arzneimittel, das allenfalls Spuren von Cumarin enthält. Dagegen enthält Cassia-Zimt den natürlichen Aromastoff Cumarin, der in vielen Pflanzen vorkommt (z. B. in Waldmeister, Heu oder Tonkabohnen). Versuchsreihen haben ergeben, dass Cumarin Leberkrebs auslösen kann, weshalb der Konsum von Zimt nach Medienkampagnen deutlich zurückging. Bis jedoch bei Erwachsenen gesundheitliche Risiken entstehen, müssten diese täglich etwa 18 Zimtsterne essen.

Wegen der durchblutungsfördernden Wirkung sollten Sie auf die Einnahme von Zimtpräparaten während der Schwangerschaft und bei Magengeschwüren verzichten.

Vor allem unverdünntes Zimtöl kann zu Haut- und Schleimhautreizungen führen. Außerdem kann eine Überdosierung Durchfall, Herzklopfen und Schweißausbrüche auslösen oder allergische Reaktionen bedingen.

REZEPT

Zimttinktur – für die begleitende Behandlung von Diabetes mellitus

Zutaten
50 g getrocknete Zimtrinde (Ceylon-Zimt)
250 ml 40%iger Wodka
1 sauberes Schraubdeckelglas

Zubereitung
Zimtrollen in Stücke brechen, in ein Glasgefäß geben und mit Wodka übergießen. Alle Zimtstücke müssen bedeckt sein. Das Gefäß verschließen, gut durchschütteln und etwa 2 Wochen ausziehen lassen. Das Glas sollte kühl und dunkel stehen und täglich umgedreht werden. Anschließend die Rindenanteile durch ein Sieb filtern und die fertige Tinktur in Braunglasflaschen umfüllen. Von der Tinktur täglich 20 Tropfen in etwas warmem Wasser lösen und dieses trinken.

HANDELSPRÄPARATE

Diabetruw Zimtextraktkapseln (Med Pharma Service), Diamelin Complex Kapseln (Iceberg)

DIE WICHTIGSTEN VITALSTOFFE

Vitalstoffe, »Lebensstoffe«, sind Bausteine für ein gesundes Leben. An energieliefernden Makronährstoffen wie Kohlenhydraten, aber auch Eiweißen und Fetten haben Personen mit Diabetes mellitus in der Regel keinen Mangel. Im Gegenteil: Von einer übermäßigen Zufuhr an Kohlenhydraten sind sie sogar krank geworden. Es sind die Mikronährstoffe – also Vitamine, Mineralstoffe, Spurenelemente und bioaktive Substanzen aus Pflanzen, sogenannte sekundäre Pflanzenstoffe, die in unserer Nahrung nicht ausreichend vorhanden sind.

Einige der nachfolgend vorgestellten Vitalstoffe verbessern den Blutzuckerspiegel, andere sorgen für mehr Energie oder lassen weniger Schäden an Gefäßen und Nerven entstehen. Dadurch lässt sich die Einnahme von Antidiabetika hinauszögern oder die Dosierung reduzieren. Manchmal können die Medikamente sogar abgesetzt werden. Zudem können Vitalstoffe die Nebenwirkungen antidiabetischer Medikamente abpuffern oder deren Wirkung unterstützen. Welche Vitalstoffe für Diabetikerinnen und Diabetiker von Vorteil sind, erfahren Sie auf den folgenden Seiten. Im Einzelfall kann die Supplementierung weiterer, hier nicht ausführlich beschriebener Vitalstoffe sinnvoll sein, beispielsweise von Selen, Mangan, Lutein oder Coenzym Q10.

Vitalstoffe werden häufig als Nahrungsergänzungsmittel in Form von Kapseln, Tropfen oder Pulver angeboten und gehören zu den Mitteln, mit denen sich fehlende Depots auffüllen lassen. Die Einnahme von Nahrungsergänzungsmitteln sollten Sie immer mit Ihrer behandelnden Ärztin oder Ihrem Heilpraktiker besprechen und gegebenenfalls die Notwendigkeit einer Supplementierung durch eine Laboranalyse ermitteln lassen.

ALPHA-LIPONSÄURE

WENIGER NERVENSCHÄDEN

Die Alpha-Liponsäure (Thioctsäure) ist eine schwefelhaltige Fettsäure und natürlicher Bestandteil im menschlichen Körper. Bei ihrer Entdeckung vor rund 50 Jahren wurde sie noch als Vitamin klassifiziert. Heute weiß man, dass der Körper diesen Stoff auch selbst herstellen kann und er kein Vitamin im eigentlichen Sinn ist. Durch ihre spezielle Struktur ist Alpha-Liponsäure sowohl wasser- als auch fettlöslich.

Alpha-Liponsäure übernimmt wichtige Funktionen im Körper und hat starke antioxidative Eigenschaften, macht freie Sauerstoffradikale unschädlich, schützt die Blutgefäße, das Herz-Kreislauf-System und die Nerven.

BEDEUTUNG VON ALPHA-LIPONSÄURE BEI DIABETES MELLITUS

Antioxidativ wirkendes Multitalent

Werden oxidative Prozesse in unserem Körper nicht durch entsprechende Antioxidanzien aufgefangen, altern wir schneller, unsere Leistungsfähigkeit lässt nach und wir werden anfälliger für Krankheiten. Eine gute Möglichkeit, das Altern und degenerative Prozesse zu verlangsamen, ist der Einsatz hochwirksamer Antioxidanzien.

Beispielsweise führt eine schlechte Blutzuckereinstellung dazu, dass immer mehr giftige Zuckerabbauprodukte und freie Sauerstoffradikale gebildet werden. Diese Prozesse sind mit der Rostbildung an Eisen vergleichbar, die ebenfalls durch Kontakt mit Sauerstoff herbeigeführt wird.

Das Ganze wird unter dem Begriff »oxidativer Stress« zusammengefasst, der insbesondere die Blutgefäße schädigt.

Bei allen diabetischen Begleiterkrankungen spielen freie Sauerstoffradikale eine Rolle. Hierzu zählen unter anderem Durchblutungsstörungen, Bluthochdruck, Nervenschädigungen, Arteriosklerose und grauer Star.

Verbesserter Energiestoffwechsel

Alpha-Liponsäure verbessert den Energiestoffwechsel in den »Kraftwerken« der Körperzellen, die als Mitochondrien bezeichnet werden. Der Zerfall dieser energieproduzierenden Kraftwerke steht im Mittelpunkt der meisten altersbedingten Erkrankungen, so auch beim Typ-2-Diabetes.

Alpha-Liponsäure aktiviert Enzyme, die unser Körper für die Umwandlung von Glukose in zellulär verfügbare Energie benötigt. Dadurch verbessert sie grundsätzlich die Energieversorgung und die Leistung aller Körperzellen. Zusätzlich entsteht ein Effekt bei Glukoseaufnahme: Bei Menschen verringert Alpha-Liponsäure sowohl den Nüchternblutzucker als auch die Insulinresistenz, was sich günstig auf Diabeteserkrankungen und ihre Vorstufen auswirkt.

Weniger Nervenschäden

Die Alpha-Liponsäure wird seit Jahren erfolgreich zur Vorbeugung und Behandlung diabetischer Nervenschäden, den sogenannten diabetischen Neuropathien/Polyneuropathien, eingesetzt. Alpha-Liponsäure verbessert die Durchblutung der Nervenenden, sie stimuliert die Produktion von Nervenwachstumsfaktoren und den Informationstransport in den Nervenzellen.

Darüber hinaus hat Alpha-Liponsäure eine präventive Wirkung in Bezug auf Nervenschädigungen, da sie – wie bereits oben erwähnt – freie Sauerstoffradikale im Körper unschädlich macht und deren Konzentration senkt. Dadurch wird einerseits die Nervenfunktion verbessert, andererseits bleibt die Reizweiterleitung an den Nervenenden auf einem gesunden und normalen Niveau.

Die Wirksamkeit von Alpha-Liponsäure bei diabetischen Nervenschäden ist wissenschaftlich gut belegt. Allerdings waren bei den Versuchsreihen intravenöse Gaben wirksamer als die Gabe von Tabletten oder Kapseln.

NATÜRLICHE VORKOMMEN, ANWENDUNG UND DOSIERUNG

Alpha-Liponsäure kommt in vielen Lebensmitteln vor, oft allerdings nur in Spuren. Zu den natürlichen Quellen zählen Gemüse wie Spinat, Brokkoli und Tomaten sowie Fleisch und Innereien.

Zur therapeutischen Anwendung werden zunächst Dosierungen von 600 bis 1800 mg Alpha-Liponsäure pro Tag empfohlen, wohingegen die Erhaltungsdosis bei nur noch 100 mg pro Tag liegt. Auch zur präventiven Einnahme genügen zwischen 100 und 300 mg Alpha-Liponsäure pro Tag.

HINWEISE

Nebenwirkungen, insbesondere Schwindel, Übelkeit und Leberschädigungen, sind bei Dosierungen über 2400 mg/Tag zu erwarten.

HANDELSPRÄPARATE

R-Alpha Liponsäure Vegan Hochdosiert Bio Enhanced (Sunday Natural), Alpha Lipon Aristo 600 mg Filmtabletten (Aristo Pharma)

BETA-GLUKANE

UNVERDAULICHE BALLASTSTOFFE

Beta-Glukane bestehen aus mehreren Glukosemolekülen, die durch chemische Bindungen miteinander verknüpft sind. Die Enzyme im menschlichen Körper können diese nicht spalten, weshalb Beta-Glukane unverdaulich sind und zu den Ballaststoffen zählen.

Die Natur liefert uns Beta-Glukane als natürlichen Zellwandbestandteil in verschiedenen Getreidesorten sowie in Bakterien, Pilzen, Algen und Hefen.

BEDEUTUNG DER BETA-GLUKANE BEI DIABETES MELLITUS

Senkung von Blutzucker und Blutfetten

Beta-Glukane haben eine blutzuckerregulierende Wirkung, da die Ballaststoffe durch eine verzögerte Magenpassage das Sättigungsgefühl erhöhen und auch an einer verzögerten Zuckeraufnahme im Darm beteiligt sind. Die Glukose wird also langsamer aufgenommen, der Blutzuckerspiegel steigt weniger schnell an und macht eine weniger starke Insulinausschüttung notwendig. Zusätzlich bilden Beta-Glukane ein Gel, das die Magen- und die Darmwand schützt.

Auch wird ihnen eine positive Wirkung auf den Cholesterinspiegel zugeschrieben: Sie verringern den Anteil des »schlechten« LDL-Cholesterins und erhöhen den des »guten« HDL-Cholesterins.

Allerdings weisen Beta-Glukane eine unterschiedliche Struktur auf und nicht alle sind bei Diabetes mellitus wirksam. Beta-Glukane aus Getreiden wie Hafer (siehe auch Seite 102) oder Gerste tragen dazu bei, dass der Blutzuckeranstieg moderater verläuft.

Natürliche Immunbooster

Beta-Glukane beeinflussen unser Immunsystem und haben somit einen entscheidenden gesundheitlichen Nutzen. Unter anderem dienen sie den nützlichen Darmbakterien (Laktobazillen, Bifidobakterien) als Nahrung und stabilisieren so die Darmflora.

Zudem aktvieren sie im Immunsystem die großen Fresszellen (Makrophagen), deren Aufgabe es ist, in den Körper eingedrungene Bakterien, Viren oder Giftstoffe (Toxine) zu umschließen und quasi zu verdauen.

NATÜRLICHE VORKOMMEN, ANWENDUNG UND DOSIERUNG

Beta-Glukane sind enthalten in Getreide, Hefen, Pilze (Reishi, Cordyceps), Algen und Bakterien. Bedeutend für uns und unser Wohlbefinden sind vor allem die Beta-Glukane, die in der Gerste (etwa 4,8 % der Korntrockenmasse) oder im Hafer (etwa 4,5 % der Korntrockenmasse) vorkommen. Zum Vergleich: Unser gängigstes Getreide, der Weizen, weist lediglich einen Beta-Glukangehalt von 0,8 % in der Korntrockenmasse auf.

Die zur Senkung und Regulierung des Cholesterinspiegels ermittelte tägliche Mindestmenge von 3 g Beta-Glukan aus Hafer (enthalten in 67 g Haferflocken) sind ein Ausgangswert, der auch für andere Erkrankungen herangezogen werden kann. In Studien besserten sich die entsprechenden medizinischen Werte häufig bei weiterer Erhöhung des Beta-Glukananteils.

HINWEISE

Eine Überdosierung oder Nebenwirkungen durch große Mengen an Beta-Glukanen aus Hafer oder Gerste sind bisher nicht bekannt.

HANDELSPRÄPARATE

Hafer-Beta-Glucan Kapseln (Sunday Natural), Beta-Glucan aus Hafer (Warnke Vitalstoffe)

CHROM

BESTANDTEIL DES GLUKOSETOLERANZFAKTORS

Das Spurenelement Chrom ist ein silbrig, metallisch glänzendes Metall. Es begegnet uns im Alltag an glänzend verchromten Felgen oder im Bad an den verchromten Armaturen.

Tatsächlich sind von dem Spurenelement rund 1,7 g im Körper verteilt. Diese verschwindend kleine Menge kann jedoch von Bedeutung für die Gesundheit sein. Allerdings muss im Hinblick auf die biologische Wirkung bei diesem Spurenelement zwischen mehreren Oxidationsstufen unterschieden werden: Chrom(V)- und Chrom(VI)-Verbindungen sind giftig, Chrom(III)-Verbindungen dagegen lebensnotwendig für unseren Körper. Die folgenden Ausführungen betreffen die ernährungsphysiologisch bedeutungsvolle Form, das Chrom(III) oder dreiwertige Chrom.

BEDEUTUNG VON CHROM BEI DIABETES MELLITUS

Antidiabetische Wirkung
Seit vielen Jahren ist bekannt, dass ein Chrommangel zur Verminderung der Glukosetoleranz und zu Störungen der Glukoseverwertung führt. Chrom ist ein wesentlicher Bestandteil des Glukosetoleranzfaktors (GTF), der für die Wirkungsentfaltung des Insulins erforderlich ist und der zudem die Beta-Zellen der Bauchspeicheldrüse stimuliert, wodurch die Bereitstellung von Insulin gefördert wird. Dadurch kann Zucker effektiver aus dem Blut aufgenommen werden, und in der Folge sinken sowohl der Nüchtern- als auch der Langzeitblutzucker (HbA_{1c}).

Es gibt wissenschaftliche Untersuchungen, die gezeigt haben, dass die tägliche Einnahme von 200 µg Chrom die Blutzuckerwerte so zu stabilisieren vermag, dass Betroffene weniger antidiabetische Medikamente benötigen. Zugleich verbesserten sich auch die Blutfettwerte, die bei Diabetes mellitus häufig entgleisen.

NATÜRLICHE VORKOMMEN, ANWENDUNG UND DOSIERUNG

Chrom zählt zu den essenziellen Spurenelementen, die der Körper nicht selbst bilden kann und die mit der Nahrung zugeführt werden müssen. Zu den chromhaltigen Lebensmitteln gehören Fleisch, Eier, Haferflocken, Bierhefe, Pilze, Nüsse und Tomaten.

Ein Chrommangel entsteht durch mehrere Faktoren, die Verarbeitung der Lebensmittel spielt eine wichtige Rolle. Dazu gehören Erhitzen, Einfrieren, Homogenisieren sowie das Entfernen von Randschichten und Ballaststoffen bei Getreiden.

Die Deutsche Gesellschaft für Ernährung empfiehlt eine tägliche Zufuhr von 30 bis 100 µg Chrom.

Viele Fachleute für Mikronährstoffe empfehlen bei Typ-2-Diabetes eine deutlich höhere Zufuhr von bis zu 200 µg Chrom am Tag, um die Wirkung des Insulins zu unterstützen. Andere Forschende warnen wiederum vor der Einnahme von Chrompräparaten und geben zu bedenken, dass Chrom(III) durch Oxidation in toxische Chrom(V)- und Chrom(VI)-Verbindungen umwandelt werden kann. Die Datenlage ist jedoch weiterhin unklar.

Bis zur abschließenden Klärung empfehle ich, zur Chromversorgung kurmäßig niedrig dosierte Präparate einzunehmen (derzeit sind jedoch nur Präparate mit einem Wirkstoffgehalt von 200 Mikrogramm auf dem Markt) oder chromreiche Lebensmittel zu konsumieren.

HINWEISE

Leider gibt es bislang keine zuverlässige Methode, um die Versorgung mit Chrom zu untersuchen.

Ob eine gezielte Chromgabe bei Typ-1-Diabetes hilfreich ist, ist aufgrund fehlender Studien unklar. Inwieweit eine Chromsupplementierung bei Schwangeren sicher ist, ist ebenfalls unklar, da es hierzu noch zu wenige Studien gibt. Daher sollte auf eine Supplementierung verzichtet werden.

Möglicherweise fördern Schmerzmittel wie Azetylsalizylsäure (ASS) und Indometacin die Aufnahme von Chrom ins Blut, wodurch Überdosierungen entstehen können. Diese Annahmen basieren auf Ergebnissen aus Tierversuchen.

MAGNESIUM

WENIGER MUSKEL- UND WADENKRÄMPFE

Magnesium ist ein essenzieller Mineralstoff, den der Körper nicht selbst herstellen kann. Daher müssen wir Magnesium über die Nahrung zuführen. Der menschliche Körper enthält etwa 26 g Magnesium. Davon werden etwa 50% in den Knochen und rund 25% in den Skelettmuskeln gespeichert; Blut enthält einen sehr geringen Anteil.

Magnesium ist Cofaktor von über 600 biochemischen Reaktionen. Insbesondere ist es an der Regulation von Blutdruck, Knochenumsatz, Muskelkontraktion, Herzrhythmus und Gefäßtonus beteiligt. Auch bei der Zuckerkrankheit spielt Magnesium eine bedeutende Rolle.

BEDEUTUNG VON MAGNESIUM BEI DIABETES MELLITUS

Magnesium – ein Insulinsensitizer
Magnesium ist ein Schlüsselelement für das korrekte Funktionieren der Insulinrezeptoren und damit für die Wirkung des Insulins von großer Bedeutung. Das Magnesium wirkt dabei als Insulinsensitizer, das heißt, es kann die Empfindlichkeit der Zellen von Leber, Muskulatur und Fettgewebe erhöhen, was wiederum eine Senkung der Insulinresistenz bewirkt. Somit erhöht ein Magnesiummangel das Diabetes-Risiko.

Magnesiumverluste über die Nieren
Sowohl Typ-1- als auch Typ-2-Diabetes mit dauerhaft stark erhöhten Blutzuckerwerten führen zu einer Veränderung der Nierenfunktion. Das hat eine vermehrte Magnesiumausscheidung über den Urin zur Folge oder dem Blut wird anderweitig Magnesium entzogen. Möglicherweise zeigt sich bei Ihnen die unzureichende Magnesiumversorgung durch häufige Wadenkrämpfe.

Bei einer beeinträchtigten Nierenfunktion (diabetischen Nephropathie) ist es jedoch wichtig, Magnesiumpräparate erst nach ärztlicher Rücksprache einzunehmen.

Medikamentennebenwirkungen beachten
Die Einnahme von Metformin und weiterer Medikamente, die häufig in der Diabetestherapie eingesetzt werden (Abführmittel, Entwässerungstabletten, Magensäureblocker), kann den Magnesiummangel noch weiter verstärken.

Magnesiumpräparate lassen sich gut mit Diabetes- (Metformin, Glitazone, Sulfonylharnstoffen, Gliniden, Insulin) und mit Blutdruckmedikamenten kombinieren. Wechselwirkungen sind bisher nicht bekannt.

NATÜRLICHE VORKOMMEN, ANWENDUNG UND DOSIERUNG

Personen mit Diabetes mellitus meiden häufiger kohlenhydratreiche Lebensmittel, die einen hohen Magnesiumgehalt aufweisen. Die natürlichen Top-Magnesiumquellen sind Sonnenblumenkerne, Nüsse, Linsen und Getreideprodukte.

Die von der Deutschen Gesellschaft für Ernährung empfohlene Zufuhrmenge von Magnesium beträgt für Frauen 300 mg pro Tag, für Männer 350 mg pro Tag, die Gesellschaft für Magnesium-Forschung empfiehlt bei Diabetes mellitus eine Tagesdosis von bis zu 480 mg.

Moderne Magnesiumpräparate aus der Apotheke ermöglichen eine bedarfsgerechte Magnesiumversorgung mit verschiedenen Darreichungsformen. Es gibt sie als Kapseln, Liquid, Brausetabletten oder Micro-Pellets.

HINWEISE

Grundsätzlich kann Magnesium wie alle anderen Mineralstoffe auch überdosiert werden. Eine Überdosierung macht sich durch weichen Stuhlgang oder Durchfall bemerkbar. Ein Zuviel an Magnesium wird auch über die Nieren wieder ausgeschieden. Wenn Sie unter einer Nierenfunktionsstörung leiden, sollten Sie daher vorsichtig mit einer Selbstbehandlung sein.

Magnesium ist ein Mineralstoff aus der Gruppe der Metalle. Grundsätzlich sollten Metalle zeitlich versetzt voneinander eingenommen werden. Falls Sie also auch noch Zink oder Eisenpräparate substituieren, dann sollten Sie diese im Abstand von 1 h einnehmen. Dies gilt ebenfalls für einige Medikamente, zum Beispiel Schilddrüsenmedikamente, die mit einem Abstand von 2 h eingenommen werden sollten.

HANDELSPRÄPARATE

magnerot N Magnesiumtabletten (Wörwag Pharma), magnesiumLoges vario 100 mg (Dr. Loges), Magnesium-Diasporal 400 Extra (Protina Pharmazeutische GmbH)

OLIGOMERE PROZYANIDINE UND RESVERATROL

STARKE ANTIOXIDANZIEN

Ausgelöst durch das sogenannte französische Paradoxon stehen Resveratrol und oligomere Prozyanidine (OPC) seit rund drei Jahrzehnten im Fokus der Wissenschaft. Das französische Paradoxon beschreibt den Umstand, dass trotz der als fettreich geltenden französischen Küche und hohem Alkoholkonsum die Menschen in Frankreich seltener an Herz-Kreislauf-Erkrankungen leiden als beispielsweise in Deutschland, Großbritannien oder Amerika.

OPC und Resveratrol sind sekundäre Pflanzenstoffe – genauer gesagt Polyphenole. Sie kommen unter anderem in roten Trauben in hoher Konzentration vor, das OPC vor allem in Traubenkernen. Es ist ein starkes Antioxidans und hemmt die Entstehung von Sauerstoffradikalen. Resveratrol ist in der Schale roter Trauben vorhanden. Es hat eine ausgeprägte antientzündliche Wirkung.

BEDEUTUNG VON OLIGOMEREN PROZYANIDINEN UND RESVERATROL BEI DIABETES MELLITUS

Resveratrol kombiniert mit Metformin

Sowohl Resveratrol als auch OPC können die Wirkung von Arzneimitteln zur Behandlung von Typ-2-Diabetes (Metformin) unterstützen und verbessern. Darauf deutet eine große Anzahl von Studien hin.

Zwar ist die Forschung noch nicht vollumfassend abgeschlossen, doch belegt diese bislang, dass Resveratrol in Kombination mit Metformin die Insulinempfindlichkeit erhöht, die Blutzuckerwerte senkt und damit einige der schweren Diabetes-Folgeerkrankungen hinauszögert.

Herz- und Gefäßschutz

Resveratrol hat eine ausgeprägte antientzündliche Wirkung. Durch OPC lagert sich weniger Cholesterin an den Innenwänden der Blutgefäße ab, zudem haben sie einen gefäßweitenden Effekt und hemmen die Verklumpung von Blutplättchen. Dies dient dem Schutz des Herz-Kreislauf-Systems.

Für die Bluthochdruckprävention und -therapie und die damit verbundenen Erkrankungen sind ebenfalls sowohl Resveratrol als auch OPC relevant.

Greifen Sie also zu Trauben mit Kernen und zerkauen Sie diese, auch wenn sie leicht bitter schmecken, da kernlose Trauben bedeutend weniger Polyphenole enthalten. Die Wirkstoffe gibt es auch konzentriert in Kapselform. Schon bei einer Zufuhr von 150 mg Resveratrol täglich ist mit einer Verbesserung der Blutdruckwerte, einer verbesserten Funktion der Muskeln sowie einer besseren Fettverbrennung und einer höheren Insulinsensitivität zu rechnen.

NATÜRLICHE VORKOMMEN, ANWENDUNG UND DOSIERUNG

Die beste Qualität haben Bio-Trauben, denn Ware aus konventionellem Anbau ist häufig mit Pestiziden belastet. Trotzdem ist Waschen oberste Regel, denn so werden eventuell anhaftende Verunreinigungen entfernt.

Isoliertes Resveratrol ist ein Nahrungsergänzungsmittel, für das es keine gültigen Dosierungsempfehlungen gibt. Etwa 150 mg täglich können einen positiven Effekt auf die Gesundheit haben.

HINWEISE

Bei Überdosierung können Magen-Darm-Beschwerden wie Durchfälle und Bauchschmerzen auftreten. Deshalb können Zubereitungen aus der Küche eine geeignetere Option sein.

HANDELSPRÄPARAT

OPC Resveratrol Formula (Biogena)

Salat aus Weintrauben

Zutaten für 2–4 Personen
½ Staude Radicchio
1 kleines Bund Rucola
300 g blaue Weintrauben
2 EL Himbeeressig
etwas Agavendicksaft
½ TL Senf
3 EL Olivenöl
50 g Walnüsse
etwas Salz

Zubereitung
Die Weintrauben waschen, halbieren (Kerne nicht entfernen) und in eine Schüssel geben. Aus Himbeeressig, wenig Agavendicksaft, etwas Senf und Olivenöl ein Dressing zubereiten. Die Walnüsse grob hacken und in einer kleinen Pfanne ohne Fett anrösten. Radicchio und Rucola waschen, trockenschleudern, grob zerkleinern und auf einer Platte anrichten. Nun die Weintrauben und die Walnüsse darauf verteilen, leicht salzen und mit dem Dressing beträufeln.

Bedenken Sie als Diabetikerin oder Diabetiker, dass Weintrauben zu den Früchten mit einem hohen glykämischen Index zählen, weshalb diese nur selten verzehrt werden sollen.

Traubensaft aus Kaltherstellung

Zutaten
2 kg Trauben, rote Rebsorte

Zubereitung
Die Trauben von den Stängeln befreien, gründlich waschen und in ein großes Gefäß geben. Am besten mit einem Fleischklopfer oder einem anderen stabilen Küchenhelfer zerstampfen. Die Trauben sollten nicht püriert werden, da die kleingemahlenen Kerne ansonsten zu viele Bitterstoffe abge-

ben. Nun den Fruchtbrei durch ein Leinentuch pressen und den Saft auffangen und in eine Flasche abfüllen. Den Saft im Kühlschrank lagern. Er ist nur wenige Tage haltbar. Säfte aus Kaltherstellung sind für den alsbaldigen Genuss gedacht – beinhalten jedoch noch alle bioaktiven Stoffe.

Bedenken Sie, dass Traubensaft viel Fruktose enthält und deshalb nur in kleinen Mengen verzehrt werden soll.

OMEGA-3-FETTSÄUREN

WENIGER ENTZÜNDUNGEN

Omega-3-Fettsäure ist der Überbegriff für drei verschiedene Fettsäuren: Eicosapentaensäure (EPA), Docosahexaensäure (DHA) sowie Alpha-Linolensäure (ALA). Der Körper kann diese nicht selbst herstellen, weshalb wir sie über die Nahrung zuführen müssen.

Die mehrfach ungesättigten Fettsäuren können dazu beitragen, durch Diabetes mellitus bedingte Entzündungsprozesse und die Insulinresistenz zu reduzieren. Außerdem sind sie für eine gesunde Funktion des Gehirns sowie des Herzens und der Gefäße wichtig.

BEDEUTUNG VON OMEGA-3-FETTEN BEI DIABETES MELLITUS

Bedeutend bei Typ-1-Diabetes im Kindesalter
Es gibt genügend Belege dafür, dass eine Ergänzung mit Omega-3-Fettsäuren erhebliche positive Auswirkungen auf die Vorbeugung von Typ-1-Diabetes und die Verzögerung des Fortschreitens der Krankheit haben kann.

Bei Kindern mit genetisch bedingtem erhöhtem Typ-1-Diabetes-Risiko konnte in Studien ein Zusammenhang zwischen einer vermehrten Zufuhr von Omega-3-Fettsäuren über die Nahrung und einem geringeren Risiko für den Ausbruch des Typ-1-Diabetes aufgezeigt werden. Vermutet wird, dass durch die Zufuhr ungesättigter Fettsäuren eine Abschwächung der chronischen, autoimmun bedingten Entzündungsreaktion erfolgt.

Kaum Wirkungen bei Typ-2-Diabetes
Allerdings kamen Forschende zu dem Ergebnis, dass eine erhöhte Zufuhr von Omega-3-Fettsäuren nur geringe oder keine Auswirkungen auf die Prävention und die Behandlung von Typ-2-Diabetes hat.

Die Domäne der Omega-3-Fettsäuren sind die typischen Folgeerkrankungen des Typ-2-Diabetes und die negativen Auswirkungen auf das Herz-Kreislauf-System.

Gesund für Herz und Kreislauf
Die gesunden und entzündungshemmenden Omega-3-Fettsäuren aus Fischölen gelten als besonders gesund für das Herz und den Kreislauf und können zur besseren Kontrolle des Blutdrucks beitragen, da sie unter anderem Gefäßablagerungen verlangsamen.

Forschende stellten fest, dass der blutdrucksenkende Effekt bei Omega-3-Fettsäuren aus Fischen stärker ist als bei jenen aus Pflanzen (beispielsweise Leinöl).

NATÜRLICHE VORKOMMEN, ANWENDUNG UND DOSIERUNG

Während Docosahexaen- und Eicosapentaensäure in fetten Meeresfischen (Lachs, Hering, Makrele, Sardine und Thunfisch) und Mikroalgen enthalten sind, kommt die Alpha-Linolensäure in Lein-, Raps- und Walnussöl in größerer Menge vor. Durch einen Stoffwechselprozess im Körper kann pflanzliche Alpha-Linolensäure (wenn auch nur begrenzt) zu Eicosapentaensäure umgewandelt werden.

Um den Bedarf an Omega-3-Fettsäuren zu decken, sollten Sie 2–3 Portionen fettreiche Fische (Makrele, Lachs, Hering) pro Woche verzehren. Alternativ können Sie täglich Fischöl- oder Algenölkapseln einnehmen. Die Dosierungsempfehlung entnehmen Sie bitte der Packungsbeilage.

HINWEISE

Omega-3-Fettsäuren wirken blutverdünnend und können ab einer Dosierung von mehr als 1000 mg die Wirkung von Blutverdünnern (Marcumar, Warfarin, Heparin) verstärken. Informieren Sie also Ihre Ärztin oder Ihren

Arzt über die Einnahme. Sie oder er kann den Quick-Wert (Blutgerinnungszeit) kontrollieren und die Medikamente optimal anpassen.

Vor geplanten Operationen sollten Sie ebenfalls keine hochdosierten Präparate mit Omega-3-Fettsäuren einnehmen.

HANDELSPRÄPARATE

Omega 3 AlaskOmega (Nature Love), Omega-3 Fischöl-Kapseln (Kräuterhaus Sanct Bernhard), Omega 3 Softgel Kapseln aus Algenöl (InnoNature)

B-VITAMINE

WENN'S KRIBBELT

Vitamin B umfasst eine Gruppe von acht B-Vitaminen, die vom Organismus für lebenswichtige Funktionen benötigt werden. Diese sind unter anderem wichtig für den Stoffwechsel, die Blutbildung und die Nerven. Da sie im Stoffwechsel nicht oder nur in unzureichendem Maße gebildet werden können, müssen sie über die Nahrung aufgenommen werden.

BEDEUTUNG VON B-VITAMINEN BEI DIABETES MELLITUS

Vitamin-B-Mangel durch Auszugsmehl

Als Auszugsmehl bezeichnet man alle Mehle, die nur noch aus dem vitalstoffarmen Stärkekern (Mehlkörper) bestehen, in denen also die Randschichten und der Keimling fehlen. Auszugsmehle begegnen uns heute so gut wie überall: in der Bäckerei, am Kuchenbuffet, im Pastagericht. Auszugsmehl ist ebenso wie raffinierter Zucker ein hoch verarbeiteter und wenig wertvoller Bestandteil von Lebensmitteln.

Abgesehen von einem bedeutenden Verlust an Mineralstoffen und Spurenelementen fehlen den Auszugsmehlen auch wichtige Vitamine. Im Vergleich zum vollen Korn gehen bei ihrer Herstellung rund 85 % Vitamin B_1, 70 % Vitamin B_2, 85 % Vitamin B_3 und 50 % Vitamin B_5 verloren.

Um die Stärke aus dem weißen Mehlkörper eines Auszugsmehls verstoffwechseln zu können, benötigt (»verbraucht«) der Organismus ebenfalls B-Vitamine. Vitamin B_1 ist für den normalen Ablauf des Kohlenhydratstoffwechsels unentbehrlich. Der Kohlenhydratabbau findet über zahlreiche Zwischenstufen statt und kann nur unter Anwesenheit von Vitamin B_2, B_3, B_5 und Biotin (Vitamin B_7) erfolgen.

Metformin – ein Vitamin-B-Räuber

Das orale Antidiabetikum Metformin hat auch Schattenseiten. So erhöht sich bei Langzeiteinnahme das Risiko eines Vitamin-B_{12}-Mangels. Dieser kann wiederum zu neurologischen Erkrankungen wie Kribbeln und Missempfinden (»Ameisenlaufen«) führen.

Auch andere B-Vitamine sind durch die Einnahme des Medikaments betroffen, beispielsweise Folsäure (Vitamin B_9).

Sprechen Sie also bei Metformineinnahme mit Ihrer Ärztin oder Ihrem Arzt über die Supplementierung von B-Vitaminen.

Umfassend gesund

B-Vitamine sorgen für eine optimale Verwertung von Nährstoffen, den Aufbau und die Regeneration von Nervenzellen, haben einen positiven Einfluss auf das Immunsystem, unterstützen die Umwandlung von Glukose zu Adenosintriphosphat (ATP), einem universellen Energieträger, und sind Vorstufen einiger Coenzyme, da sie an vielen Prozessen zum Aufbau körpereigener Proteine, Fette und Kohlenhydrate beteiligt sind.

Um nur einige Beispiele zu nennen: Vitamin B_6 ist insbesondere an der Glukoneogenese, der Neubildung von Glukose, und der Regulierung des Blutzuckerspiegels beteiligt. Ein Vitamin-B_1-Mangel führt zur Entstehung von Polyneuropathien. Vitamin B_3 ist ebenso wie Chrom Teil des Glukosetoleranzfaktors.

Müdigkeit, Energie- und Antriebslosigkeit, Störungen des Schlaf-Wach-Rhythmus, Gereiztheit, depressive Verstimmungen, Konzentrationsschwierigkeiten können auf einen Mangel an B-Vitaminen hindeuten.

NATÜRLICHE VORKOMMEN, ANWENDUNG UND DOSIERUNG

B-Vitamine kommen in pflanzlichen und tierischen Lebensmitteln vor. Vollkornprodukte, Bierhefe, Naturreis und auch Tierleber (die sowohl aus ethischen Gründen als auch wegen der häufigen Belastung mit Schadstoffen heute kaum noch gegessen wird) sind natürliche Vitamin-B-Quellen.

Nur Vitamin B_{12} kommt ausschließlich in Lebensmitteln tierischer Herkunft vor (Fleisch, Innereien, Eier, Milch, Fisch). Auch eine gesunde Darmflora produziert kleine Mengen an Vitamin B_{12}.

Nahrungsergänzungsmittel, die alle acht B-Vitamine enthalten – manchmal ergänzt um verwandte Substanzen –, werden »Vitamin-B-Komplex« genannt. Die Einnahme eines Vitamin-B-Komplexes sollte am Morgen erfolgen, da die Vitamine den Stoffwechsel aktivieren. Bei Diabetikern rate ich in der Regel zur Einnahme eines Vitamin-B-Komplexes. Dosierungsempfehlungen finden Sie auf der Packungsbeilage.

HINWEISE

Da die einzelnen B-Vitamine synergetisch wirken und zudem wasserlöslich sind, kommen Überdosierungen bei einer Einnahme von Vitamin-B-Komplexen nach den Empfehlungen der Packungsbeilage praktisch nicht vor.

Eine Gelbfärbung des Urins ist unbedenklich und wird durch Riboflavin (Vitamin B_2) verursacht.

HANDELSPRÄPARATE

vitamin B-Loges komplett (Dr. Loges), Vitamin B Komplex (Sunday Natural)

VITAMIN C

MEHRBEDARF BEI DIABETES MELLITUS

Im Gegensatz zu den meisten Säugetieren können Menschen dieses wichtige Vitamin nicht selbst herstellen und sind auf eine Zufuhr über die Nahrung angewiesen. Vitamin C, auch Ascorbinsäure genannt, ist ein wasserlösliches Vitamin.

Es ist ein starkes Antioxidans und wichtig bei der Immunabwehr und zur Resistenzsteigerung. Es ist nachweislich an Stoffwechselvorgängen beteiligt, die für gesunde Haut und Schleimhäute und das Immunsystem bedeutsam sind. Bei Infekten wird viel Vitamin C »verbraucht«, daher steigt der Vitamin-C-Bedarf, wenn Sie krank werden.

BEDEUTUNG VON VITAMIN C BEI DIABETES MELLITUS

Nützlich bei allen Diabetesformen

Menschen mit Diabetes mellitus haben eine um durchschnittlich 30% niedrigere Vitamin-C-Konzentration als Stoffwechselgesunde. Die Ursachen sind noch nicht gänzlich erforscht.

Durch die Erkrankung sind Betroffene jedoch dauerhaft einem erhöhten oxidativen Stress ausgesetzt, der zu vermehrter Bildung von freien Sauerstoffradikalen führt. Vitamin C übernimmt eine führende Rolle als Radikalfänger. Zudem wird im Übermaß Vitamin C über den Urin ausgeschieden, wenn der Blutzucker schlecht eingestellt ist.

Von der Gabe von Vitamin C profitieren also sowohl Menschen mit Typ-1- als auch mit Typ-2-Diabetes.

Beteiligung an vielen Stoffwechselvorgängen

Vitamin C schützt nicht nur die Zellen vor dem Angriff freier Sauerstoffradikale, sondern beeinflusst auch den Glukose- und den Fettstoffwechsel positiv.

Dies konnte in einer Studie nachgewiesen werden, bei der die Teilnehmenden mit Typ-2-Diabetes über 4 Monate 2-mal täglich je 500 mg Vitamin C erhielten. Durch die Supplementierung sanken der Anteil der freien Sauerstoffradikale, das Gesamt- und LDL-Cholesterin sowie der HbA_{1c}-Wert.

Verbesserung der Abwehrleistung
Menschen mit Diabetes mellitus haben oftmals ein geschwächtes Immunsystem und leiden daher häufiger an Infekten und Entzündungen als Gesunde. Eine gute Stoffwechsellage kann sie davor schützen, denn bei einer Infektabwehr sinkt der Vitamin-C-Spiegel oft rapide ab.

Als wichtiger Immunmodulator garantiert Vitamin C eine angemessene Immunantwort. Es ist zudem für die Produktion von Antikörpern sowie für die Bildung von weißen Blutkörperchen und Lymphozyten nötig. Daneben wird es für die Umhüllung und die Zerstörung von Krankheitserregern gebraucht. Der Vitamin-C-Spiegel ist in leistungsfähigen Immunzellen um ein Vielfaches höher als im Blut.

NATÜRLICHE VORKOMMEN, ANWENDUNG UND DOSIERUNG

Vitamin C ist in großen Mengen in heimischen Früchten (Brombeere, Schwarze Johannisbeere, Hagebutte, Holunder, Sanddorn, Schlehe) enthalten.

Es ist jedoch empfindlich gegenüber Luftsauerstoff und Wärme, weshalb Früchte und Kräuter durch Lagerung, Verarbeitung und Kochen viel von dem begehrten Vitalstoff verlieren. Genießen Sie Vitamin-C-reiches Obst, Gemüse und Kräuter deshalb möglichst frisch und schonend gegart.

Eine Vitamin-C-Supplementierung von 500 bis 1000 mg ist für die meisten von Diabetes mellitus Betroffenen sinnvoll. Über die Zufuhr von Obst und Gemüse wird der Vitamin-C-Bedarf oft nicht gedeckt.

HINWEISE

Ab einer Dosierung von über 1000 mg Vitamin C können die Blutzuckermesswerte, abhängig von der Messmethode und dem Messgerät, verfälscht dargestellt sein. Erkundigen Sie sich hierzu bei Bedarf beim Gerätehersteller.

Zudem kann eine Vitamin-C-Überdosierung Nebenwirkungen haben, vor allem bei Personen mit Nierenschädigung, einer Veranlagung für Harn- oder Nierensteine oder Störungen der Verwertung von Nahrungseisen (Hämochromatose, Hämosiderose).

HANDELSPRÄPARATE

Vitamin C 1000 Filmtabletten (Wörwag), Vitamin C 1000 gepuffert Kapseln (Pure Encapsulations), Vitapas C liposomal 1.000 Kapseln (Pascoe)

VITAMIN D
REGULIERT DIE AUSSCHÜTTUNG VON INSULIN

Vitamin D ist die Sammelbezeichnung für eine Gruppe von fettlöslichen Vitaminen, den sogenannten Kalziferolen. Aus historischen Gründen wird es als Vitamin bezeichnet, tatsächlich ist es eine wichtige Hormonvorstufe, die den Aufbau vieler anderer Hormone steuert. Es gibt mehrere Formen von Vitamin D – Vitamin D_3 ist für die menschliche Gesundheit am wichtigsten. Vitamin D wird in der Haut gebildet, dazu ist jedoch Sonnenlicht nötig. Dies erklärt, weshalb es in der dunklen Jahreszeit häufiger zu einem Mangel an Vitamin D kommt.

Viele Jahre lang war Vitamin D nur für seine Wirkungen auf das Skelett und den Kalziumhaushalt bekannt. Doch kontrolliert Vitamin D auch verschiedene Stoffwechselwege. Es ist an der Steuerung der Immunabwehr und des Blutzuckers, an der Kontrolle von Muskelspannung, Blutdruck und Herzleistung sowie an Entzündungsgeschehen in Geweben beteiligt.

BEDEUTUNG VON VITAMIN D BEI DIABETES MELLITUS

Vorbeugend gegen Typ-1-Diabetes

Ein Mangel an Vitamin D ist stark verbreitet und wird seit Langem als Risikofaktor für das Entstehen vieler Erkrankungen, darunter auch der Autoimmunerkrankung Typ-1-Diabetes diskutiert.

Große Hoffnungen in der Diabetesforschung beruhen dabei auf der Beobachtung, dass Vitamin D das Immunsystem stabilisiert. Die genauen Zusammenhänge sind hier noch unklar. Ein Mangel der Hormonvorstufe geht vermutlich der Erkrankung Typ-1-Diabetes voraus – so die Annahme einiger Forschender.

Einige wissenschaftliche Untersuchungen legen nahe, dass ein Vitamin-D-Mangel bereits im Frühstadium des Typ-1-Diabetes auftritt und damit auch das Risiko für dessen Entstehung erhöhen könnte. Daher gibt es gerade Diskussionen, bereits bei entsprechend prädisponierten Kindern auf einen Vitamin-D-Mangel zu achten und schon früh eine Supplementierung von Vitamin D einzuleiten.

Hilfreich bei Prädiabetes und Typ-2-Diabetes
Auch für Menschen mit Prädiabetes und Typ-2-Diabetes bringt eine ausreichende Vitamin-D-Versorgung Vorteile. Ein begleitender Vitamin-D-Mangel liegt bei Diabetes mellitus überdurchschnittlich häufig vor.

Vitamin D reguliert die Ausschüttung von Insulin aus der Bauchspeicheldrüse – ein Mangel fördert also die Diabetesentstehung. Zudem sinkt bei Vitamin-D-Mangel die Insulinempfindlichkeit der Organe, sodass sie nicht mehr optimal auf das Blutzuckerhormon ansprechen.

Ältere Personen mit Diabetes mellitus sollten bedenken, dass die Fähigkeit zur Vitamin-D-Bildung mit steigendem Alter immer mehr nachlässt und deshalb die Kontrolle des Vitamin-D-Spiegels empfehlenswert ist.

Schutz vor diabetischen Folgeerkrankungen
Je länger eine Diabeteserkrankung besteht und je schlechter der Blutzucker eingestellt ist, desto mehr werden Herz, Arterien, Nieren und Nerven geschädigt. Auch hier eignet sich zur Vorbeugung Vitamin D. Mehrere Hundert Studien haben sich inzwischen mit dieser Thematik befasst.

Betroffene mit einem Vitamin-D-Mangel haben gegenüber Personen mit gutem Vitamin-D-Status ein 3,2-fach erhöhtes Risiko, einen Bluthochdruck zu entwickeln. Um dem entgegenzuwirken, kann Vitamin D zugeführt werden. Daneben gibt es Hinweise, dass Vitamin D das Verhältnis von Gesamt- zu HDL-Cholesterin verbessern kann.

Ebenso hat Vitamin D eine entzündungshemmende Wirkung. Es reduziert die Entzündungsmoleküle im Körper und aktiviert gleichzeitig die Abwehrzellen. Dies ist von Bedeutung für Personen mit Diabetes mellitus, da sie recht häufig und an schwerwiegenden Infekten erkranken und auch der Wundheilungsverlauf deutlich gestört ist.

Vitamin D hat auch einen positiven Einfluss auf die Funktion der Mitochondrien, also auf die »Kraftwerke« in den Zellen. Mitochondrien sind wichtig für die Versorgung des Körpers mit Energie, aber vor allem auch für die Muskelfunktion. Wenn die Mitochondrien nicht richtig arbeiten, entstehen zudem besonders viele freie Sauerstoffradikale, die für oxidativen Stress sorgen.

Vitamin D ist auch zur Prävention und für die Behandlung von depressiven Zuständen und Demenz geeignet.

Wichtig für werdende Mütter

Schwangere mit Diabetes mellitus und/oder Übergewicht sollten ihren Vitamin-D-Status kontrollieren lassen. Es gibt Hinweise, dass ein Vitamin-D-Mangel das Risiko für einen Schwangerschaftsdiabetes erhöht und dadurch Mutter und Kind gefährdet.

Ein Vitamin-D-Mangel kann eine Reihe schwerwiegender Folgen haben, darunter ein schlechteres Wachstum des Ungeborenen und ein erhöhtes Risiko für eine Frühgeburt.

Sprechen Sie Ihre Gynäkologin oder Ihren Frauenarzt auf die Vitamin-D-Thematik an. Fachgremien und -gesellschaften, darunter das US-amerikanische Institute of Medicine und die Deutsche Gesellschaft für Ernährung, halten für Schwangere einen Vitamin-D-Wert (25-Hydroxy-Vitamin-D) von ≥ 50 nmol/l für ausreichend. Kritiker erachten diesen Zielwert als zu niedrig.

NATÜRLICHE VORKOMMEN, ANWENDUNG UND DOSIERUNG

Vitamin D ist in fetthaltigem Fisch, Rinderleber, Eigelb oder Pilzen enthalten.

Die körpereigene Vitamin-D_3-Bildung schwankt von Mensch zu Mensch und ist von weiteren Faktoren wie dem Breitengrad, der Tages- und Jahreszeit, Hautfarbe, Alter, Body-Mass-Index und dem Sonnenschutzverhalten abhängig. Es gilt die Empfehlung, sich insgesamt zwischen 5 und 25 min pro Tag, vorzugsweise zwischen 11 und 16 Uhr, mit unbedecktem Gesicht, Händen und größeren Teilen von Armen und Beinen der Sonne auszusetzen, ohne dabei einen Sonnenbrand zu riskieren.

Wer im Zweifel ist, ob er genügend Vitamin D bekommt, kann den Blutspiegel in der Arztpraxis messen lassen. Der normale Vitamin-D-Spiegel für Erwachsene liegt bei 50 nmol/l (20 ng/ml). Das Erreichen dieses Serumspiegels ist hierzulande zumindest in den Wintermonaten schwierig – hierfür müsste man große Mengen Vitamin-D-haltiger Nahrungsmittel zu sich nehmen. Unter einem Wert von 30 nmol/l (12 ng/ml) liegt ein erhöhtes Risiko für die Entwicklung verschiedener Erkrankungen vor, darunter Rachitis, Osteomalazie sowie Osteoporose. Über einem Wert von mehr als 125 nmol/l (> 50 ng/ml) besteht möglicherweise die Gefahr einer Überversorgung, die wiederum negative Folgen haben kann.

Zur Prävention eines Mangels werden je nach Alter und Körpergewicht 1000 IE Vitamin D, mitunter sogar bis 4000 IE Vitamin D pro Tag empfohlen. Übergewichtige Menschen brauchen dabei deutlich mehr Vitamin D, weil es fettlöslich ist, sich im Fettgewebe ablagert und dort auch abgebaut wird, ohne wirksam zu sein.

Die Kombination der Vitamine D_3 und K_2 mit Kalzium und Magnesium in einer Kapsel hat den Vorteil, dass sich die enthaltenen Mikronährstoffe gegenseitig in ihrer Wirkung unterstützen.

HINWEISE

Bei Personen mit Autoimmunerkrankungen wird häufiger eine Vitamin-D-Resistenz festgestellt, das bedeutet, dass trotz Vitamin-D_3-Gaben in ausreichender Dosierung kaum Vitamin D in den Zellen ankommt. Über die Ursachen wird noch diskutiert. Infrage kommen fehlende umwandelnde und aktivierende Enzyme und Veränderungen von Transport- und Bindungsproteinen für Vitamin D. In einigen Fällen bringt die Kombination mit Vitamin A noch eine Verbesserung.

Generell darf die Supplementierung mit fettlöslichen Vitaminen jedoch nicht überdosiert werden, da es sonst zu nachteiligen Effekten kommen kann, etwa erhöhten Kalziumspiegeln, Übelkeit oder Bauchkrämpfen.

HANDELSPRÄPARATE

Vitamin D_3 Hevert 2000/4000 IE (Hevert Arzneimittel), Debora plus K_2 (Köhler Pharma), Vitamin D liquid (Pure Encapsulations), Vitamin D_3 K_2 Hevert plus Calcium und Magnesium 1000 IE (Hevert Arzneimittel), Vitamin D_3 1000 IE Kapseln (Vitalis)

VITAMIN E

SCHUTZ VOR FREIEN RADIKALEN

Vitamin E bezeichnet eine Gruppe von fettlöslichen Vitaminen. Die aktivste Vitamin-E-Form ist das Alpha-Tokopherol. Vitamin E gilt als Antioxidans und Fänger von zellschädigenden freien Sauerstoffradikalen.

Bei Personen mit Diabetes mellitus wirken sich Vitamin-E-reiche Lebensmittel positiv auf den Blutzuckerspiegel aus. Vitamin E leistet auch einen großen Beitrag zum Schutz der Gefäße, insbesondere der Makuladegeneration, einer weitverbreiteten Erkrankung, die sowohl Senioren als auch an Diabetes mellitus Erkrankte in Form der diabetischen Retinopathie betrifft.

BEDEUTUNG VON VITAMIN E BEI DIABETES MELLITUS

Schutz vor oxidativem Stress

Da Vitamin E den Körper vor Schäden durch freie Sauerstoffradikale schützt, kann es dabei helfen, die Wahrscheinlichkeit von diabetischen Komplikationen zu reduzieren.

Einige Studien – darunter auch eine zweijährige Humanstudie – haben gezeigt, dass Vitamin E Einfluss auf die Funktion des Endothels, also der innersten Zellschicht der Blutgefäße, auf die Netzhautdurchblutung der Augen (diabetische Retinopathie) und die Nierenfunktion nimmt. In die Studie wurden sowohl Teilnehmende mit Typ-1- als auch Typ-2-Diabetes mit und ohne Komplikationen einbezogen. Bei den Teilnehmenden, die eine Vitamin-E-Ergänzung erhielten, kam es zu einer verzögerten Entwicklung und einem langsameren Fortschreiten diabetischer Komplikationen.

Fast alle Studien, darunter auch eine Metaanalyse, kommen zu dem Ergebnis, dass Vitamin E einen Beitrag zur Senkung des Blutzuckers und des Langzeitblutzuckers (HbA_{1c}-Wert) leisten kann.

NATÜRLICHE VORKOMMEN, ANWENDUNG UND DOSIERUNG

Der Körper nimmt Vitamin E für gewöhnlich über das Nahrungsfett auf, es gehört zu den fettlöslichen Vitaminen. Zu den Vitamin-E-reichen Lebensmitteln zählen Samen und Nüsse wie Kürbiskerne, Pinienkerne und Haselnüsse sowie Sprossen, Olivenöl und Avocados. In konzentrierter Form ist es in Ölen, insbesondere im Weizenkeim-, Raps-, Sonnenblumen- und Maiskeimöl enthalten.

Vitamin E ist hitzebeständig (obwohl man es nicht mehrmals auf mehr als 200 °C erhitzen sollte, da das die Tokopherole zerstört), aber licht- und sauerstoffempfindlich. Um den empfohlenen Tagesbedarf zu erreichen, genügt es bereits, 1–2 EL Pflanzenöl zu sich zu nehmen.

Grundsätzlich können wir Vitamin E aus der Nahrung beziehen, nur bei einem stark erniedrigten Vitamin-E-Spiegel empfehle ich, zu Nahrungsergänzungsmitteln zu greifen.

HINWEISE

Vitamin-E-Überdosierungen kommen selten vor. Dennoch sollten hohe Dosierungen (Supplemente) über einen längeren Zeitraum vermieden werden, da sie unter anderem Magen-Darm-Probleme und ein erhöhtes Blutungsrisiko verursachen können. Als tolerierbare Gesamtzufuhr gelten 300 mg pro Tag.

ZINK

HELFER IM ZUCKERSTOFFWECHSEL

Das lebensnotwendige Spurenelement Zink befindet sich in Körperzellen, Muskeln, Haut, Knochen, den roten Blutkörperchen, Augen, Haut und Haaren sowie Prostata und Leber. Der Körper enthält etwa 2 g Zink, kann es allerdings nur kurzzeitig speichern und nicht selbst bilden, weshalb eine Zufuhr über die Nahrung erforderlich ist.

Zink unterstützt das Immunsystem und ist an der Bildung von Botenstoffen der Nervenzellen (Neurotransmittern) beteiligt, es hilft bei Verletzungen und der Wundheilung. Zudem ist es fester Bestandteil von bis zu 300 Enzymen.

BEDEUTUNG VON ZINK BEI DIABETES MELLITUS

Zink beeinflusst den Kohlenhydratstoffwechsel
Die Bedeutung von Zink bei der Entstehung und Therapie des Typ-2-Diabetes ist schon länger bekannt. Zink ist ein essenzielles Spurenelement, das in vielfacher Weise den Kohlenhydratstoffwechsel beeinflusst.

Zink ist beteiligt an der körpereigenen Insulinsynthese, ein Cofaktor sowohl bei der Insulinsekretion aus den Beta-Zellen der Bauchspeicheldrüse als auch bei der Insulinwirkung in den Zellen und kann die Glukoseaufnahme im insulinabhängigen Gewebe stimulieren.

Die Gabe von Zinksupplementen verbessert nicht nur die Blutzuckerwerte, sondern auch die HbA_{1c}-Werte sowie die HDL- und LDL-Werte. Ein Zinkmangel bei Menschen mit Diabetes mellitus kann also die Stoffwechselsituation weiter verschlechtern.

Zinkverluste über den Urin
Ein schlecht eingestellter Diabetes mellitus führt dazu, dass Betroffene häufig zur Toilette müssen, da sie eine gesteigerte Urinproduktion (Polyurie) haben. Nicht selten ist die Polyurie aber auch eines der ersten Symptome, das auf einen noch nicht entdeckten Diabetes mellitus hindeutet.

Durch hohe Urinmengen gehen Spurenelemente und Mineralstoffe verloren. Das geschieht jedoch auch bei der Einnahme einiger Medikamente wie der ACE-Hemmer zur Behandlung des Bluthochdrucks. Die Kontrolle des Zinkstatus und begleitende Zinkgaben sind hier empfehlenswert.

Mehrbedarf bei Wundheilungsstörungen
Personen mit Langzeitdiabetes haben ein erhöhtes Risiko, ein diabetisches Fußsyndrom zu entwickeln, deshalb sollte hier immer der Zinkstatus im Auge behalten werden. Denn der Körper benötigt Zink für die Zellteilung und Wundheilung. Bei Diabeteserkrankung verschlechtert sich die Wundheilung, und ein diabetischer Fuß ist eine der häufigsten Spätkom-

plikationen. Ein solches Geschwür kann sehr tief werden, sich entzünden und im schlimmsten Fall zu Amputationen führen, um weitere Schäden zu verhindern.

Verhinderung von Folgeschäden an Augen, Nieren, Nerven
Ein Zinkmangel erhöht außerdem das Risiko für diabetische Folgeschäden, zum Beispiel an den Augen (diabetische Retinopathie, Katarakt), den Nieren (diabetische Nephropathie) oder im Nervensystem (diabetische Polyneuropathie).

In kleineren Studien konnten durch Zinkgaben eine Verbesserung der Nervenreizleitung und der Sensorik nachgewiesen werden.

NATÜRLICHE VORKOMMEN, ANWENDUNG UND DOSIERUNG

Ideale Zinklieferanten sind vor allem Fleisch (Rindfleisch, Innereien), Eier, Milch(-produkte) und Fisch (Meeresfrüchte), aber auch Vollkorngetreide, Haferflocken, Hülsenfrüchte und Nüsse (Paranüsse). Aus tierischen Lebensmitteln nimmt unser Körper das Zink allerdings leichter auf als aus pflanzlichen Quellen.

Die Deutsche Gesellschaft für Ernährung empfiehlt eine tägliche Zinkzufuhr von bis zu 16 mg. Je nach Gesundheitszustand kann sich der Zinkbedarf bei Menschen mit Diabetes mellitus auf bis zu 30 mg täglich erhöhen, bei Wundheilungsstörungen und diabetischem Fuß kann sogar eine Zinksupplementierung von bis zu 50 mg pro Tag sinnvoll sind. Eine solch hohe Supplementierung muss jedoch mit der Ärztin abgestimmt werden.

Den Zinkspiegel im Blut zu messen, gibt jedoch nur unzureichend Auskunft darüber, wie es um die Zinkversorgung steht. Denn der Körper ist bestrebt, den Blutspiegel konstant zu halten. Deshalb kann auch bei normalen Blutwerten durchaus ein Zinkmangel bestehen. Bei erniedrigten Zinkwerten liegt häufig bereits ein schwerer Mangel vor.

HINWEISE

Durch Überdosierung und Daueranwendung von Zinkpräparaten können Zinkvergiftungen entstehen. Übelkeit, Erbrechen oder Durchfall gehören zu den Symptomen einer Vergiftung. Auf Dauer kann zu viel Zink die Kupfer- und die Eisenaufnahme hemmen und dadurch die Blutbildung negativ beeinflussen. Eine ähnliche Wechselwirkung besteht auch mit Magnesium. Deshalb sollten diese Stoffe um 1 bis 2 h zeitversetzt eingenommen werden.

Zinkpräparate können auch die Wirkung von Antibiotika, Rheumamedikamenten wie Penicillamin und harntreibenden Mitteln beeinträchtigen. Daher empfiehlt es sich, Zinkpräparate einige Stunden vor oder nach Einnahme dieser Medikamente zu verwenden.

HANDELSPRÄPARATE

Curazink Hartkapseln (Stada Consumer Health Deutschland), Zink + Histidin Tabletten (Unimedica), Zink Zinkpicolinat (Pure Encapsulations), Gloryfeel Zinkbisglycinat Nature Tabletten (Gloryfeel)

FACHBEGRIFFE KURZ ERKLÄRT

Alpha-Amylase	Verdauungsenzym, das in den Speicheldrüsen und der Bauchspeicheldrüse (Pankreas) gebildet wird. Es wird vom Körper für die Verdauung von Kohlenhydraten (Stärke, Zucker) benötigt.
Angiopathie	Oberbegriff für Erkrankungen der Blutgefäße. Je nach Größe der betroffenen Gefäße unterteilt in Makro- (große) und Mikroangiopathien (kleine Gefäße).
Body-Mass-Index	Der Body-Mass-Index (BMI) dient zur Abschätzung des Körperfettanteils. Für die Berechnung des BMI wird das Körpergewicht ins Verhältnis zur Körpergröße gesetzt. Der BMI berechnet sich aus dem Quotienten aus Körpergewicht und Körpergröße zum Quadrat (kg/m^2).
endokrin	Endokrine Drüsenzellen geben ihre Produkte (z. B. Hormone) in die Blutbahn ab. Im weiteren Sinne bedeutet endokrin »auf das Hormonsystem bezogen«.
exokrin	Exokrine Drüsen bzw. Drüsenzellen geben ihre Produkte über Ausführungsgänge an äußere Oberflächen (z. B. Schweiß über die Haut) oder innere Oberflächen (z. B. Speichel in die Mundhöhle, Verdauungsenzyme in den Darm) ab.
Glukose	Traubenzucker; eine wichtige Energiequelle für den Menschen.
Glukosetoleranz	Fähigkeit des Körpers, den Blutzuckerspiegel nach Aufnahme von Glukose zu regulieren.
Glykämische Last	Die glykämische Last (GL) bezieht sich im Gegensatz zum glykämischen Index (GI) auf 100 g des gesamten Lebensmittels. Sie wird anhand der folgenden Formel berechnet: (GI/100) × Menge verzehrter Kohlenhydrate.

Glykämischer Index	Maßzahl, die den Anstieg des Blutzuckers nach der Aufnahme kohlenhydrathaltiger Lebensmittel beschreibt. Je geringer der glykämische Index (GI), desto weniger und langsamer steigt der Blutzuckerspiegel an. Glukose (Traubenzucker) hat einen GI von 100.
Glykogen	Kohlenhydratspeicherform zur Aufrechterhaltung des Blutzuckerspiegels. Hauptspeicherorte sind Leber und Muskeln.
Hyperglykämie	Überzuckerung, zu hoher Blutzuckerspiegel. Es gibt allerdings keine einheitliche Festlegung, ab welchem Wert man von einer Überzuckerung spricht.
Hypoglykämie	Unterzuckerung, zu niedriger Blutzuckerspiegel. Blutzuckerspiegel unter 60 mg/dl.
Makroangiopathie	Veränderungen der großen Blutgefäße. Sie begünstigt eine Arteriosklerose an den Schlagadern von Herz, Gehirn und Beinen. In der Folge drohen Herzinfarkt, Schlaganfall und die periphere arterielle Verschlusskrankheit (pAVK).
Metabolisches Syndrom	Mehrere Symptome/Erkrankungen treten gemeinsam auf: hoher Taillenumfang aufgrund überschüssigen Bauchfetts, Bluthochdruck, Zucker- sowie Fettstoffwechselstörungen. Faktoren wie körperliche Inaktivität, Stress, Rauchen und Alkohol spielen bei der Entstehung eine Rolle.
Mikroangiopathie	Veränderungen der kleinen Blutgefäße. Sie sind für einen großen Anteil der durchblutungsbedingten Demenzfälle verantwortlich sowie für Veränderungen an Augen, Nieren und der Gefäßregulation in den Beinen.
Postprandialer Glukosespiegel	Blutzuckerspitzen nach dem Essen. Sie sind umso ausgeprägter, je stärker die Regulationsmechanismen des Kohlenhydratstoffwechsels gestört sind.

LITERATUR-VERZEICHNIS

Abd Rashed A, Rathi DG. Bioactive components of *Salvia* and their potential antidiabetic properties: a review. Molecules. 2021; 26(10): 3042.

Abunab H, Dator WL, Hawamdeh S. Effect of olive leaf extract on glucose levels in diabetes-induced rats: A systematic review and meta-analysis. J Diabetes. 2017; 9(10): 947–957.

Afkhami-Ardekani M, Shojaoddiny-Ardekani A. Effect of vitamin C on blood glucose, serum lipids & serum insulin in type 2 diabetes patients. Indian J Med Res. 2007; 126(5): 471–474.

Andersson U, Berger K, Högberg A, Landin-Olsson M, Holm C. Effects of rose hip intake on risk markers of type 2 diabetes and cardiovascular disease: a randomized, double-blind, cross-over investigation in obese persons. Eur J Clin Nutr. 2012; 66(5): 585–590.

Arab L, Dhaliwal SK, Martin CJ, Larios AD, Jackson NJ, Elashoff D. Association between walnut consumption and diabetes risk in NHANES. Diabetes Metab Res Rev. 2018; 34(7): e3031.

Asgary S, Rafieian-Kopaei M, Sahebkar A, Shamsi F, Goli-malekabadi N. Anti-hyperglycemic and anti-hyperlipidemic effects of Vaccinium myrtillus fruit in experimentally induced diabetes (antidiabetic effect of *Vaccinium myrtillus* fruit). J Sci Food Agric. 2016; 96(3): 764–768.

Aziz TA, Hussain SA, Mahwi TO, Ahmed ZA, Rahman HS, Rasedee A. The efficacy and safety of *Ginkgo biloba* extract as an adjuvant in type 2 diabetes mellitus patients ineffectively managed with metformin: a double-blind, randomized, placebo-controlled trial. Drug Des Devel Ther. 2018; 12: 735–742.

Baburao Jain A, Anand Jain V. Vitamin E, its beneficial role in diabetes mellitus (DM) and its complications. J Clin Diagn Res. 2012; 6(10): 1624–1628.

Balbi ME, Tonin FS, Mendes AM, Borba HH, Wiens A, Fernandez-Llimos F, Pontarolo R. Antioxidant effects of vitamins in type 2 diabetes: a meta-analysis of randomized controlled trials. Diabetol Metab Syndr. 2018; 10: 18.

Bayan L, Koulivand PH, Gorji A. Garlic: a review of potential therapeutic effects. Avicenna J Phytomed. 2014; 4(1): 1–14.

Bazyar H, Hosseini SA, Saradar S, Mombaini D, Allivand M, Labibzadeh M, Alipour M. Effects of epigallocatechin-3-gallate of Camellia sinensis leaves on blood pressure, lipid profile, atherogenic index of plasma and some inflammatory and antioxidant markers in type 2 diabetes mellitus patients: a clinical trial. J Complement Integr Med. 2020; 18(2): 405–411.

Bischoff SC. Intestinales Mikrobiom und metabolische Erkrankungen: Von der Adipositas zu Diabetes und nichtalkoholischer Steatohepatitis [The intestinal microbiome and metabolic diseases: From obesity to diabetes and nonalcoholic steatohepatitis]. Internist (Berl). 2017; 58(5): 441–448.

Chen J, Raymond K. Beta-glucans in the treatment of diabetes and associated cardiovascular risks. Vasc Health Risk Manag. 2008; 4(6): 1265–1272.

Chiang HM, Chen HC, Wu CS, Wu PY, Wen KC. Rhodiola plants: Chemistry and biological activity. J Food Drug Anal. 2015; 23(3): 359–369.

Chuengsamarn S, Rattanamongkolgul S, Luechapudiporn R, Phisalaphong C, Jirawatnotai S. Curcumin extract for prevention of type 2 diabetes. Diabetes Care. 2012; 35(11): 2121–2127.

Dreher ML, Cheng FW, Ford NA. A comprehensive review of Hass avocado clinical trials, observational studies, and biological mechanisms. Nutrients. 2021; 13(12): 4376.

Forester SC, Gu Y, Lambert JD. Inhibition of starch digestion by the green tea polyphenol, (–)-epigallocatechin-3-gallate. Mol Nutr Food Res. 2012; 56(11): 1647–1654.

Garcia JP, Santana A, Baruqui DL, Suraci N. The cardiovascular effects of chocolate. Rev Cardiovasc Med. 2018; 19(4): 123–127.

Geberemeskel GA, Debebe YG, Nguse NA. Antidiabetic effect of fenugreek seed powder solution (*Trigonella foenum-graecum* L.) on hyperlipidemia in diabetic patients. J Diabetes Res. 2019; 2019: 8507453.

Grohmann T, Litts C, Horgan G, Zhang X, Hoggard N, Russell W, de Roos B. Efficacy of bilberry and grape seed extract supplement interventions to improve glucose and cholesterol metabolism and blood pressure in different populations – a systematic review of the literature. Nutrients. 2021; 13(5): 1692.

Hadi V, Pahlavani N, Malekahmadi M, Nattagh-Eshtivani E, Navashenaq JG, Hadi S, Ferns GA, Ghayour-Mobarhan M, Askari G, Norouzy A. *Nigella sativa* in controlling type 2 diabetes, cardiovascular, and rheumatoid arthritis diseases: molecular aspects. J Res Med Sci. 2021; 26: 20.

Hintzpeter J, Stapelfeld C, Loerz C, Martin HJ, Maser E. Green tea and one of its constituents, Epigallocatechine-3-gallate, are potent inhibitors of human 11β-hydroxysteroid dehydrogenase type 1. PLoS One. 2014; 9(1): e84468.

Hlebowicz J, Darwiche G, Björgell O, Almér LO. Effect of apple cider vinegar on delayed gastric emptying in patients with type 1 diabetes mellitus: a pilot study. BMC Gastroenterol. 2007; 7: 46.

Horochowska M, Kołeczek E, Zdrojewicz Z, Jagiełło J, Pawlus K. Topinambur – właściwości odżywcze i lecznicze słonecznika bulwiastego (Helianthus tuberosus L.) [Topinambour - nutritional and medical properties of the Jerusalem artichoke (Helianthus tuberoses L.)]. Pediatr Endocrinol Diabetes Metab. 2017; 23(1): 30–36.

Huang DD, Shi G, Jiang Y, Yao C, Zhu C. A review on the potential of Resveratrol in prevention and therapy of diabetes and diabetic complications. Biomed Pharmacother. 2020; 125: 109767.

Iatcu CO, Steen A, Covasa M. Gut microbiota and complications of type-2 diabetes. Nutrients. 2021; 14(1): 166.

Inayat U Rahman, Khan RU, Khalil Ur Rahman, Bashir M. Lower hypoglycemic but higher antiatherogenic effects of bitter melon than glibenclamide in type 2 diabetic patients. Nutr J. 2015; 14: 13.

Jemaa HB, Jemia AB, Khlifi S, Ahmed HB, Slama FB, Benzarti A, Elati J, Aouidet A. Antioxidant activity and A-amylase inhibitory potential of *Rosa canina* L. Afr J Tradit Complement Altern Med. 2017; 14(2): 1–8.

Johnston CS, Kim CM, Buller AJ. Vinegar improves insulin sensitivity to a high-carbohydrate meal in subjects with insulin resistance or type 2 diabetes. Diabetes Care. 2004; 27(1): 281–282.

Jukanti AK, Gaur PM, Gowda CL, Chibbar RN. Nutritional quality and health benefits of chickpea (*Cicer arietinum* L.): a review. Br J Nutr. 2012; 108 Suppl 1: S11–S26.

Kababie-Ameo R, Rabadán-Chávez GM, Vázquez-Manjarrez N, Gutiérrez-Salmeán G. Potential applications of cocoa (*Theobroma cacao*) on diabetic neuropathy: mini-review. Front Biosci (Landmark Ed). 2022; 27(2): 57.

Kashif RR, D'Cunha NM, Mellor DD, Alexopoulos NI, Sergi D, Naumovski N. Prickly Pear Cacti (*Opuntia* spp.) Cladodes as a Functional Ingredient for Hyperglycemia Management: A Brief Narrative Review. Medicina (Kaunas). 2022; 58(2): 300.

Kenari HM, Kordafshari G, Moghimi M, Eghbalian F, Taherkhani D. Review of pharmacological properties and chemical constituents of *Pastinaca sativa*. J Pharmacopuncture. 2021; 24(1): 14–23.

Kirkham S, Akilen R, Sharma S, Tsiami A. The potential of cinnamon to reduce blood glucose levels in patients with type 2 diabetes and insulin resistance. Diabetes Obes Metab. 2009; 11(12): 1100–1113.

Krawinkel MB, Ludwig C, Swai ME, Yang RY, Chun KP, Habicht SD. Bitter gourd reduces elevated fasting plasma glucose levels in an intervention study among prediabetics in Tanzania. J Ethnopharmacol. 2018; 216: 1–7.

Lima CF, Azevedo MF, Araujo R, Fernandes-Ferreira M, Pereira-Wilson C. Metformin-like effect of *Salvia officinalis* (common sage): is it useful in diabetes prevention? Br J Nutr. 2006; 96(2): 326–333.

Lockyer S, Rowland I, Spencer JPE, Yaqoob P, Stonehouse W. Impact of phenolic-rich olive leaf extract on blood pressure, plasma lipids and inflammatory markers: a randomised controlled trial. Eur J Nutr. 2017; 56(4): 1421–1432.

Ma Q, Li Y, Li P, Wang M, Wang J, Tang Z, Wang T, Luo L, Wang C, Wang T, Zhao B. Research progress in the relationship between type 2 diabetes mellitus and intestinal flora. Biomed Pharmacother. 2019; 117: 109138.

Maphetu N, Unuofin JO, Masuku NP, Olisah C, Lebelo SL. Medicinal uses, pharmacological activities, phytochemistry, and the molecular mechanisms of *Punica granatum* L. (pomegranate) plant extracts: a review. Biomed Pharmacother. 2022; 153: 113256.

Maret W. Chromium supplementation in human health, metabolic syndrome, and diabetes. Met Ions Life Sci. 2019; 19.

Mármol I, Sánchez-de-Diego C, Jiménez-Moreno N, Ancín-Azpilicueta C, Rodríguez-Yoldi MJ. Therapeutic applications of rose hips from different *Rosa* species. Int J Mol Sci. 2017; 18(6): 1137.

Miedaner T, Login F. Unterschätzte Getreidearten. Einkorn, Emmer, Dinkel & Co. Clenze: Erling; 2012.

Montagna MT, Diella G, Triggiano F, Caponio GR, De Giglio O, Caggiano G, Di Ciaula A, Portincasa P. Chocolate, »food of the gods«: history, science, and human health, Int J Environ Res Public Health. 2019; 16(24): 4960.

Nanjan MJ, Betz J. Resveratrol for the Management of Diabetes and its Downstream Pathologies. Eur Endocrinol. 2014; 10(1): 31–35.

Pacheco LS, Li Y, Rimm EB, Manson JE, Sun Q, Rexrode K, Hu FB, Guasch-Ferré M. Avocado consumption and risk of cardiovascular disease in US adults. J Am Heart Assoc. 2022; 11(7): e024014.

Padiya R, Banerjee SK. Garlic as an anti-diabetic agent: recent progress and patent reviews. Recent Pat Food Nutr Agric. 2013; 5(2): 105–127.

Palta P, Carlson MC, Crum RM, Colantuoni E, Sharrett AR, Yasar S, Nahin RL, DeKosky ST, Snitz B, Lopez O, Williamson JD, Furberg CD, Rapp SR, Golden SH. Diabetes and cognitive decline in older adults: the ginkgo evaluation of memory study. J Gerontol A Biol Sci Med Sci. 2017; 73(1): 123–130.

Pereira OR, Catarino MD, Afonso AF, Silva AMS, Cardoso SM. *Salvia elegans*, *Salvia greggii* and *Salvia officinalis* decoctions: antioxidant activities and inhibition of carbohydrate and lipid metabolic enzymes. Molecules. 2018; 23(12): 3169.

Peter EL, Mtewa AG, Nagendrappa PB, Kaligirwa A, Sesaazi CD. Systematic review and meta-analysis protocol for efficacy and safety of Momordica charantia L. on animal models of type 2 diabetes mellitus. Syst Rev. 2020; 9(1): 7.

Pivari F, Mingione A, Brasacchio C, Soldati L. Curcumin and type 2 diabetes mellitus: prevention and treatment. Nutrients. 2019; 11(8): 1837.

Purdel C, Ungurianu A, Margina D. Metabolic and metabolomic insights regarding the omega-3 PUFAs intake in type 1 diabetes mellitus. Front Mol Biosci. 2021; 8: 783065.
Raguindin PF, Adam Itodo O, Stoyanov J, Dejanovic GM, Gamba M, Asllanaj E, Minder B, Bussler W, Metzger B, Muka T, Glisic M, Kern H. A systematic review of phytochemicals in oat and buckwheat. Food Chem. 2021; 338: 127982.
Ramirez Bosca A, Carrión Gutierrez MA, Soler A, Puerta C, Diez A, Quintanilla E, Bernd A, Miquel J. Effects of the antioxidant turmeric on lipoprotein peroxides: implications for the prevention of atherosclerosis. Age (Omaha). 1997; 20(3): 165–168.
Ranasinghe P, Galappaththy P, Constantine GR, Jayawardena R, Weeratunga HD, Premakumara S, Katulanda P. *Cinnamomum zeylanicum* (Ceylon cinnamon) as a potential pharmaceutical agent for type-2 diabetes mellitus: study protocol for a randomized controlled trial. Trials. 2017; 18(1): 446.
Ren M, Zhang H, Qi J, Hu A, Jiang Q, Hou Y, Feng Q, Ojo O, Wang X. An almond-based low carbohydrate diet improves depression and glycometabolism in patients with type 2 diabetes through modulating gut microbiota and GLP-1: a randomized controlled trial. Nutrients. 2020; 12(10): 3036.
Ritter C. Heimische Nahrungspflanzen als Heilmittel. AT Verlag; 2013.
Ritter C. Unser täglich Brot gib uns heute. Die ernährungsphysiologische Bedeutung alter Weizenarten. Naturheilpraxis. 2013; 4.
Ritter C. Gesund mit Selleriesaft. riva; 2019.
Rondanelli M, Riva A, Petrangolini G, Allegrini P, Bernardinelli L, Fazia T, Peroni G, Gasparri C, Nichetti M, Faliva MA, Naso M, Perna S. The metabolic effects of *Cynara* supplementation in overweight and obese class I subjects with newly detected impaired fasting glycemia: a double-blind, placebo-controlled, randomized clinical trial. Nutrients. 2020; 12(11): 3298.
Salehi B, Capanoglu E, Adrar N, Catalkaya G, Shaheen S, Jaffer M, Giri L, Suyal R, Jugran AK, Calina D, Docea AO, Kamiloglu S, Kregiel D, Antolak H, Pawlikowska E, Sen S, Acharya K, Selamoglu Z, Sharifi-Rad J, Martorell M, Rodrigues CF, Sharopov F, Martins N, Capasso R. Cucurbits plants: a key emphasis to its pharmacological potential. Molecules. 2019; 24(10): 1854.
Salehi E, Mashayekh M, Taheri F, Gholami M, Motaghinejad M, Safari S, Sepehr A. Curcumin can be acts as effective agent for prevent or treatment of alcohol-induced toxicity in hepatocytes: an illustrated mechanistic review. Iran J Pharm Res. 2021; 20(1): 418–436.
Schmiedel V, Leitzmann C, Lützner H, Heine H (Hrsg). Ernährungsmedizin in der Naturheilkunde. 2. Aufl. München, Jena: Urban & Fischer; 2001.
Schwingshackl L, Lampousi AM, Portillo MP, Romaguera D, Hoffmann G, Boeing H. Olive oil in the prevention and management of type 2 diabetes mellitus: a systematic review and meta-analysis of cohort studies and intervention trials. Nutr Diabetes. 2017; 7(4): e262.

Seyed Hashemi M, Namiranian N, Tavahen H, Dehghanpour A, Rad MH, Jam-Ashkezari S, Emtiazy M, Hashempur MH. Efficacy of pomegranate seed powder on glucose and lipid metabolism in patients with type 2 diabetes: a prospective randomized double-blind placebo-controlled clinical trial. Complement Med Res. 2021; 28(3): 226–233.

Shang A, Cao SY, Xu XY, Gan RY, Tang GY, Corke H, Mavumengwana V, Li HB. Bioactive compounds and biological functions of garlic (*Allium sativum* L.). Foods. 2019; 8(7): 246.

Sun W, Li J, Yan X, Liao L, Li S, Wang X, Xiao C, Shang M, Chao G, Zhou J. Traditional chinese medicine injections for diabetic retinopathy: a systematic review and network meta-analysis of randomized controlled trials. J Integr Complement Med. 2022; 28(12): 927–939.

Taj Eldin IM, Ahmed EM, Elwahab HMA. Preliminary study of the clinical hypoglycemic effects of *Allium cepa* (red onion) in type 1 and type 2 diabetic patients. Environ Health Insights. 2010; 4: 71–77.

Tracheva Petokova N. Characterization of inulin from black salsify (*Scorzonera hispanica* l.) for food and pharmaceutical purposes. Asian J Pharm Clin Res. 2018; 11(12): 221–225.

Vázquez Cisneros LC, López-Uriarte P, López-Espinoza A, Navarro Meza M, Espinoza-Gallardo AC, Guzmán Aburto MB. Efectos del té verde y su contenido de galato de epigalocatequina (EGCG) sobre el peso corporal y la masa grasa en humanos. Una revisión sistemática [Effects of green tea and its epigallocatechin (EGCG) content on body weight and fat mass in humans: a systematic review]. Nutr Hosp. 2017; 34(3): 731–737.

Wainstein J, Ganz T, Boaz M, Bar Dayan Y, Dolev E, Kerem Z, Madar Z. Olive leaf extract as a hypoglycemic agent in both human diabetic subjects and in rats. J Med Food. 2012; 15(7): 605–610.

Wang D, Özen C, Abu-Reidah IM, Chigurupati S, Patra JK, Horbanczuk JO, Jóźwik A, Tzvetkov NT, Uhrin P, Atanasov AG. Vasculoprotective effects of pomegranate (*Punica granatum* L.). Front Pharmacol. 2018; 9: 544.

Wegener T, Melzig MF, Görne RC. Wirkung des Presssaftes aus Artischockenblütenknospen beim metabolischen Syndrom. Zeitschrift für Phytotherapie. 2017, 38(5): 206–211.

White AM, Johnston CS. Vinegar ingestion at bedtime moderates waking glucose concentrations in adults with well-controlled type 2 diabetes. Diabetes Care. 2007; 30(11): 2814–2815.

Whittaker A, Dinu M, Cesari F, Gori AM, Fiorillo C, Becatti M, Casini A, Marcucci R, Benedettelli S, Sofi F. A khorasan wheat-based replacement diet improves risk profile of patients with type 2 diabetes mellitus (T2DM): a randomized crossover trial. Eur J Nutr. 2017; 56(3): 1191–1200.

Wirngo FE, Lambert MN, Jeppesen PB. The physiological effects of dandelion (*Taraxacum officinale*) in type 2 diabetes. Rev Diabet Stud. 2016; 13(2–3): 113–131.

Xie D, Zhao X, Chen M. Prevention and treatment strategies for type 2 diabetes based on regulating intestinal flora. Biosci Trends. 2021; 15(5): 313–320.
Yogalakshmi B, Bhuvaneswari S, Sreeja S, Anuradha CV. Grape seed proanthocyanidins and metformin act by different mechanisms to promote insulin signaling in rats fed high calorie diet. J Cell Commun Signal. 2014; 8(1): 13–22.
Zhu J, Chen H, Song Z, Wang X, Sun Z. Effects of ginger (*Zingiber officinale Roscoe*) on type 2 diabetes mellitus and components of the metabolic syndrome: a systematic review and meta-analysis of randomized controlled trials. Evid Based Complement Alternat Med. 2018; 2018: 5692962.
Zilani MN, Sultana T, Asabur Rahman SM, Anisuzzman M, Islam MA, Shilpi JA, Hossain MG. Chemical composition and pharmacological activities of *Pisum sativum*. BMC Complement Altern Med. 2017; 17(1): 171.

DIE AUTORIN

Claudia Ritter, geboren 1968, ist Heilpraktikerin, ganzheitliche Ernährungsberaterin und Autorin. 2020 wurde sie zum Mitglied der Kommission E, der Sachverständigenkommission für pflanzliche Arzneimittel, berufen. Ihre Praxisschwerpunkte sind Autoimmunerkrankungen, Hormonstörungen sowie Erkrankungen der Nerven und der Haut. Ebenfalls beim AT-Verlag erschienen ist ihr Buch »Chronische Darmkrankheiten natürlich behandeln«.

Weitere Informationen über Claudia Ritter und ihre Arbeit finden Sie unter: www.heilpraktikerin-ritter-claudia.de.

STICHWORT-VERZEICHNIS

HINWEIS

Dieses Buch versammelt altes traditionelles Heilwissen der Volksheilkunde ebenso wie neue Ergebnisse der Forschung. Die in diesem Buch aufgeführten Behandlungsmethoden können und sollen weder einen Arztbesuch noch die individuelle Beratung durch Heilpraktiker ersetzen.
Die Einnahme der beschriebenen Heilmittel und Rezepturen sowie das Befolgen der Therapieempfehlungen geschieht auf eigene Verantwortung. Bei Unklarheiten ist das Vorgehen unbedingt mit einer medizinischen Fachperson zu besprechen.
Sämtliche Informationen in diesem Buch sind nach bestem Wissen und Gewissen wiedergegeben und mit größtmöglicher Sorgfalt geprüft; dennoch übernehmen weder die Autorin noch der Verlag die Haftung für Schäden jedweder Art, die sich direkt oder indirekt aus dem Gebrauch der hier vorgestellten Anwendungen ergeben können.

AT Verlag AG, Aarau und München
Coverbild: istock.com/Elena Mitrokhina
Bilder: Claudia Ritter
Lektorat: Stefanie Teichert
Gestaltung und Satz: AT Verlag
Bildbearbeitung: Thomas Humm, Matzingen
Druck und Bindearbeiten: Graspo CZ, a. s.
Printed in Czechia

ISBN 978-3-03902-207-6

www.at-verlag.ch

Der AT Verlag wird vom Bundesamt für Kultur für die Jahre 2021–2024 unterstützt.

MIX
Papier | Fördert gute Waldnutzung
FSC® C010798